医用化学实验

（第三版）

主　编　周中振　路新卫
副主编　刘利红　张万忠　张婷婷

科学出版社

北京

内 容 简 介

本书共 7 章,包括医用化学实验基础知识,医用化学实验基本操作,医用无机化学实验,医用有机化学实验,医用分析化学实验,医用物理化学实验,设计性实验。书后有附录,内容包括精密仪器的使用方法、常用试剂的配制和常见物质的物理化学参数。

本书可作为高等医学院校医学大类(临床医学、全科医学、妇幼保健医学、医学影像学、预防医学、卫生监督、食品卫生与营养学、基础医学、口腔医学、中医学、中西医临床医学等专业)本科生的医用化学、基础化学、有机化学的配套实验教材,也可作为相关专业人员的实验参考书。

图书在版编目（CIP）数据

医用化学实验/周中振,路新卫主编. —3 版. —北京:科学出版社,2022.6
ISBN 978-7-03-072531-8

Ⅰ. ①医…　Ⅱ. ①周…　②路…　Ⅲ. ①医用化学–化学实验–医学院校–教材　Ⅳ. ①R313-33

中国版本图书馆 CIP 数据核字（2022）第 100205 号

责任编辑:赵晓霞　李丽娇 / 责任校对:杨　赛
责任印制:赵　博 / 封面设计:迷底书装

科 学 出 版 社 出版
北京东黄城根北街 16 号
邮政编码:100717
http://www.sciencep.com

北京中石油彩色印刷有限责任公司印刷
科学出版社发行　各地新华书店经销
*
2004 年 9 月第一版　开本:787×1092　1/16
2010 年 9 月第二版　印张:13 1/2
2022 年 6 月第三版　字数:326 000
2025 年 1 月第二十二次印刷
定价:49.00 元
(如有印装质量问题,我社负责调换)

《医用化学实验》(第三版)编写委员会

主　编　周中振　路新卫

副主编　刘利红　张万忠　张婷婷

编　委　(按姓名汉语拼音排序)

蔡玉春　黎奕斌　刘利红　路新卫

马豫峰　石　杰　田元新　张婷婷

张万忠　赵培亮　周中振

第三版前言

本书第二版精选实验内容，并将实验内容划分为基本操作练习与验证性实验、综合性实验和设计性实验，注重培养学生观察实验现象、分析解决问题和独立实验能力，自2010年出版以来历经十几次印刷，受到广大师生好评。考虑到目前线上线下结合教学，为了使教材更好地适应教学改革的发展和教学的需要，在充分研究论证并广泛征求教师和学生对本书第二版使用意见的基础上，编者对第二版教材进行了修编和再版。

本书适用于医学大类医用化学、基础化学、有机化学的实验教学。在修编过程中，将实验内容按照实验基本操作、无机化学实验、有机化学实验、分析化学实验及物理化学实验进行分类，并将每一个学科方向的实验内容划分为验证性实验与综合性实验两部分。与此同时，还单独设立了一章设计性实验。基本操作、验证性实验、综合性实验以及设计性实验难度依次提高，以期培养学生观察实验现象、分析解决问题和独立实验能力；注重仪器设备的更新换代，将陈旧过时的仪器设备换成目前在用的仪器设备，体现了科技进步的特点；部分实验与仪器操作增加微课视频(读者扫描二维码即可查看视频内容)，方便学生线上学习实验操作。

在本书修订过程中得到科学出版社领导和编辑的关心和指导，同时本书第一版与第二版编委为本书付出了辛勤劳动，在此一并表示感谢。

由于编者学识水平与经验有限，书中不足之处在所难免，敬请专家和读者不吝指正。

编　者

2022 年 1 月于广州

第二版前言

本书第一版将医科院校常做的三大化学实验整合为独立、完整的医用化学实验，自出版至今印刷 4 次，通过教学检验收到了预期效果。考虑到医科院校医学和药学两大类专业对化学课程的要求差别较大，为了使本书更好地适应教学改革的发展和教学的需要，在充分研究论证并广泛征求教师和学生对第一版教材使用意见的基础上，进行了本次修编。

本书适用于医学大类医用化学、基础化学、有机化学的实验教学。在修编过程中，保持了第一版的特色和编排框架；精选了实验内容，并将实验内容划分为基本操作练习与验证性实验、综合性实验和设计性实验三类，难度依次提高，以期逐渐地培养学生观察实验现象、分析解决问题和独立实验的能力；注重仪器设备的更新换代，将陈旧过时的仪器设备换成目前常用的仪器设备，体现了科技进步的特点；基本操作部分、实验内容的原理部分及附录部分主要关键词附有英文，便于学生熟悉化学实验中常用的英文表达。

本书在修编过程中得到科学出版社领导和编辑的关心与指导，同时本书第一版教材编委为本书付出了辛勤劳动，在此一并表示感谢。

由于编者学识水平与经验有限，错误和缺点在所难免，敬请专家和读者不吝指正。

编　者
2010 年 5 月于广州

第一版前言

本书是在中国人民解放军第一军医大学 20 多年医用化学实验教学实践的基础上，由该校化学教研室具有丰富教学经验的教师集体编写而成。

本书顺应我国医学教育事业的发展，突破了医科院校惯常的三大化学实验分科设置教材的架构，将其重组为独立完整的医用化学实验教材，具有鲜明的医科院校教学特征。该书既便于教学，也有利于学生的学习、记忆。

本书立足于课程的整体性和基础性，扼要地叙述了化学实验的基本原理、基本方法与实验技术，全书由三部分构成：第一部分为实验基本知识，包括化学实验须知与基本操作。第二部分为实验内容，包括无机化学、有机化学与分析化学方面的 54 个实验。第三部分为附录，包括精密仪器的使用方法、试剂的配制和常见物质的物理化学参数。

本书适用于医科院校临床专业、影像专业、中医专业、中药专业、医工专业本科及专科升本科的学生使用。

由于编者学识水平与经验有限，书中难免有不当甚至谬误之处，恳请有关专家和读者批评指正。

编　者

2004 年 5 月于广州

目　　录

第1章　医用化学实验基础知识

1.1　化学实验须知

1.1.1　医用化学实验的意义与目的

化学实验是培养学生动手操作、独立思考、观察记录、分析归纳和撰写报告等能力的重要环节。它的主要目的是：

(1)加深学生对化学基本理论的进一步认识和理解。化学实验不仅使理论知识形象化，并且能说明化学反应发生的条件、范围和所采用的方法，较全面地反映化学世界的复杂性和多样性。

(2)通过化学实验的基本操作和实验技能的培养，以及实验仪器的正确使用、准确测量和日常维护，培养学生动手、观测、记忆、思维、想象和表达等综合实验素质，使其具备分析问题、解决问题的能力。

(3)通过化学实验方案的设计，数据采集、记录与处理，实验结果的分析与讨论，培养学生初步的科研能力，为其今后的实际工作和科学研究打下良好的基础。

(4)培养学生科学的工作态度和严谨的工作作风。

1.1.2　医用化学实验室规则

为了保障化学实验正常、有效、安全地进行，保证实验课的教学质量，学生必须遵守化学实验室的规则。

(1)实验室内严禁吸烟、进食，食品、饮料禁止带入实验室。进入实验室应穿实验服，禁止穿拖鞋。书包、文具、雨伞等物品放在指定位置。

(2)进入实验室时，应熟悉实验室的主要设施、布局及其周围的环境，熟悉灭火器材、急救药箱的使用及其摆放位置。严格遵守实验室的规章制度，听从教师的指导。

(3)做好实验前的预习工作：明确实验目的，了解实验原理，熟悉实验内容、方法和步骤。实验前要清点仪器，如果发现有破损或缺少，应立即报告教师，按规定手续到实验预备室补领。实验时仪器若有损坏，也应按规定手续到实验室换取新仪器。未经教师同意，不得挪用其他仪器。

(4)实验中要保持安静，保持实验室和实验台面清洁整齐。废纸、火柴梗、碎玻璃和各种废液倒入废物桶或其他规定的回收容器中，严禁倒入水槽内；凡涉及有毒气体的实验，都应在通风橱中进行。

(5)实验时要爱护财物和有关仪器，节约水、电、煤气和试剂药品。使用精密仪器时，应严格按照操作规程进行，如果发现仪器有故障，应立即停止使用，及时报告指导教师；使用后要在登记本上记录使用情况，并经教师检查认可。

(6)实验时要求按正确操作方法进行，注意安全。发生意外事故应保持镇静，立即报告教师，及时处理。

(7)实验完毕，整理好仪器、药品和实验台面，清扫实验室，关闭煤气、水、电的开关和门窗。实验室内的一切物品不得擅自带离实验室。

(8)增强环保意识，遵守环保规定，不得随意排放"三废"。实验室内保持通风良好。培养"绿色化学"和"环境友好化学"意识。

(9)实验中要规范操作，仔细观察，认真思考，如实记录。实验后独立完成并按时上交实验报告。

1.1.3　医用化学实验室安全守则

化学实验室中，经常接触各种化学药品，其中不乏有毒、易燃、易爆和有腐蚀性的药品；所用的仪器大部分是玻璃制品，化学实验室潜藏着如中毒、着火、爆炸、灼伤、割伤、触电等危险，实验时必须特别重视实验安全，并了解安全操作和意外事故处理常识。

1. 基本安全守则

有些化学药品易燃、易爆、有腐蚀性或有毒，所以在实验前应充分了解安全注意事项。在实验过程中应集中注意力，遵守操作规程，以避免事故的发生。

(1)加热试管时，不要将试管口指向自己或他人，不要俯视正在加热的液体，以免液体溅出，使眼睛或面部受到伤害。

(2)嗅闻气体时，应用手轻拂气体，扇向自己后再嗅。

(3)易燃、易爆物品远离明火。

(4)浓酸、浓碱具有强腐蚀性，切勿溅在衣服、皮肤上，尤其勿溅到眼睛中。稀释浓硫酸时，应将浓硫酸缓慢倒入水中，而不能将水向浓硫酸中倾倒，以免迸溅。

(5)可能产生有刺激性或有毒气体的实验，加热盐酸、硝酸或硫酸时，均应在通风橱内(或通风处)进行。

(6)实验完毕，应洗净双手后，才可离开实验室。

2. 试剂使用规则和危险品的安全使用

为了得到准确的实验结果，保证安全和试剂不受污染，取用试剂时应遵守以下规则：

(1)拧下的试剂瓶盖口朝上放于实验台面。试剂不能与手接触，固体试剂用洁净的药匙取用；液体试剂通常用滴管吸取。注意不要把药匙或滴管伸入其他试剂中，或与接收器壁接触。倒取液体试剂时注意不要让试剂腐蚀标签。

(2)取用试剂不要过量，已取出的试剂不能倒回原瓶中。取完试剂后应随即盖好瓶塞，瓶塞和滴管切勿乱放，以免在盖瓶塞和放回滴管时"张冠李戴"。

(3)用量不需特别准确时可估计添加。少许固体取豌豆大小，少许液体为3～5滴。通常20滴约为1 mL，如果液滴较大时，按16滴为1 mL计算。

(4)钾、钠暴露在空气中易氧化，白磷在空气中易自燃，所以钾、钠应保存在煤油中，避免与水接触；白磷则可以存于水中，注意白磷有剧毒。取用钾、钠、白磷都需用镊子，切勿与人体接触，以免灼伤皮肤。多余的钾、钠、白磷应归回原瓶中，绝不允许随意弃于水槽和废液缸中。

(5)乙醚、乙醇、丙酮、苯等有机易燃物质，放置和使用时必须远离明火，取用完毕后立即盖紧瓶塞或瓶盖，存放于阴凉的地方。

(6)有毒药品(如重铬酸钾、钡盐、砷和汞的化合物等，特别是氰化物)不得进入口内或接触伤口。也不能将有毒药品倒入水槽。

(7)金属汞(水银)易挥发，可通过呼吸而进入体内，逐渐积累会引起慢性中毒，所以应尽量避免汞洒落在桌上或地上。一旦洒落，必须尽可能收集起来，并用硫磺粉盖在洒落的地方，使汞转变成不能挥发的硫化汞。

(8)强氧化剂(如高氯酸、氯酸钾等)及其混合物(氯酸钾与红磷、碳、硫等的混合物)，不能研磨或撞击，否则易发生爆炸。

(9)银氨溶液放久后会变成氮化银而引起爆炸，因此用剩的溶液应及时处理。

(10)氢气与空气的混合物遇火会发生爆炸，因此产生氢气的装置要远离明火。进行产生大量氢气的实验时，应把废气通至室外，并注意室内的通风。

1.1.4　意外事故常规处理细则

1. 意外事故的预防与处理

1)玻璃割伤的预防、处理和急救

化学实验中主要使用的是玻璃仪器，玻璃割伤是常见的事故之一。使用玻璃仪器最基本的原则是：不得对玻璃仪器的任何部位施加过度的压力。具体要求如下：

(1)轻拿轻放，需要用玻璃管和塞子连接装置时，用力处不要离塞子太远，尤其是插入温度计时，应特别小心。

(2)新割断的玻璃管或玻璃棒的断口处特别锋利，使用时要将断口处用火烧至熔化，使之呈圆滑状。

玻璃割伤后，要仔细观察伤口是否有玻璃碎片。如果为一般轻伤，应及时挤出淤血，用消毒后的镊子取出玻璃碎片，再用蒸馏水洗净伤口，涂上碘酒或红药水，以绷带包扎；如果伤口较大，应立即用绷带扎紧伤口上部，使伤口停止出血，然后送医院治疗。

2)灼伤的预防、处理和急救

皮肤接触了高温、低温和腐蚀性物质之后均能被灼伤。为避免灼伤，在接触这些物质时，最好戴上橡胶手套和防护眼镜。发生灼伤时应按下列方法处理：

烫伤：若为轻伤，在伤处涂以苦味酸溶液、烫伤膏、玉树油或硼酸油膏等；若为重伤，立即送医院治疗。

试剂灼伤：皮肤被药品灼伤时，除碱金属外，均应立即用大量水冲洗，然后根据情况分别采取下列不同的处理方法。

(1)酸灼伤。先用饱和碳酸氢钠溶液或稀氨水冲洗，然后用水洗，再涂上药用凡士林。如果溅入眼内，只能用1%碳酸氢钠溶液冲洗，禁止用氨水。

(2)碱灼伤。先用2%乙酸溶液洗，然后用水洗。如果溅入眼内，可用硼酸溶液洗，再用水洗。

(3)溴灼伤。溴的灼伤是很危险的。被溴灼伤的伤口一般不易愈合,必须严加防范。用石油醚冲洗或用乙醇擦至无溴液存在,然后涂上甘油或烫伤油膏。严重者立即用 20% $Na_2S_2O_3$ 溶液冲洗,再用大量的水冲洗干净,包上消毒纱布后送医院治疗。

(4)碱金属灼伤。可见的小块钠用镊子移去,其余处理与碱灼伤相同。

(5)白磷灼伤。用 1%硝酸银溶液、1%硫酸铜溶液或高锰酸钾溶液清洗后再包扎。

试剂灼伤严重者,均应立即送医院治疗。

3)火灾的预防、处理和急救

化学实验室着火的常见原因是:①化学药品中有许多可燃、自燃或助燃的物质而引起着火;②加热操作不当引起着火;③电器短路引起着火等。最危险的是在常温下易燃的物质如可燃气体、有机溶剂等。有机溶剂着火是实验室常见的事故之一,应尽可能避免使用明火。防火的基本原则如下:

(1)在操作易燃有机溶剂时要注意远离火源,溶剂外泄要及时处理。勿将易燃、易挥发的液体放在敞口容器中明火加热。

(2)蒸馏易燃有机物时,装置不能漏气。如发现漏气,应立即停止加热,检查原因。蒸馏装置接收瓶的尾气出口应远离火源,最好用橡胶管将其引至下水道口或室外。

(3)不得把燃着的或带有火星的火柴梗、纸条等乱抛乱掷,也不得丢入废液缸中,以免发生危险。

(4)实验室不得存放大量易燃、易挥发性物质。

(5)有煤气的实验室,应经常检查管道和阀门是否漏气。

(6)金属钠严禁与水接触,废钠通常用乙醇销毁。

一旦着火,应立即停止加热,熄灭附近的火源(关闭煤气或切断电源),停止通风,移开附近的易燃物质。一般的小火可用湿抹布、石棉布或沙土覆盖在着火的物体上。大火则应用灭火器,常见的灭火器有泡沫灭火器、四氯化碳灭火器、二氧化碳灭火器和干粉灭火器。如果是油或有机溶剂着火,则不能用水灭火,只能用石棉布、沙子盖熄或使用泡沫灭火器扑灭。

若衣服着火,切勿奔跑,以免火势加剧,应立即卧地滚转压住着火处,或迅速浇以大量水灭火。

4)爆炸的预防、处理和急救

a. 爆炸事故的原因

实验室发生爆炸事故的原因大致如下:

(1)随便混合化学药品。氧化剂和还原剂的混合物在受热、摩擦或撞击时会发生爆炸(如乙醇和浓硝酸混合时会发生猛烈的爆炸反应)。

(2)密闭体系中进行蒸馏、回流等加热操作。

(3)在加压或减压实验中使用不耐压的玻璃仪器。

(4)反应过于剧烈而失去控制。

(5)使用和制备易燃、易爆气体(如氢气、乙炔等烃类气体,煤气和有机蒸气等)时不在通风橱内进行,或在这些物品附近点火。

(6)一些本身容易爆炸的化合物,如硝酸盐类、硝酸酯类、三碘化氮、芳香族多硝基化合物、乙炔及其重金属盐、重氮盐、叠氮化物、有机过氧化物(如过氧乙醚和过氧酸)等,受热或被敲击时会爆炸。

(7)搬运钢瓶时不使用钢瓶车,而让气体钢瓶在地上滚动,或撞击钢瓶表头,随意调换表头,或气体钢瓶减压阀失灵等。

(8)氧气钢瓶和氢气钢瓶放在一起。

b. 爆炸事故的预防与急救

爆炸的毁坏力极大,危害十分严重,瞬间殃及人身安全,必须引起足够的重视。为预防爆炸事故发生,必须遵守以下几点:

(1)凡是有爆炸危险的实验,必须遵守实验教材中的指导,并应安排在专门防爆设施(或通风橱)中进行。

(2)蒸馏装置必须正确。常压蒸馏不能造成密闭体系,应使装置与大气连通。减压蒸馏时,要用圆底烧瓶作为接收器,不能用三角烧瓶、平底烧瓶等不耐压容器作为接收器。无论是常压蒸馏还是减压蒸馏,均不能将液体蒸干,以免局部过热或产生过氧化物而发生爆炸。

(3)用玻璃仪器组装实验装置之前,应检查玻璃仪器是否有破损。

(4)切勿使易燃、易爆的物体接近火源。在使用和制备易燃、易爆气体时应在通风橱内进行。

(5)绝不允许随意混合各种化学药品,强氧化剂(如高氯酸、氯酸钾等)及其混合物(氯酸钾与红磷、碳、硫等的混合物)不能研磨或撞击,否则易发生爆炸。

(6)使用乙醚时,必须检查有无过氧化物的存在。如果有过氧化物存在,应立即用硫酸亚铁除去过氧化物后才能使用。同时,使用乙醚时应注意在通风较好的地方或通风橱内进行。

(7)钾、钠应保存在煤油中,而磷可保存在水中,取用时用镊子。卤代烷勿与金属钠接触,因为反应太剧烈往往会发生爆炸。

如果发生爆炸事故,首先将受伤人员撤离现场,送往医院急救,同时立即切断电源,关闭煤气和水龙头,并迅速清理现场以防引发其他着火、中毒等事故。如已引发了其他事故,则按相应办法处理。

5)中毒的预防、处理和急救

a. 中毒的预防

(1)剧毒药品要妥善保管,严禁乱放,实验中所用的剧毒物质应有专人负责收发,并向使用毒物者提出必须遵守的操作规程。实验后对有毒残渣必须进行妥善而有效的处理,不准随意丢弃。

(2)禁止直接用手取用任何化学药品。使用有毒药品时,除用药匙、量器外,必须配用橡胶手套,实验后马上清洗仪器用具,且立即用肥皂洗手。

(3)尽量避免吸入任何药品或溶剂的蒸气。处理具有刺激性、恶臭和有毒的化学药品(如 H_2S、NO_2、Cl_2、Br_2、CO、SO_2、HCl、HF、浓硝酸、发烟硫酸、浓盐酸、乙酰氯等)时,必须在通风橱中进行。

（4）严禁在酸性介质中使用氰化物。

（5）用移液管移取液体时，必须使用洗耳球吸取，禁止用口吸取。严禁冒险品尝药品或试剂，不得直接嗅气体。

b. 中毒的处理与急救

实验中若感觉咽喉灼痛、嘴唇脱色或发紫、胃部痉挛或恶心呕吐、心悸头疼等症状时，则可能是中毒所致。视中毒原因施以下述方法急救后，立即送医院治疗，不得延误。

（1）腐蚀性毒物。对于强酸，先饮大量水，然后服用氢氧化铝膏、鸡蛋白；对于强碱，也应先饮大量的水，然后服用醋、酸果汁、鸡蛋白。最后无论酸或碱中毒，皆再服牛奶灌注，不要吃催吐剂。

（2）刺激剂或神经性毒物。先服牛奶或鸡蛋白使之立即冲淡和缓和，再服一杯硫酸镁溶液（$MgSO_4$的含量约为 30%）进行催吐，有时也可用手指伸入喉部促使呕吐。

（3）吸入气体中毒。立即将中毒者移至室外，解开衣领及纽扣，呼吸新鲜空气，吸入少量氯气或溴者，可用碳酸氢钠溶液漱口。

2. 有毒化学品的阈限值

阈限值（threshold limit value，TLV），即空气中含有该有毒物质蒸气和粉尘的浓度，在此限度内，一般人重复接触不致受害。

1）毒性固体化合物（表 1-1）

表 1-1　毒性固体化合物 TLV 值

化合物名称	TLV/ppm	化合物名称	TLV/ppm
三氧化铍	0.002	砷化合物	0.5
汞（特别是烷基汞）	0.01	五氧化二矾	0.5
对苯二胺	0.1	草酸和草酸盐	1
对甲氧基苯胺	0.1	对硝基苯胺	1
苦味酸	0.1	对硝基氯苯及其异构体	1
铊盐	0.1	间二硝基苯	1
二硝基苯酚 二硝基甲苯酚	0.2	苯酚	5
硒和硒化合物	0.2	无机氰化物	5

注：ppm 为非法定单位，1 ppm = 10^{-6}，下同。

2）毒性气体化合物（表 1-2）

表 1-2　毒性气体化合物 TLV 值

化合物名称	TLV/ppm	化合物名称	TLV/ppm
氟气	0.1	臭氧	0.1
光气	0.1	重氮甲烷	0.2

续表

化合物名称	TLV/ppm	化合物名称	TLV/ppm
磷化氢	0.3	氰化氢	10
三氟化硼	1	硫化氢	10
氯气	1	二甲胺	10
氟化氢	3	乙胺	10
二氧化氮	5	一氧化碳	50
亚硝酰氯	5		

3) 毒性液体化合物(表 1-3)

表 1-3 毒性液体化合物 TLV 值

化合物名称	TLV/ppm	化合物名称	TLV/ppm
羰基镍	0.001	硝基苯	2
异氰酸甲酯	0.02	溴甲烷	2
丙烯醛	0.1	苯胺	5
液溴	0.1	碘甲烷	5
溴仿	0.5	甲苯酚	5
2-氯乙醇	1	邻甲苯胺	5
3-氯-1-丙烯	1	氯仿	10
苯氯甲烷	1	四氯化碳	10
苯溴甲烷	1	1,2-二溴乙烷	20
硫酸二甲酯	1	三乙胺	20
硫酸二乙酯	1	1,2-二氯乙烷	50
三氯化硼	1	二氯甲烷	200
三溴化硼	1	溴乙烷	200
四溴乙烷	1	乙酰氯	—
2-丁烯醛	2	腈类	—
苯	2	硼氟酸	—
二硫化碳	2	五氯乙烷	—
氢氟酸	2	三甲基氯硅烷	—
四氯乙烷	2	3-氯丙酰氯	—
烯丙醇	2		

4) 致癌物质

一些已知的危险致癌物质如下:

(1) 芳胺及其衍生物:联苯胺(及其衍生物)、β-萘酚、α-萘酚、二甲氨基偶氮苯。

(2)N-亚硝基化合物：N-甲基-N-亚硝基苯胺、N-亚硝基二甲胺、N-甲基-N-亚硝基脲、N-亚硝基氢化吡啶。

(3)烷基化试剂：双氯甲基醚、硫酸二甲酯、氯甲基甲醚、碘甲烷、重氮甲烷、β-羟基丙酸丙酯。

(4)稠环芳烃：3,4-苯并芘、1,2,3,4-二苯并蒽和1,2,3,4-二苯并菲。

(5)含硫化合物：硫代乙酰胺(硫脲)。

(6)石棉粉尘。

5)具有长期积累效应的毒物

具有长期积累效应的毒物包括苯、铅化合物，特别是有机铅化合物、汞和汞化合物。

在使用以上各类有毒化学品的时候，应采取妥善的防护措施，避免吸入其蒸气或粉尘，不要让它们接触皮肤。有毒气体和挥发性有毒液体必须在通风橱内操作。汞的表面要用水掩盖，不可暴露在空气中。

3. 实验室医用急救箱

在学生实验过程中，意外伤害很难避免，如果不及时医治或者操作不当，很可能会对自身或者他人的身体造成伤害。因此，实验室需要常备医用急救箱。

1)医药箱内常备的急救药品和器具

(1)常用急救外用药品：医用酒精、碘酒、红药水、紫药水、止血粉、鱼肝油、1%硼酸溶液或2%乙酸溶液、1%碳酸氢钠溶液与20%硫代硫酸钠溶液等。

(2)常用急救口服药品：杜冷丁片、氯丙嗪片、异丙嗪片、苯巴比妥片、阿托品片、阿司匹林片(解热止痛片)、去痛片(索米痛片)、清凉油、人丹等。

(3)常用急救外用物品：防水创可贴，医用消毒湿巾，弹性绷带，医用胶带，烧伤敷料，三角巾，安全别针，无菌纱布片，乳胶止血带，高分子急救夹板，医用剪刀，医用镊子，一次性乳胶手套，带单向阀的人工呼吸罩，急救毯，急救说明书，急救手册等。

(4)常用急救烫伤药：烫伤油膏(或万花油)、烫伤膏。

(5)血压计、血糖仪：用于头晕、胸闷等不舒服的症状时使用。

医药箱专供急救用，不允许随便挪动，平时不得动用其中器具。

2)实验室小意外的处理方法

鼻出血：用浸了冰水的棉球填塞鼻腔压迫止血。

碰撞、击打的损伤：有皮下出血、肿痛时，可在伤处覆盖消毒纱布或干净毛巾，用冰袋冷敷半小时，再加压包扎，以减轻疼痛和肿胀。伤势严重者，应去医院治疗。

扭伤、骨折：一定要对伤肢(指)做固定再送医院，否则骨折断端异常活动会加重损伤。

烧(烫)伤急救：烧(烫)伤是实验室中常见的意外伤害。烧伤泛指由热、电流、化学物质、激光、放射线等所致的损伤。烫伤是由高温液体(沸水、热油)、高温固体(烧热的金属等)或高温蒸气等所致的损伤。若处理不当，不但会危及生命，还容易留下瘢痕和残疾。因此，掌握正确的急救方法对烧烫伤患者的治疗和预后起重要作用。急救方法如下：

a. 小面积、轻度烧(烫)伤

Ⅰ度烧伤或Ⅱ度烧伤，面积在 1%以下时，急救方法如下：

(1)迅速避开热源。

(2)用冷水冲洗，或将烧(烫)伤的四肢浸泡在干净的冷水里，如此冲洗或浸泡 15～30 min，直至感受不到疼痛和灼热为止。躯干或其他部位可用冷敷方法，借以减轻疼痛，遏制伤势的发展。

(3)烧(烫)伤时若穿着贴身的衣服，要在冷水冲洗后脱除或使用剪刀剪开小心除去。

(4)用清水冲洗后，局部涂烫伤膏，可用保鲜膜覆盖。

(5)Ⅱ度烧伤如有水疱，尽量不要把水疱挤破，已破的水疱切忌剪除表皮。

b. 严重烧(烫)伤

(1)将患者尽快安全脱离热源。如果患者发生电烧伤，而触电已导致心脏骤停，应先挽救生命，进行心肺复苏，再处理烧伤和其他外伤。

(2)尽快用冷水冲洗或浸泡、冷却烧伤部位，以降低皮肤温度。要注意的是，若伤者面色苍白、四肢发凉、脉搏细弱，烧伤面积 30%以上，判断已处在休克时，不能用冷水冲洗。

(3)呼吸道烧伤易发生窒息，要高度警惕。注意清除呼吸道的异物，保持呼吸道通畅。一旦发生窒息或呼吸停止，立即进行心肺复苏。

1.2　化学实验室常用器皿与仪器简介

1.2.1　常规实验常用器皿

1. 实验室常用玻璃仪器

1)常规玻璃仪器

玻璃仪器具有一系列优良的性质，如良好的化学稳定性和热稳定性、良好的透明度、一定的机械强度和良好的绝缘性能。玻璃原料来源方便，可以用多种方法按照需求制成不同形状的产品(图 1-1)。

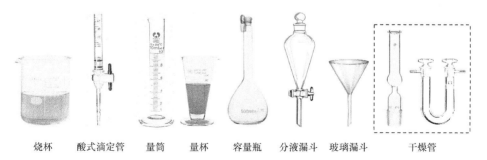

烧杯　　酸式滴定管　　量筒　　量杯　　容量瓶　　分液漏斗　　玻璃漏斗　　干燥管

图 1-1　常规化学实验玻璃仪器

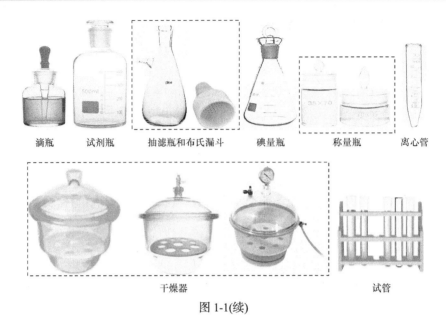

| 滴瓶 | 试剂瓶 | 抽滤瓶和布氏漏斗 | 碘量瓶 | 称量瓶 | 离心管 |

| 干燥器 | 试管 |

图 1-1(续)

2) 标准接口玻璃仪器

标准接口玻璃仪器是具有标准磨口或磨塞的玻璃仪器，实验室中常用的标准接口玻璃仪器如图 1-2 所示。由于口塞尺寸的标准化、系列化，凡属同类型规格的接口，均可任意互换，各部件能组装成各种配套仪器。不同规格的部件可使用变径接头使之连接起来。使用标准接口玻璃仪器既可免去配塞子的麻烦，又能避免反应物或产物被塞子沾污的危险，口塞密合性好，能达到较高的真空度，对蒸馏尤其减压蒸馏有利，对涉及使用有毒或挥发性液体的实验较为安全。

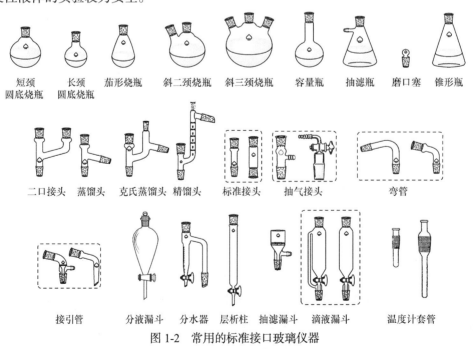

| 短颈圆底烧瓶 | 长颈圆底烧瓶 | 茄形烧瓶 | 斜二颈烧瓶 | 斜三颈烧瓶 | 容量瓶 | 抽滤瓶 | 磨口塞 | 锥形瓶 |

| 二口接头 | 蒸馏头 | 克氏蒸馏头 | 精馏头 | 标准接头 | 抽气接头 | 弯管 |

| 接引管 | 分液漏斗 | 分水器 | 层析柱 | 抽滤漏斗 | 滴液漏斗 | 温度计套管 |

图 1-2 常用的标准接口玻璃仪器

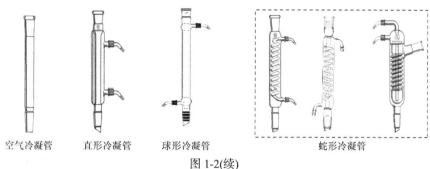

空气冷凝管　　　直形冷凝管　　　球形冷凝管　　　　　　　　蛇形冷凝管

图 1-2(续)

标准接口玻璃仪器的每个部件在其口、塞的上或下显著部位均烤印白色标志,标明规格,常用的有 10、12、14、16、19、24、29、34、40 等。这些编号和标准接口玻璃仪器大端直径的对应关系如下:

规格	10	12	14	16	19	24	29	34	40
大端直径/mm	10	12.5	14.5	16	18.8	24	29.2	34.5	40

有的标准接口玻璃仪器标有两个数字,如 10/30,10 表示磨口大端的直径为 10 mm,30 表示磨口的长度为 30 mm。

使用标准接口玻璃仪器应注意如下事项:

(1)口塞应保持清洁。

(2)使用前在磨砂口塞表面涂少量凡士林,以增强磨砂接口的密合性,避免磨面的相互磨损,同时也便于接口的装拆。

(3)装配时,把磨口和磨塞轻轻地对旋连接,不宜用力过猛。不能装得太紧,只要达到润滑密闭要求即可。

(4)用后应立即拆卸洗净。否则,对接处会粘牢,导致拆卸困难。

(5)装拆时应注意相对的角度,不能在角度偏差时强行装拆,否则极易造成破损。

(6)磨口套管和磨塞应由同种玻璃制成,迫不得已时,才用膨胀系数较大的磨口套管。

2. 其他常规化学实验器皿(图 1-3)

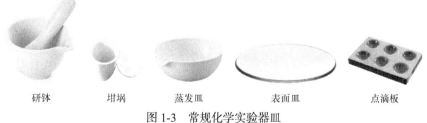

研钵　　　　　坩埚　　　　蒸发皿　　　　表面皿　　　　点滴板

图 1-3　常规化学实验器皿

1.2.2　常规化学实验器材与仪器

实验器材与仪器是化学实验中的重要工具。实验工具是否齐备、操作是否得当与熟练直接影响实验的成败。图 1-4 所列举的是实验室常备的基本器材与仪器。

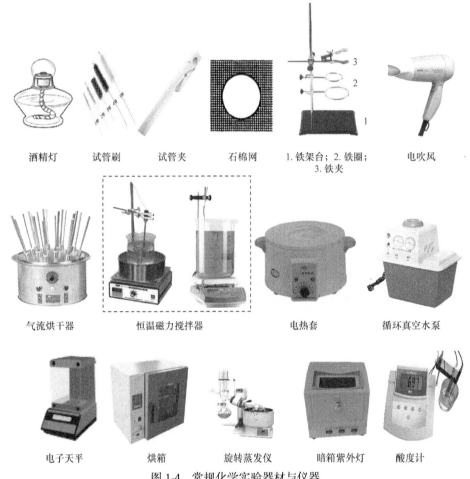

酒精灯　　试管刷　　试管夹　　石棉网　　1. 铁架台；2. 铁圈；　电吹风
　　　　　　　　　　　　　　　　　　　　3. 铁夹

气流烘干器　　恒温磁力搅拌器　　电热套　　循环真空水泵

电子天平　　烘箱　　旋转蒸发仪　　暗箱紫外灯　　酸度计

图 1-4　常规化学实验器材与仪器

1.3　化学试剂常用分类与管理

化学试剂是指在化学实验、化学分析工作中所用的具有一定纯度标准的各种单质和有机、无机化合物。

1.3.1　化学试剂的分类

试剂规格基本上按纯度(杂质含量的多少)划分，共有高纯试剂、光谱纯试剂、基准试剂、分光纯试剂、优级纯试剂、分析纯试剂和化学纯试剂等 7 种。我国常用的有以下几种：

优级纯(guaranteed reagent，G.R.)，又称一级品或保证试剂，这种试剂纯度最高，杂质含量最低，适合于精密的分析工作和科学研究工作，使用绿色标签。

分析纯(analytical reagent，A.R.)，又称二级品，纯度很高，略次于优级纯，适合于重要分析及研究工作,使用红色标签。

化学纯(chemically pure,C.P.),又称三级品,纯度比分析纯差,适用于工矿、学校等的一般分析工作,使用蓝色(深蓝色)标签。

实验试剂(laboratorial reagent,L.R.),又称四级品,用于配制普通溶液或化学合成,使用棕色标签。

除了上述四个级别外,目前市场上还有:

(1)基准试剂(primary reagent,P.R.):作为基准物用,可直接配制标准溶液。

(2)光谱纯(spectroscopic pure,S.P.)试剂:表示光谱纯净。若有机物在光谱上无法显示,说明主成分纯度未达到 99.9%以上,使用时必须注意,特别是作基准物,必须进行标定。

(3)高纯试剂:纯度远高于优级纯的试剂。

1.3.2　化学试剂的储存

化学试剂大多数具有一定的毒性和危险性,对化学试剂的管理不仅是保障分析结果质量的需要,也是确保人民生命财产安全的需要,应根据化学试剂的毒性、易燃性、腐蚀性和潮解性等特点,以不同的方式妥善管理。因此,化学试剂由专人管理,管理人员应具备一定的专业知识,具有高度责任心,保证化学试剂按规定的要求储存。

实验室内只宜存放少量短期内需要的药品,易燃、易爆试剂应放在铁柜中,铁柜的顶部要有通风口,严禁在实验室里存放总量超过 20 L 的瓶装易燃液体。大量试剂应放在药品库内,对于一般试剂如无机盐应有序地放在试剂柜里,可按元素周期表中族分类或酸、碱、盐、氧化物等分类存放。存放化学试剂时要注意化学试剂的存放期限,因为有些试剂在存放过程中会逐渐变质,甚至产生危害,如醚类、四氢呋喃、二氧六环、烯、液状石蜡等在日光照射下(如接触空气)可形成过氧化物,放置越久越危险。某些具有还原性的试剂,如三氯化锑、四氢硼钠、硫酸亚铁、维生素 C、维生素 E 以及铁、铝、镁、锌粉等易氧化变质生成金属氧化物。化学试剂必须分类隔离保存,不能混放在一起。通常把试剂分成下面几类存放。

1. 易燃类

易燃类液体易挥发成气体,遇明火燃烧,通常把闪点在 25℃以下的液体列入易燃类。闪点在-4℃以下的有石油醚、氯乙烷、溴乙烷、乙醚、汽油、二硫化碳、缩醛、丙酮、苯、乙酸乙酯、乙酸甲酯等。闪点为-4~25℃的有丁酮、甲苯、甲酸乙酯、异丙醇、二甲苯、乙酸丁酯、乙酸戊酯、三聚甲醛、吡啶等。这类试剂要求单独存放于阴凉通风处,理想存放温度为-4~4℃,闪点在 25℃以下的试剂存放的最高室温不能超过 30℃。

2. 剧毒类

这里的剧毒类专指由消化道侵入少量即能引起中毒致死的试剂。生物试验半致死量为 50 mg·kg^{-1}以下者称为剧毒物品。例如,氰化钾、氰化钠、三氧化二砷及其他氰化物和砷化物,氧化汞及汞盐,硫酸二甲酯,某些生物碱和毒苷等,这类物质要置于阴凉通风处，与酸类试剂隔离，并存放在专门的储存柜中，建立双人登记签字领用制度和废液处理制度（皮肤有伤口时禁止使用这类物质）。

3. 强腐蚀类

把对人的皮肤、黏膜、眼、呼吸道和物品等有强腐蚀性的液体和固体（包括气体）归为强腐蚀性物质，如发烟硫酸、浓硫酸、发烟硝酸、浓硝酸、浓盐酸、氢氟酸、氢溴酸、氯磺酸、氯化砜、一氯乙酸、甲酸、乙酸酐、五氧化二磷、氯化氧磷、无水氯化铝、液溴、氢氧化钠、氢氧化钾、硫化钠、苯酚、无水肼、水和肼等。这些药品要求存放在阴凉通风处，并与其他药品隔离，应选用抗腐蚀性的材料、耐酸水泥或耐酸陶瓷制成架子来放置这些药品。料架不宜过高，也不要放在高架上，最好放在地面靠墙处，以保证存放安全。

4. 易爆类

易爆类试剂遇水反应十分猛烈，如钾、钠、锂、钙、氢化铝锂、电石等。钾和钠应保存在煤油中，本身就极易爆炸的有硝酸纤维苦味酸、三硝基甲苯、三硝基苯、叠氮或重氮化合物等，取用时要轻拿轻放。与空气接触能发生强烈反应的物质如白磷应保存在水中，切割也要在水中进行。引火点低、受热、冲击、摩擦或与氧化剂接触能急剧燃烧的物质有硫化磷、赤磷、镁粉、锌粉、铝粉、萘、樟脑。这类物质存放要求不超过30℃，与易燃物、氧化剂均须隔离，料架用砖和水泥砌成，有槽，槽内放消防砂，试剂置于砂中，加盖。

5. 强氧化剂类

这类化合物有过氧化物或含氧酸及其盐，在适当条件下会发生爆炸，并可与有机物、镁、铝、锌粉、硫等易燃固体形成易爆炸的化合物，过氧化物遇水易发生爆炸。属于此类的有硝酸铵、硝酸钾、硝酸钠、高氯酸、高氯酸钾、高氯酸钠、高氯酸镁、高氯酸钡、重铬酸铵、重铬酸钾及其他重铬酸盐、高锰酸钾及其他高锰酸盐、氯酸钾、氯酸钡、过硫酸铵及其他过硫酸盐、过氧化钠、过氧化钾、过氧化钙、过氧化二苯甲酰、过氧乙酸等。要求存放在阴凉通风处，最高温度不得超过30℃，与酸类及木屑、炭粉、硫化物、糖类等易燃物、可燃物或易被氧化的物质等隔离，注意散热。

6. 放射性类

放射性物质应存放在铅器皿中，操作时需要特殊防护设备和相关知识，以保护人身安全，并防止放射性物质的污染和扩散。

7. 低温存放类

此类物质需要低温存放才不至于聚合变质或发生其他事故。这类物质有甲基丙烯酸甲酯、苯乙烯、丙烯腈、乙烯基乙炔及其他可聚合的单体，10℃以下存放。

8. 贵重类

单价贵的特殊试剂、超纯试剂或稀有元素及其化合物均属此类。这类试剂应与一般试剂分开存放，加强管理，建立领用制度。常见的有钯黑、氯化钯、氯化铂、铂、铱、铂石棉、氯化金、金粉、稀土元素等。

9. 指示剂与有机试剂类

指示剂可按酸碱指示剂、氧化还原指示剂、配位滴定指示剂及荧光吸附指示剂分类排列存放，有机试剂可按分子中碳原子数目多少排列，或按官能团排列存放。

10. 一般试剂

一般试剂可分类存放于阴凉通风、温度低于 30℃柜内。这类试剂包括不易变质的无机盐以及不易挥发、燃点低的有机物，如硅酸、硅酸盐，不包括还原性的硫酸盐、碳酸盐、盐酸盐，碱性比较弱的碱。尽管这类物质的储存条件要求不高，但要对这类物质进行定期察看，做到药品的密封性良好。

1.4　化学实验基本要求

化学实验必须在教师的指导下由学生独立进行。要保证实验顺利地完成，必须充分做好以下三个环节的工作。

1.4.1　预习

预习是做好实验的前提。实验者通过认真阅读实验教材、查阅文献，清楚实验的目的、要求、原理、内容、操作方法及注意事项，并对实验的预期效果和可能出现的问题进行初步的估计，对实验的整个过程做到心中有数。在此基础上，简明扼要地写出预习报告。预习报告包括下列内容：①实验目的；②反应原理，包括主反应和重要副反应的方程式；③主要试剂和产物的物理常数及理化性质，试剂的规格、用量；④画出主要反应装置图；⑤用图表形式表示整个实验步骤的流程；⑥设计实验现象与数据记录的表格；⑦针对实验中可能出现的问题，写出防范措施和解决方法。

1.4.2　操作

实验是培养学生独立工作和思维能力的重要环节，必须认真、独立地完成。

（1）按时进入实验室，认真听取教师讲解实验。有疑难问题要及时提出，并在教师指导下做好实验准备工作。

（2）实验仪器安装完毕，须经教师检查同意后方可开始实验。实验操作及仪器的使用要严格按照操作规程进行。

（3）实验过程中要集中精力，仔细观察实验现象，实事求是地记录实验现象和实验数据，发现异常现象应仔细查明原因，或请教指导教师帮助分析处理。如果要进一步深入实验，需在教师同意或指导下重做或补充部分实验。

(4)对于设计性实验，审题要确切，方案要合理。

(5)实验结束后，必须经教师检查和登记有关实验记录后才能离开实验室。

1.4.3 实验报告

实验报告是对每次实验的概括和总结，是锻炼学生分析问题能力的重要环节，是使直观的感性认识上升到理性思维的必要步骤。学生应独立完成实验报告，并按规定时间送指导教师批阅。合格的实验报告应包括以下主要内容。

(1)目的与原理：简述实验目的和实验原理(包括实验目的、方案、合成路线、化学反应式及计算公式等)。

(2)实验步骤：实事求是地记录实验操作过程并画出主要装置图。力求简明扼要又不失准确，步骤太多时可用流程框图等形式表达。

(3)实验记录：记录实验过程中观察到的现象和数据，对数据进行处理，现象描述要准确，数据记录要完整，数据处理方法要表达清晰。可用图表、符号、公式等形式表达。

例如，在许多仪器分析方法中，常利用浓度(或者含量)与一已知物理量的线性关系来测试组分含量。测定时，先准确配制已知但浓度不同的一组溶液，然后测试其相关物理量(如吸光度)，最后根据所得数据在直角坐标上绘制工作曲线。该工作曲线可以在坐标纸上手动绘制，也可以使用相关数据处理软件绘制，如 Excel 与 Origin 软件。下面以"分光光度法测定水中铁的含量"为例：

标准工作曲线的绘制：

编号	溶液配制/mL			浓度/($\mu g \cdot mL^{-1}$)	吸光度 A
	Fe^{3+}标准溶液 [a]	磺基水杨酸 [b]	缓冲溶液 [c]		
1	0.00	2.00	2.00	0.00	A_1
2	2.00	2.00	2.00	1.00	A_2
3	4.00	2.00	2.00	2.00	A_3
4	8.00	2.00	2.00	4.00	A_4
5	16.00	2.00	2.00	8.00	A_5

a. $NH_4Fe(SO_4)_2 \cdot 12H_2O$ 标准溶液($25.00 \mu g \cdot mL^{-1}$)；

b. 磺基水杨酸溶液(10%)；

c. HAc-NaAc 缓冲溶液(pH = 5)

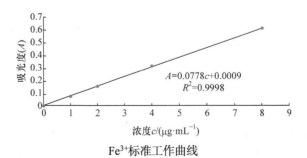

Fe³⁺标准工作曲线

(4)结果与讨论：完整地记录和总结实验结果(制备、提取、纯化实验中产品性状、产量、产率、纯度；定量测定实验中测定指标值；性质实验中的性质变化规律等)，并对实验结果和实验过程进行讨论(结果好坏及其原因、实验过程中的关键操作步骤、仪器使用时的注意事项、实验中出现意外现象的原因及其纠正方法、针对实验设计和实验室布局等提出建设性的意见等)。

1.4.4　实验报告格式示例

示例一　定量分析实验报告格式

以"草酸中 $H_2C_2O_4$ 含量的测定"为例。

【实验题目】

草酸中 $H_2C_2O_4$ 含量的测定。

【实验目的】

(1)学习 NaOH 标准溶液的配制、标定及有关仪器的使用。

(2)学习碱式滴定管的使用，练习滴定操作。

【实验原理】

$H_2C_2O_4$ 为有机弱酸，其 $K_{a1} = 5.9 \times 10^{-2}$，$K_{a2} = 6.4 \times 10^{-5}$。常量组分分析时 $cK_{a1} > 10^{-8}$，$cK_{a2} > 10^{-8}$，$K_{a1}/K_{a2} < 10^5$，可在水溶液中一次性滴定其两步解离的 H^+：

$$H_2C_2O_4 + 2NaOH == Na_2C_2O_4 + 2H_2O$$

计量点 pH 在 8.4 左右，可用酚酞作指示剂。

NaOH 标准溶液采用间接配制法获得，以邻苯二甲酸氢钾标定：

此反应计量点 pH 在 9.1 左右，同样可用酚酞作指示剂。

【实验步骤】

1. NaOH 标准溶液的配制与标定

用百分之一电子天平称取 NaOH 1.00 g 于 100 mL 烧杯中，加 50 mL 蒸馏水，搅拌使其溶解。移入 500 mL 试剂瓶中，再加 200 mL 蒸馏水，摇匀。

用万分之一电子天平准确称取 0.4～0.5 g 邻苯二甲酸氢钾三份，分别置于 250 mL 锥形瓶中，加 20～30 mL 蒸馏水溶解，再加 1～2 滴 0.2%酚酞指示剂，用 NaOH 标准溶液滴定至溶液呈微红色，半分钟不褪色即为终点。

2. $H_2C_2O_4$ 含量测定

准确称取 0.5 g 左右草酸试样，置于小烧杯中，加 20 mL 蒸馏水溶解，然后定量地转入 100 mL 容量瓶中，用蒸馏水稀释至刻度，摇匀。

用 20 mL 移液管移取试样溶液于锥形瓶中，加酚酞指示剂 1～2 滴，用 NaOH 标准溶液滴定至溶液呈微红色，半分钟不褪色即为终点。平行测定 3 次。

【实验数据记录与处理】

1. NaOH 标准溶液的标定（表 1-4）

表 1-4　NaOH 标准溶液的标定

实验编号		1	2	3	备注
$m_{KHC_4H_4O_4}$/g	始读数				
	终读数				
	结果				
V_{NaOH}/mL	始读数				
	终读数				
	结果				
c_{NaOH}/(mol·L^{-1})					
$\bar{c}_{NaOH}$/(mol·L^{-1})					$c_{NaOH}=\dfrac{m_{KHC_4H_4O_4}}{M_{KHC_4H_4O_4}V_{NaOH}}$
相对平均偏差					

2. H$_2$C$_2$O$_4$ 含量测定（表 1-5）

表 1-5　H$_2$C$_2$O$_4$ 含量测定

实验编号		1	2	3	备注
c_{NaOH}/(mol·L^{-1})					
$m_{样}$/g					
$V_{样}$/mL		20.00	20.00	20.00	
V_{NaOH}/mL	始读数				
	终读数				
	结果				
$w_{H_2C_2O_4}$					
$\bar{w}_{H_2C_2O_4}$					$w_{H_2C_2O_4}=\dfrac{(cV)_{NaOH}M_{H_2C_2O_4}}{2\times m_{样}/5}$
相对平均偏差					

【实验结果与讨论】

（略）

示例二　制备实验报告格式

【实验题目】

【实验目的】

【实验原理】

【实验步骤及现象记录】

（画出装置图）

实验步骤与现象

实验步骤	现象记录

【实验结果与讨论】

(1) 产品性状，产量，产率。

(2) 如何保证产品的产量和质量，仪器操作注意事项等。

示例三　性质实验报告格式

【实验题目】

【实验目的】

【实验步骤】

实验步骤、现象及其原理

实验步骤	现象	解释和化学反应式

【实验结果与讨论】

（略）

第 2 章　医用化学实验基本操作

2.1　玻璃仪器的洗涤和干燥

2.1.1　玻璃仪器的洗涤

玻璃仪器上沾染的污物会干扰实验现象的观察、影响反应进程、增加副产物的生成，造成分离纯化困难，甚至严重影响产品的产率和质量，所以必须洗涤除去。实验人员应该养成实验后及时清洗仪器的习惯。

要根据实验要求、污物性质和沾污的程度选用适宜的洗涤方法。

玻璃仪器洗涤的一般步骤是：自来水冲洗、毛刷刷洗、洗涤剂洗、自来水冲洗、蒸馏水淌洗。

对灰尘及可溶性污物可用水冲洗去除。洗涤时向容器内加入约 1/3 容积的水，稍用力振荡后把水倒掉，如此反复冲洗数次。

当容器内壁附有不易冲洗的污物时，可用毛刷刷洗(仪器内外都要刷)，通过毛刷对器壁的摩擦去掉污物。注意洗刷时不能用秃顶的毛刷，也不能用力过猛，以免戳破玻璃仪器。

对于以上两法都无法洗去的污物则需要洗涤剂或针对性试剂来洗涤：对油污或一些有机污物等，可用毛刷蘸取肥皂液、合成洗涤剂或去污粉刷洗；对特殊污物应选择针对性试剂；对仪器口径较小、管细长不便刷洗的仪器可用铬酸洗液或王水洗涤。用铬酸洗液或王水洗涤时，先向仪器内注入少量洗液，使仪器倾斜并慢慢转动，让洗液在内壁流动并湿润内壁几圈后，把洗液倒回原瓶。对沾污严重的仪器可用洗液浸泡一段时间，或者用热洗液洗涤。注意用腐蚀性洗液时不能用毛刷。实验室常用洗涤剂包括以下几种。

(1)洗衣粉、肥皂、洗洁精等日用洗涤剂：用于清洗形状简单、能用毛刷直接刷洗的玻璃仪器，如烧杯、试剂瓶、锥形瓶等，用于一般去污。

(2)去污粉：是碳酸钠、细砂、白土组成的混合物。因有碳酸钠的碱性去污作用、细砂的摩擦作用、白土的吸附作用同时作用于污物，其去污效果好。适用范围同(1)。

(3)铬酸洗液：是一种化学实验室的常规洗液，这种洗液由重铬酸钾与浓硫酸配制而成。有很强的氧化能力，对玻璃的侵蚀作用小，洗涤效果好(使用温热的洗液可提高洗涤效率，但也能加快洗液变质的速度)，主要用于清洗不易或不应直接刷洗的玻璃仪器，如移液管、吸量管(刻度吸管)、容量瓶、滴定管等。此外，也可用于洗涤长久不用的玻璃仪器以及毛刷刷不掉的有机污垢。

新配制的洗液呈暗红色，经长期使用变成绿色，表明已经失效，不宜再用。由于铬污染水质，应注意废液的处理。

(4)针对性试剂。

① 无机酸洗液：盐酸、硫酸、硝酸等主要用于洗涤水垢或盐类结垢。银镜可用稀 HNO_3 溶解。

② 无机碱洗液：浓氢氧化钠、氢氧化钾、碳酸钠等主要用于洗涤酸性或油脂附着物，煮沸可以加强洗涤效果。但在被洗的容器中存留不得超过 20 min，以免腐蚀玻璃。

③ 有机溶剂：沾有较多油脂性污物的玻璃仪器，尤其是难以使用毛刷刷洗的小件或形状复杂的玻璃仪器，如活塞内孔、滴管、移液管、吸量管(刻度吸管)和滴定管的尖头等，可用汽油、甲苯、二甲苯、丙酮、乙醇、氯仿等有机溶剂浸泡或擦洗。

仪器是否洗净可通过器壁是否挂水珠来检查。将洗净后的仪器倒置，如果器壁透明，不挂水珠，说明已洗净；如果器壁有不透明处或附着水珠或有油斑，则说明未洗净应予重洗。用于化学实验的玻璃仪器，最后还必须用蒸馏水淌洗以除去自来水中的杂质。

无论用何种方法洗涤，都应注意：第一，仪器用后应尽快洗净，若久置则难以洗涤；第二，如玻璃仪器中污物过多，应尽量倒出后再洗刷，倘若污物已成焦油状，则倾净后先用废纸揩除，然后再洗涤。

2.1.2　玻璃仪器的干燥

因为水会干扰许多有机反应的正常进行，甚至有些反应在有水存在下根本得不到产物，所以玻璃仪器洗净后往往需要干燥。干燥玻璃仪器所采用的方法因仪器数量、干燥程度及是否急用等因素而异。常用玻璃仪器干燥方法如下。

1. 晾干

玻璃仪器洗净后，先尽量倒净其中的水分，然后任其自然晾干。例如，烧杯可倒置于实验柜内；蒸馏烧瓶、锥形瓶和量筒等可倒套在试管架的小木桩上；冷凝管可用铁夹夹住，竖立在实验柜中，放置 1~2 天后，仪器就晾干了。

2. 烘箱烘干

一般使用带鼓风机的电烘箱，温度保持在 100~120℃。鼓风可以加速仪器的干燥。玻璃仪器放入电烘箱前应尽量倒净其中的水，摆放时开口朝上。若开口向下，则从该仪器中流出的水珠将滴落至下层其他已烘热的玻璃仪器上，导致后者炸裂。烘箱一旦开始工作，就不能在烘箱上层添加湿器皿，以免水珠滴落，致使下层热器皿骤冷破裂。

厚壁仪器如量筒、抽滤瓶、冷凝管等，不宜在烘箱中烘干。分液漏斗和滴液漏斗必须取下磨砂口玻璃塞和旋塞并擦去油脂后，才能放入烘箱烘干。玻璃仪器上附带的橡胶制品在放入烘箱前也应取下。

3. 热(冷)风吹干

对于急于干燥的仪器或不适合放入烘箱的较大仪器，可用热(冷)风吹干法。通常先取少量乙醇、丙酮(或最后用乙醚)倒入已洗净的玻璃仪器中，摇洗后先用冷风吹 1~2 min，待大部分溶剂挥发后，吹入热风至完全干燥，最后以冷风吹去残余蒸气，避免残余蒸气在容器内再次凝聚。

2.2 加热和冷却

为了提高或抑制化学反应速率、促使化学平衡的移动、实现合成产物的分离等，经常需要用到加热和冷却操作。由于各种加热源和制冷源特点不同，加热和冷却对象的要求不同，加热和冷却操作多种多样。

2.2.1 加热

可分为直接加热和间接加热两种方式。为保证加热均匀，实验室中一般使用间接加热，不采用直接加热。根据加热温度、升温速度等的需要，可采取不同的加热手段。

1. 直接加热

直接加热是指受热仪器与热源(如火焰)直接接触加热。盛有有机溶剂的容器禁止直接加热。

1)酒精灯加热

定性验证性实验用酒精灯加热试管是常见的直接加热方式。

使用酒精灯应注意：

(1)点燃酒精灯之前，先打开灯盖，并把灯头的瓷管向上提一下，使灯内的酒精蒸气逸出，这样可避免点燃时酒精蒸气因燃烧受热膨胀而将瓷管连同灯芯一并弹出，从而引起燃烧事故。

(2)酒精灯应用火柴引燃，绝不能拿燃着的酒精灯去引燃另一盏酒精灯。因为这样做将使灯内的酒精从灯头流出，易引起火灾。

(3)熄灭酒精灯时，把灯盖罩上，片刻后再把灯盖提起一下，再罩上，可避免下次使用时揭不开灯盖。注意：千万不能用口吹熄。

(4)添加酒精时应先熄灭灯焰，然后借助漏斗把酒精加入灯内。灯内酒精的储量以酒精灯容积的 1/2～2/3 为宜，不得超过。

2)加热板加热

恒温加热板是专为实验室设计的电热仪器，可用于样品加热消解、煮沸、蒸馏等。加热板是用电热合金丝作发热材料，用云母软板作绝缘材料，外包以耐高温、耐腐蚀的不锈钢板、玻璃陶瓷、碳化硅等进行加热的设备。其主要特点是：

(1)加热板采用特殊成型工艺制作，高温状态无翘曲变形。

(2)工作面板温度均匀，烧杯、锥形瓶、平底烧瓶等平底容器可以直接放置于工作面板上加热。

(3)升温快且均匀，操作简单。

使用恒温加热板应注意：

(1)首先检查随机配件是否齐全，把所需加热的烧杯放在工作台中心，然后插上仪器的电源插头。

（2）接通电源，打开电源开关，指示灯亮即开始工作。电子控温时只要打开加热开关并调节旋钮选择所需的温度即可（仪器会自动恒温）。数显控温时需根据温控仪的使用说明操作，选择所需的温度即可（温控仪会自动恒温）。

（3）不工作时应切断电源。为确保安全，使用时请接上地线，仪器应保持清洁干燥，严禁溶液进入机内，以免损坏机件。

2. 间接加热

间接加热是指受热仪器与热源不直接接触，热通过介质传递给受热仪器的加热方式。主要有以下几种。

1）空气浴加热

空气浴是利用热空气间接加热，对于沸点在 80℃以上的液体均可采用。最简单的方法是把容器放在石棉网上加热。例如，在烧杯、锥形瓶等平底容器中加热水或水溶液时，可将容器直接放在石棉网上加热；若在圆底烧瓶、梨形烧瓶等容器中加热有机物，则瓶底与石棉网间隔 1～2 mm。空气浴加热法受热不均匀，不能用于加热低沸点、易燃的物质。半球形的电热套是比较好的空气浴。加热套以玻璃丝包裹电热丝盘成碗状，与变压器配套使用，具有调温范围宽广、不见明火、使用安全等优点。电热套的使用温度一般不超过 400℃，因为电热套的电阻丝是用玻璃丝包裹的，过度加热会使玻璃丝熔融变硬，容易破碎。为了不影响加热效果，电热套大小要合适。要避免有机溶剂或酸碱性溶液流到电热套内，否则会造成电阻丝短路或腐蚀。

2）水浴加热

若加热温度在 100℃以下，最好用水浴加热。具体操作过程为：将容器浸入水浴中（不能使容器接触到水浴锅底），小心加热，保持所需的温度。水浴加热使受热物质受热均匀且温度不高于 100℃。若温度稍高于 100℃，则可选用适当无机盐类的饱和水溶液作为热浴液（表 2-1）。

表 2-1　某些无机盐的饱和溶液作热浴液

盐类	饱和水溶液的沸点/℃	盐类	饱和水溶液的沸点/℃
NaCl	109	KNO_3	116
$MgSO_4$	108	$CaCl_2$	180

水浴锅可为铜质或铝质。当加热少量低沸点液体时，也可用烧杯或者蒸发皿代替水浴锅（如果使用电炉为热源，烧杯下一定要垫石棉网，如果使用恒温电热板为热源则不用）。将装有待加热物料的烧瓶浸于水中，使水面高于瓶内液面，瓶底不触及锅底，然后调节火焰（或电压）使温度控制在所需的温度范围之内。由于水的不断蒸发，适当时要添加热水，使水浴中的水面始终保持稍高于容器内的液面。为了减少水的蒸发，可使用专门的水浴锅，其锅盖由一组直径递减的同心圆环组成，可防止水的过快蒸发。若无此设备，可在水中加入少量石蜡，石蜡受热熔融浮于水面也可防止水的蒸发。水浴加热较为

方便，但是必须注意：当实验中用到金属钾、钠或者要求无水操作时，绝不能在水浴上进行，否则会引起火灾或导致实验失败。

3) 油浴加热

若加热温度在 100～250℃，可采用油浴加热。油浴加热的优点是能使反应体系受热均匀。油浴所能达到的温度因所用油的种类不同而不同，常用的油浴有：

(1) 甘油。可以加热到 140～150℃，温度过高时容易发生炭化。

(2) 植物油，如菜籽油、花生油等。新鲜植物油加热到 220℃时，往往会有一部分新鲜植物油分解而冒烟，所以加热温度不能超过 220℃。久用的植物油可以加热到 220℃，其中常加入 1%的对苯二酚作抗氧化剂。

(3) 液状石蜡。可以加热到 200℃左右，温度稍高也不分解，但易冒烟燃烧。

(4) 硅油。硅油在 250℃时仍较稳定，透明度好，安全，是目前实验室内较为常用的油浴之一，但其价格较贵。

使用油浴加热时要特别小心，防止着火。当油浴受热冒烟严重时，应立即停止加热，油浴中应挂一温度计，可以观察油浴的温度和有无过热现象，同时便于调节控制温度。使用油浴时要防范可能引起油浴燃烧的因素。

加热完毕取出反应容器时，仍用铁夹夹住反应器离开油浴液面且悬置片刻，待容器壁上附着的油滴完后，再用纸片或干布擦干器壁。

油浴的使用方法与水浴类似，但久用会变黑，高温会冒烟，混入水珠会造成暴溅。油的膨胀系数较大，若油浴锅内油装得过多，受热时将溢出锅外，造成污染或引起燃烧。所以，在人数众多的学生实验室中不常使用油浴加热。

4) 砂浴加热

在铁盘内放入细砂，将被加热的烧瓶半埋入砂中即构成砂浴。砂浴可加热至 350℃，且不会有污染，但砂子导热慢、散热快，升温也不均匀。所以，容器底部与砂浴接触处的砂层要薄，使容器容易受热；容器周围与细砂接触的部分，可用较厚的砂层，使其不易散热，桌面最好垫上石棉板，以免烤坏桌面。但砂浴由于散热太快，温度上升较慢，不易控制。

除了以上介绍的几种加热方法外，还可用熔盐浴、金属浴(合金浴)、电热法等加热方法，以满足实验的需要。无论用何种方法加热，都要求加热均匀而稳定，尽量减少热损失。

2.2.2 冷却

(1) 自然冷却：热的液体可在空气中放置一定时间，任其自然冷却至室温。

(2) 冷水冷却：当实验需要快速冷却或需要的温度不是太低时，可将盛有溶液的器皿放在冷水浴或冷水流中冷却。

(3) 冷冻剂冷却：如果需要把反应混合物保持在 0℃以下，常用碎冰和无机盐的混合物作冷却剂。制作冰盐冷却剂时，应把盐研细，然后和碎冰(或雪)按一定比例均匀混合，混合比例及达到的最低温度见表 2-2。

表 2-2　无机盐与水混合比例及达到的最低温度

盐类	100 g 碎冰中加盐的质量/g	混合物能达到的最低温度/℃
NH₄Cl	25	−15
NaNO₃	50	−18
NaCl	33	−21
CaCl₂·6H₂O	100	−29
CaCl₂·6H₂O	143	−55

実验室最常用的冷却剂是碎冰和食盐的混合物，它实际能冷却到−18～−5℃。

若要达到更低温度，用干冰（固体二氧化碳）与乙醇或丙酮的混合物，可冷至−78～−50℃。干冰在加入时会剧烈起泡，因此在加入之前必须在铁研钵（不能用瓷研钵）中很好地粉碎，操作时注意戴好防护眼镜和手套。由于有爆炸的危险，必须在保温瓶（也称杜瓦瓶）上包以石棉绳或类似的材料，也可以用金属丝网或木箱等加以防护。保温瓶的上缘是特别敏感的部位，小心不要碰撞。

液氮可冷至−196℃，购买和使用都很方便。在某些有机溶剂中加入液氮可以调节到所需的低温。一些用作低温恒温浴的有机溶剂见表 2-3。在一个清洁的杜瓦瓶中注入纯的有机溶剂，其用量不超过容积的 3/4，在良好的通风橱中缓慢地加入新取的液氮，并用搅拌棒迅速搅拌。

表 2-3　可作低温恒温浴的有机溶剂

化合物	冷浴温度/℃	化合物	冷浴温度/℃
乙酸乙酯	−83.6	乙酸甲酯	−98.0
丙二酸乙酯	−51.5	乙酸乙烯酯	−100.2
异戊烷	−160.0	乙酸正丁酯	−77.0

为了保持制冷效果，通常把冷却剂放在保温瓶或其他绝热较好的容器中，上口用铝箔覆盖，降低其挥发和散热的速度。

若有机物要长期保持低温，则需使用电冰箱。置于冰箱内的容器必须贴好标签，盖好瓶塞，否则水蒸气会进入容器，容器内放出的腐蚀性气体也会腐蚀冰箱，逸出的有机溶剂还可能会引起爆炸。此外，在进行低温反应时一定要注意根据不同的温度范围选择不同的温度计。温度低于−38℃时，由于水银会凝固，因此不能用水银温度计。对于较低的温度，应采用添加少许颜料的有机溶剂（如甲苯可达−90℃，正戊烷−130℃）温度计。

2.3　试　样　称　量

化学实验室常用的称量仪器有托盘天平、电光分析天平、电子天平等。不同称量仪器精密度不同，可根据称量准确度要求，选用合适的称量仪器进行称量。

试样的称量方法主要分为直接称量法、定质量称量法(增量称量法)和差减称量法(减量称量法)。

1. 直接称量法

用药匙取试样放在已去皮重的清洁而干燥的表面皿或硫酸纸等容器上,一次称取一定量的试样,所得读数即为试样质量。

2. 定质量称量法(增量称量法)

在天平上准确称出容器的质量(容器可以是表面皿、小烧杯、硫酸纸等),然后在天平上增加欲称取质量数的砝码。用药匙盛试样,在容器上方轻轻振动,使试样徐徐落入容器,调整试样的量达到指定质量。

3. 差减称量法(减量称量法)

首先称取装有试样的称量瓶的质量,再称取倒出部分试样后称量瓶的质量,二者之差即是试样的质量。

用分析天平称量时要求物质必须稳定(不吸湿,不与空气中组分发生作用)。

精密度要求不高的称量常用托盘天平或者百分之一的电子天平(图 2-1),一般能准确到 0.1 g(读数至 0.01 g)。与其他种类的天平不同,电子天平应用了现代电子控制技术进行称量,无论采用何种控制方式和电路结构,称量依据都是电磁力平衡原理。其特点是称量准确可靠,显示快速清晰并且具有自动检测系统、简便的自动校准和超载保护等装置。

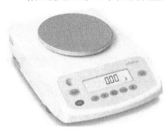

图 2-1 百分之一的电子天平

电子天平的传感器和电路在工作过程中受温度的影响,或传感器随工作时间变化而产生的某些参数的变化,以及气流、振动、电磁干扰等环境因素的影响,都会使电子天平的数字显示产生漂移,造成测量误差。其中,气流、振动、电磁干扰等环境因素的影响可以通过对电子天平的使用条件加以约束,将其影响程度减小到最低限度。而来自环境温度的影响和天平内部的自身影响,其形成的原因复杂,产生的漂移大,必须加以抑制。

具体步骤如下:①检查天平内部是否干净,天平是否水平。如果不水平,可调节螺旋脚,使之达到水平。②接通电源,待天平左下角显示"0",表示天平处于待机状态。按"ON/OFF"键开启天平,进行自检。③按"ZERO"键清零,被称容器置于秤盘上,天平显示容器质量;按"ZERO"键去皮重,天平显示零,将被称物小心加入容器中直至达到所需质量,所显示的值即为被称物的净质量。④称量结束后按"ON/OFF"键关闭显示器,清扫天平,切断电源,在记录本上记录仪器使用情况。

扫一扫 天平的使用

2.4　液体体积的度量

2.4.1　量筒的使用

量筒是一种粗略量取液体体积的仪器(其精度最高可达到 0.1 mL)。量筒有 10 mL、25 mL、50 mL、100 mL、200 mL、500 mL 等规格,量筒规格越大,准确度越低。使用时根据不同需要,选用不同容量的量筒。此外,量筒无零刻度。量取液体时,量筒必须放平,读数时,应使视线和量筒内液体凹液面的最低点保持水平(图 2-2),偏高或偏低都会造成误差。

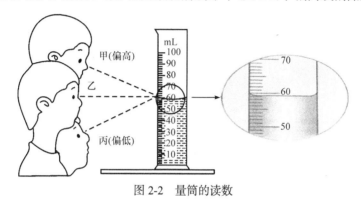

图 2-2　量筒的读数

量筒不能量取热的液体,不能作反应容器,不能用于物质的溶解或稀释,更不能进行加热。

2.4.2　移液管的使用

要求准确地移取一定体积的液体时,可以使用移液管,使用前应先用洗液、自来水、蒸馏水洗至内壁不挂水珠。然后用少量被量取的液体润洗三遍。吸取液体时,右手拇指及中指握住移液管的上端标线以上部位,使移液管下端伸入待移取液体液面下约 1 cm,左手拿洗耳球慢慢吸取液体,移液管则随着待移取液体液面的下降而向下伸。当管中液体上升到标线以上时,左手移开洗耳球,右手迅速用食指堵住管口。然后使管下端离开液体,靠在容器壁上,稍放松食指,同时轻轻转动移液管,使管中液面下降至标线为止。将移液管移入接收器中,仍使其出口尖端接触器壁,让接收容器倾斜而移液管保持直立,抬起食指,让液体自由地顺壁流下(图 2-3)。待流尽后,等 15 s 左右,取出移液管,如果管上标有"吹"字,则应将残留于管尖的液滴用洗耳球吹出。

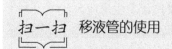

扫一扫　移液管的使用

2.4.3　容量瓶的使用

容量瓶是用来配制具有准确浓度溶液的常用仪器。使用前应先检查是否漏水,再按常规方法把容量瓶洗净。固体样品先在烧杯中溶解后，再定量转移到容量瓶中。然后缓慢地加入蒸馏水，使液面上升至离标线约 1 cm 处，停留片刻，让瓶颈内壁附着的水流下，最后用滴管加水至标线（小心操作，切勿过标线），盖好瓶塞，倒转振荡，使溶液混匀。

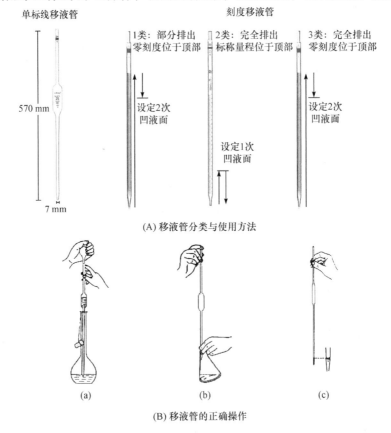

(A) 移液管分类与使用方法

(B) 移液管的正确操作

图 2-3　移液管及其操作

(a)吸取溶液：吸取液体至管颈标线以上后压住食指防止液面下降，调节液体的凹液面至标线；(b)将移液管放入锥形瓶中（移液管下端紧贴锥形瓶内壁）；(c)保留移液管尖端残留液

2.4.4　滴定管的使用

　　滴定管分为酸式和碱式两种（图 2-4）。酸式滴定管下端有一玻璃活塞，用于控制滴定速度。碱式滴定管下端用橡胶管连接一个带有尖嘴的小玻璃管，橡胶管中装一个玻璃珠，用以控制溶液的流速。

　　酸式滴定管不能盛放碱性溶液，因磨口玻璃栓会被碱溶液腐蚀，久放会粘住；碱式滴定管不能盛放氧化性的溶液，如 $KMnO_4$、I_2 等，避免与橡胶管发生反应。

　　滴定管使用前应先检查有无漏水，若酸式滴定管漏水或玻璃活塞不灵活，应拆下活塞，擦干活塞和内壁，重新涂抹凡士林。若碱式滴定管漏水则需要换玻璃珠或橡皮管。

　　1. 活塞涂油方法

　　擦干活塞和活塞槽内壁（图 2-5）之后，用手指沾少量凡士林，在活栓粗的一端四周涂抹一薄层(图 2-6)，注意不要涂多。在活塞另一端，凡士林最好是涂抹在活塞槽内壁上，然后将活塞插入槽内(图 2-7)，向同一方向转动活塞，直到从活塞外面观察，全部呈现透明为止(图 2-8)。若发现仍转动不灵活，或活塞内的油层出现纹路，表示涂油不够。如果有油从活塞隙缝溢出或挤入活塞孔，表示涂油太多，这些情况都必须重新擦净涂油。

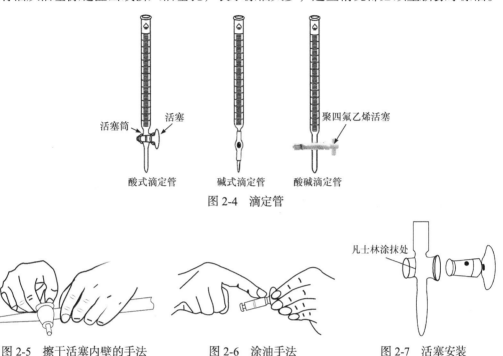

图 2-4　滴定管

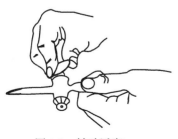

图 2-5　擦干活塞内壁的手法　　　图 2-6　涂油手法　　　图 2-7　活塞安装

2. 装滴定溶液

加入滴定溶液之前，应先将滴定管洗涤干净，然后用蒸馏水荡洗 2～3 次，每次约 10 mL，要求达到滴定管放出水后，内壁不挂水珠。荡洗时，两手平端滴定管，慢慢旋转，让水遍及全管内壁，然后从两端放出。再用待装溶液荡洗三次，用量依次为 10 mL、5 mL、5 mL。荡洗方法与蒸馏水荡洗时相同。荡洗完毕，装入滴定液至"0"刻度以上，检查活塞附近(或橡胶管内)有无气泡。如有气泡，应将其排出。排气泡时，酸式滴定管用右手拿住滴定管使它倾斜约 30°，左手迅速打开活塞，使溶液冲下将气泡赶走；碱式滴定管可将橡胶管向上弯曲，捏住玻璃珠上的右上方，气泡即被溶液压出(图 2-9)。

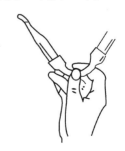

图 2-8　转动活塞　　　　　图 2-9　碱式滴定管排气泡方法

3. 滴定管的读数方法

读数时滴定管必须保持垂直状态。注入或放出溶液后稍等 1~2 min，待附在内壁的溶液流下后再开始读数，常量滴定管读数应读到小数点后第二位数值。

读数时视线必须与液面保持同一水平。对于无色或浅色溶液，读它们的弯月面下缘最低点的刻度；对于深色溶液如高锰酸钾、碘溶液等，可读两侧最高点的刻度。

为了方便读数，可在滴定管后边衬一张"读数卡"。"读数卡"就是一张黑纸或深色纸，读数时将它放在滴定管背后，使黑色边缘在弯月面下方约 1 mm，此时看到的弯月面反射层呈黑色，读出黑色弯月面的下缘最低点的刻度即可。

若滴定管的背后有一条蓝线（或蓝带），则无色溶液形成两个弯月面，并且相交于蓝线的中线上，读数时即读此交点的刻度，若为深色溶液，则仍读液面两侧最高点的刻度。

4. 滴定

将滴定管垂直地夹在滴定管夹上，酸式滴定管的活塞柄向右。左手的拇指与食指及中指控制活塞（图 2-10），使滴定液逐滴滴出，右手持锥形瓶颈不断振荡或持玻璃棒不断搅拌烧杯中的溶液；如果使用的是碱式滴定管，则用左手的拇指和食指捏住内含玻璃珠的橡胶管，轻轻挤压玻璃珠，溶液便会顺着玻璃珠和橡胶管之间的空隙流出，右手的操作和酸式滴定管一样（图 2-11、图 2-12）。

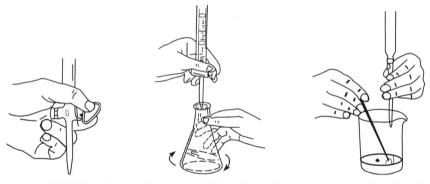

图 2-10　左手旋转活塞方法　　图 2-11　酸式滴定管的操作　　图 2-12　碱式滴定管的操作

在滴定过程中，无论用哪种滴定管都必须掌握不同的滴加速度，即开始时连续滴加（注意不能使液滴变成液柱，一般不超过每分钟 10 mL），接近终点时，改为每加一滴摇几下（或搅匀），最后每加半滴摇匀（或搅匀）。滴加半滴溶液时，应使悬挂的半滴溶液沿锥形瓶内壁流入瓶内，并用蒸馏水冲洗瓶颈内壁。若在烧杯中滴定，则用玻璃棒碰接悬挂的半滴溶液，然后将玻璃棒插入溶液中搅拌。终点前，需用蒸馏水冲洗杯壁或瓶壁，再继续滴到终点。

2.5　样　品　干　燥

干燥是指除去附在固体、混杂在液体或气体中的少量水分，也包括除去少量溶剂。

干燥的类型可分为物理方法和化学方法两种。分馏、分子筛脱水等属于物理方法。而化学方法则是使用干燥剂，使其与水作用形成水合物或与水发生化学反应，从而除去试剂样品中的水分。实验室中较常用的是化学方法。

2.5.1 液态有机化合物的干燥

1. 干燥剂的选择

干燥剂的种类很多，常用的干燥剂是无水盐类，另外还有活泼金属，如金属钠等。使用干燥剂时应注意选择，首先必须保证干燥剂与被干燥的有机化合物不发生化学反应，也不溶于有机化合物中。其次还要考虑干燥剂的干燥效能和吸水容量。干燥效能是指达到平衡时物质被干燥的程度，干燥效能和干燥剂的水的蒸气压有关，蒸气压越小的，干燥效能越好。吸水容量是指单位质量干燥剂吸水量的多少。例如，$1\,g\,Na_2SO_4$ 最多能吸收 $1.27\,g$ 水，其吸水容量为 1.27。而 $CaCl_2$ 的吸水容量是 0.97，比 Na_2SO_4 小，但其干燥效能却比 Na_2SO_4 强得多，因此选择干燥剂时应同时考虑干燥效能和吸水容量两个因素。液态有机物的常用干燥剂见表 2-4。

表 2-4 各类液态有机物的常用干燥剂

液态有机物	适用的干燥剂
醚类、烷烃、芳烃	$CaCl_2$、Na、P_2O_5
醇类	K_2CO_3、$MgSO_4$、Na_2SO_4、CaO
醛类	$MgSO_4$、Na_2SO_4
酸类	$MgSO_4$、Na_2SO_4、K_2CO_3
酯类	$MgSO_4$、Na_2SO_4
卤代烃	$MgSO_4$、Na_2SO_4、K_2CO_3
有机碱类(胺类)	$NaOH$、KOH

2. 干燥操作

液态有机物的干燥操作一般在干燥的锥形瓶中进行。按照条件选定适量的干燥剂(一般每毫升液体需 0.5～1 g 干燥剂)投入液体中，塞紧(用金属钠干燥时例外，此时塞中应插入一根无水氯化钙管，使氢气放空而水汽不致进入)，振荡片刻，静置，使所有的水分全被吸去。然后过滤，进行蒸馏精制。为了达到较好的干燥效果，使用干燥剂前应尽量将有机物中的水层分离干净，必要时先使用吸水容量大的干燥剂，过滤后再用干燥效能强的干燥剂。若出现干燥剂附着器壁或相互黏结时，则说明干燥剂用量不够，应再添加干燥剂。干燥后的液体应该是澄清的，而干燥前的液体多呈浑浊状，由浑浊变为澄清可作为判断干燥的简单标志。

2.5.2 固体化合物的干燥

固体化合物可采用蒸发和吸附的方法来干燥。蒸发可采用自然晾干、加热干燥和减压干燥。吸附的方法是使用装有各种类型干燥剂的干燥器进行干燥。

1. 自然干燥

自然干燥是最经济、方便的方法。应注意被干燥的固体要稳定、不分解、不吸潮。干燥时把被干燥固体放在表面皿或其他敞口容器中，薄薄摊开，让其在空气中慢慢晾干。

2. 加热干燥

为了加快干燥，对于熔点较高遇热不分解的固体，可使用烘箱或红外灯烘干。加热温度应低于固体有机物的熔点或分解点，随时加以翻动，不能有结块现象。

3. 干燥器干燥

对于易分解或升华的固体，不能用上述方法干燥，应放在干燥器内干燥，干燥器常见的有普通干燥器、真空干燥器(图 2-13)、真空恒温干燥器(图 2-14)。

普通干燥器通常用变色硅胶或无水氯化钙作干燥剂，干燥样品所费时间较长，干燥效率不高，一般适用于保存易吸潮药品。干燥器是磨口的，并涂有一层很薄的凡士林以防止水汽进入，开启或关闭干燥器时，用左手朝里(或朝外)按住干燥器下部，用右手握盖上的圆顶反方向平推器盖。搬动干燥器，不应只捧着下部，而应同时用拇指按住盖子，以防盖子滑落。

真空干燥器(图 2-13)干燥效率较高，使用时真空度不宜过高，以防止干燥器炸裂。一般用水泵抽气，抽气时应有防止倒吸的安全装置。取样放气时不宜太快，以防止空气流入太快将样品冲散。

真空恒温干燥箱[图 2-14(a)]干燥效率较高，适用于除去结晶水或结晶醇。真空干燥箱是专为干燥热敏性、易分解和易氧化物质而设计的，工作时可使工作室内保持一定的真空度，并能够向内部充入惰性气体，特别是一些成分复杂的物质也能进行快速干燥，采用智能型数字温度调节仪进行温度的设定、显示与控制。样品瓶操作流程如下：

(1)将物料均匀放入真空干燥箱内的样品架上，推入干燥箱内。

(2)关紧箱门、放气阀，箱门上有螺栓，可使箱门与硅胶密封条紧密结合。

(3)将真空泵与真空阀连接，开启真空阀，抽真空。

(4)依据真空泵的性能，抽到压力表为真空泵的极限值为准。

(5)抽完真空后，先将真空阀门关闭，如果真空阀门关不紧，请更换，然后再将真空泵电源关闭或移除(防止倒吸现象产生)。

(6)设定合适的温度。

(7)在物料干燥周期内，每隔一段时间观察一下压力表、温度表和箱体内的变化。如果压力表指数下降，则可能存在漏气现象，可再进行抽气操作，以保持一定的真空度。

(8)干燥完成后，先将放气阀打开，放出干燥箱内的气体，然后再打开真空干燥箱箱门，取出物料。放气时不宜太快，以防止空气流入过快将样品冲散。

有一些样品无法耐受高温时，其干燥可以采用低温冷冻干燥机干燥样品，如图 2-14(b)所示。冷冻干燥机利用冷冻干燥技术，即将含水物质先冻结成固态，而后使其中的水分从固态升华成气态,以除去水分而保存物质的方法。根据热力学中的相平衡理论,随压力的降低水的冰点变化不大,而沸点却越来越低,向冰点靠近,当压力降到一定的真空度时,水的沸点和冰点重合,冰就可以不经液态而直接气化为气体,这一过程称为升华。

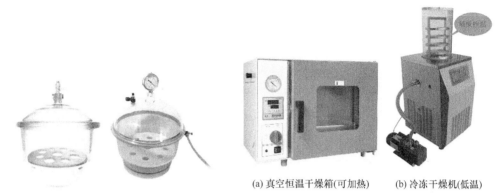

图 2-13 真空干燥器(常温)

(a) 真空恒温干燥箱(可加热)　(b) 冷冻干燥机(低温)

图 2-14 真空恒温干燥器(可控温)

食品的冷冻干燥就是在水的三相点以下,即在低温低压条件下,使食品中冻结的水分升华而脱去。冷冻干燥机在操作使用前必须先进行预冻,预冻需要准备低温冰箱(-40℃或者-80℃低温冰箱),把准备干燥的物品置于低温冰箱或液氮中,一般需要 4 h 左右,物品完全冰冻后才可进行冷冻干燥的实验,把物品迅速移动到冷冻干燥机托盘内,以保证冷冻干燥效果。冷冻干燥机主机与真空泵之间由绿色的真空管连接,连接处使用国际标准卡箍。这种卡箍为了有效防止空气的泄漏,在卡箍内特别设计了一只密封橡胶圈,涂抹适量真空脂在橡胶圈上,再用卡箍卡紧,冷冻干燥机能使连接处更紧密地贴合在一起,从而有效地防止漏气。

2.5.3 分子筛

分子筛(molecular sieve)是含水硅铝酸盐的晶体,高温活化失去水后,晶体内部就形成了许多孔径大小均一的微孔,具有很强的吸附能力,能把有效直径小于其孔径的分子吸进孔内,而不能吸附大于其孔径的分子,从而能起筛选分子的作用。分子筛无毒,无腐蚀性,不溶于水及有机溶剂,能在 pH 为 4~13 使用。

分子筛的用途很广,它既是一种新型的高效能选择性微孔型吸附剂,也是一类性能优异的催化剂和催化剂载体。作为干燥剂,分子筛具有很强的干燥效能,能用于许多气体、液体的干燥。由于分子筛对于不饱和分子、极性分子和易极化分子具有更强的吸附作用,因此不能用来干燥这类化合物。分子筛的吸水容量较小,若被干燥物质含有的水分过多,应先用其他干燥剂进行去水,然后再用分子筛干燥。分子筛的类型多达几十种,但目前能大规模生产并获得广泛应用的是 A 型、X 型和 Y 型三大类。其中,4A 型分子筛是一种硅铝酸钠,其微孔的表观直径约为 420 pm,能吸附直径在 400 pm 以下的分子。5A 型分子筛是硅铝酸钙钠,其微孔表观直径为 500 pm,能吸附 500 pm 以下的分子,水分子的直径约为 300 pm。分子筛使用前都必须经过高温脱水活化,才能有效地发挥作用。活化温度不能高于 600℃,一般控制在 550℃ ± 10℃加热 2 h。活化后待温度降到 200℃

左右应立即取出存放在干燥器内备用，用过的或吸附饱和后的分子筛，经过重新活化，可反复使用。

2.6　沉淀的分离和洗涤

2.6.1　倾析法

当晶体的颗粒较大或沉淀的密度较大，静置后能较快沉降至容器底部时，上层清液可由倾析法除去。具体做法是把沉淀上部的溶液直接倾入另一容器内，如果需要洗涤，可加入少量洗涤液或蒸馏水，搅拌后沉降再倾析除去洗涤液，反复几次，即可洗净固体物质。

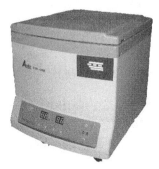

图 2-15　电动离心机

2.6.2　离心分离法

溶液和沉淀都很少时，可用离心机离心分离。离心机中的微型计算机控制离心转速和定时时间，因此具有转速稳定，定时精确，离心分离操作简单，分离速度快等优点。离心机有高速和低速两种离心机，离心管有 1 mL、15 mL、50 mL 等多种型号，适合不同转速、不同体积溶液的离心分离。

实验室常用的电动离心机(图 2-15)转动速度快，要注意安全，特别要防止在离心机运转期间，因不平衡或试管垫老化，而使离心机边工作边移动，以致从实验台上掉下来，或因盖子未盖，离心管因振动而破裂后，玻璃碎片旋转飞出，造成事故。因此，使用离心机时，必须注意以下操作。

(1)使用离心机时，必须事先在电子天平上精密地平衡离心管和其内容物，平衡时质量之差不得超过各个离心机说明书上所规定的范围，每个离心机不同的转头有各自的允许差值，转头中绝对不能装载单数的管子，当转头只是部分装载时，管子必须互相对称地放在转头中，以便使负载均匀地分布在转头的周围。

(2)装载溶液时，要根据各种离心机的具体操作说明进行，根据待离心液体的性质及体积选用适合的离心管，有的离心管无盖，液体不得装得过多，以防离心时甩出，造成转头不平衡、生锈或被腐蚀，而制备性超速离心机的离心管，则通常要求必须将液体装满，以免离心时塑料离心管的上部凹陷变形。转头是离心机中须重点保护的部件，每次使用后，必须仔细检查转头，及时清洗、擦干，搬动时要小心，不能碰撞，避免造成伤痕，转头长时间不用时，要涂上一层上光蜡保护，严禁使用显著变形、损伤或老化的离心管。

(3)若要在低于室温的温度下离心时，转头在使用前应放置在冰箱或置于离心机的转头室内预冷。

(4)离心机套管底部要垫棉花或试管垫；离心管必须对称地放入套管中，防止机身振动，若只有一支样品管，另外一支要用等质量的水代替。

(5)启动离心机时，应盖上离心机顶盖后，方可慢慢启动。离心时间一般为 1～2 min，在此期间，实验者不得随意离开，应随时观察离心机上的仪表是否正常工作，如有异常的声音应立即停机检查，及时排除故障。电动离心机如有噪声或机身振动时，应立即切断电源，即时排除故障。

(6)每个转头各有其最高允许转速和使用累积限，使用转头时要查阅说明书，不得过速使用。每一转头都要有一份使用档案，记录累积的使用时间，若超过了该转头的最高使用限时，则须按规定降速使用。

(7)分离结束后，先关闭离心机，在离心机停止转动后，方可打开离心机盖，取出样品，不可用外力强制使其停止。

离心操作完毕后，从套筒中取出离心试管，再取一小滴管，先捏紧其橡胶头，然后插入试管中，插入的深度以尖端不接触沉淀为限。然后慢慢放松捏紧的橡胶头，吸出溶液，移去。这样反复数次，尽可能把溶液移去，留下沉淀。

如要洗涤试管中存留的沉淀，可由洗瓶挤入少量蒸馏水，用玻璃棒搅拌，再进行离心沉降后按以上方法将上层清液尽可能地吸尽。重复洗涤沉淀 2～3 次。

2.6.3　过滤法

沉淀或晶体比较多、需要将其与溶液分离比较彻底时，常用过滤法。过滤法有常压过滤、减压过滤和热过滤三种。

常压过滤最为简便，在玻璃漏斗内壁紧贴一张折成锥形的滤纸，用玻璃棒转移溶液进行过滤。此时应注意，玻璃棒要靠在滤纸处，漏斗颈应靠在接收容器的壁上，先转移溶液，后转移沉淀，漏斗内液面不得超过滤纸高度的 2/3。

减压过滤也称抽滤，其装置如图 2-16 所示，循环水泵 1 的抽气，使得抽滤瓶 2 内压力下降，在布氏漏斗 3 内的液面和抽滤瓶内造成一个压力差，因此提高了过滤的速度。装置中设置一个安全瓶 4，是为了防止循环水泵中的水倒吸而使滤液沾污并稀释。正因如此，停止过滤时应先使导气管 5 与大气连通，然后再关循环水泵。抽滤所用的滤纸，应略小于漏斗内径，但又能把瓷孔全部盖没。过滤时，先将滤纸湿润，然后抽气使滤纸贴紧，再向漏斗中转移溶液。

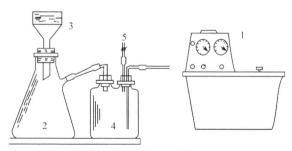

图 2-16　减压过滤装置
1. 循环水泵；2. 抽滤瓶；3. 布氏漏斗；4. 安全瓶；5. 导气管

在有强碱、酸、酸酐、氧化剂等存在时，由于它们能腐蚀普通滤纸，故不能使用布氏漏斗抽滤，可改用砂芯漏斗。砂芯漏斗又称玻璃砂滤器(图 2-17)，其滤板是用玻璃粉末在高温下熔结而成。按照滤板微孔的孔径，由大到小共分为六级，分别用 G1～G6(或 1号～6 号)来表示。G1 型的孔径最大(80～120 μm)，G6 型孔径最小(2 μm 以下)。G3 型相当于中速滤纸，用于过滤粗晶形沉淀物。较细的晶形或胶状的沉淀物一般选用 G4 型或

G5 型。使用砂芯漏斗时，需要用抽气法过滤。其抽滤操作比较方便，只是砂芯漏斗价格较高，在目前广泛使用还受到限制。

热过滤通常采用热漏斗过滤(图 2-18)，它的外壳是用金属薄板制成的，其内装有热水，必要时还可在外部加热，以维持过滤液的温度。重结晶时常采用热过滤，如果没有热漏斗，可用普通漏斗在水浴上加热，然后立即使用。此时应注意选择颈部较短的漏斗。

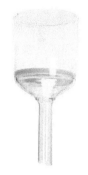

图 2-17　砂芯漏斗

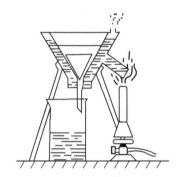

图 2-18　热漏斗

热过滤常采用折叠滤纸。折叠方法如下：将选定的圆滤纸(方滤纸可在折好后再剪)按图 2-19 所示先一折为二，再沿 2-4 折成四分之一。然后将 1-2 的边缘折至 4-2；2-3 的边缘折至 2-4，分别在 2-5 和 2-6 处产生新的折纹。继续将 1-2 折向 2-6、2-3 折向 2-5，分别得到 2-7 和 2-8 的折纹。同样以 2-3 对 2-6、1-2 对 2-5 分别折出 2-9 和 2-10 的折纹。最后在 8 个等分的每一个小格中间以相反方向折成 16 等分。结果得到折扇一样的排列。再在 1-2 和 2-3 处各向内折一小折面，展开后即得到折叠滤纸或称扇形滤纸。在折纹集中的圆心处，折时切勿重压，否则滤纸的中央在过滤时容易破裂。在使用前，应将折好的滤纸翻转并整理好后再放入漏斗中，这样可避免被手指弄脏的一面接触滤液。

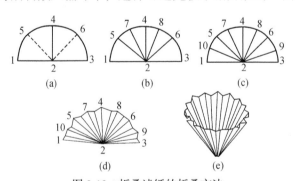

图 2-19　折叠滤纸的折叠方法

2.7　结晶、重结晶和升华

2.7.1　结晶和重结晶

在无机物制备或有机物合成中，为了获得所需的产品，反应结束之后，通常采用蒸发、浓缩的方法使化合物在溶液中达到过饱和状态而析出，这种方法称为结晶。蒸发浓缩一般在蒸发皿中进行，对热稳定的溶液可直接加热，否则要用水浴等间接加热，当溶液浓缩到一定浓度后，冷却就会有溶质的晶体析出。如果结晶所得的物质纯度不符合要求，需要重新加入一定量溶剂进行溶解、蒸发和再结晶，这个过程称为重结晶。

　　不同物质在同一溶剂中具有不同的溶解度，重结晶正是利用这一原理对含有杂质的化合物进行纯化的，重结晶纯化物质的方法只适用于那些溶解度随温度上升而增大的化合物。具体操作如下：先将被纯化物质溶解并加热浓缩配成饱和溶液，趁热滤去不溶性杂质，然后将溶液冷却，溶质便结晶析出，而可溶性杂质因未达到饱和状态仍留于母液中。通过过滤将晶体与母液分开，便可得到较纯净的物质(如果有有色杂质，可在被纯化物质溶解步骤先加入活性炭进行脱色，在趁热过滤时和不溶性杂质一起除去。注意：活性炭不能在沸腾时加入！)。

2.7.2　升华

　　严格地说，升华是指自固态不经过液态而直接转变成蒸气的现象。但在有机化学实验操作中，把物质从蒸气不经过液态而直接转变成固态的过程也称为升华。由升华所得的固体物质往往具有较高的纯度，所以升华常用来纯化固体有机化合物。升华要求固体物质在其熔点温度下具有相当高(高于 20 mmHg，1 mmHg = 1.33322 × 10^2 Pa)的蒸气压，这是升华提纯的必要条件。

　　升华点就是固体物质的蒸气压和外压相等时的温度。在这个温度时，晶体的气化甚至在其内部发生，由于气化速度过快，难免将杂质一起带出而污染升华物。因此，升华操作时应注意控制温度，让升华在低于升华点的温度下进行。

　　一个简单的升华装置由一个瓷蒸发皿和一个覆盖其上的漏斗组成(图 2-20)。粗产物放置在蒸发皿中，上面覆盖一张穿有许多小孔的滤纸，用棉花疏松地塞住漏斗管，以减少蒸气逃逸。然后在石棉网上[图 2-20(a)]缓慢加热[最好能用砂浴，图 2-20(b)，或其他热浴]，控制温度，慢慢升华。蒸气通过滤纸小孔上升，冷却凝结在滤纸上或漏斗壁上。必要时漏斗外壁可用湿布冷却。

　　对于常压下不能升华或升华很慢的一些物质，通常在减压下进行升华。减压升华装置如图 2-21 所示，外面大套管可抽真空，固体物质放在大套管的底部。中间小管作为冷凝管可通水或空气，升华物质冷凝在小管的外面。减压升华一般在水浴或油浴中加热。

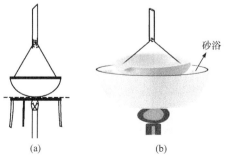

图 2-20　几种常压升华装置图

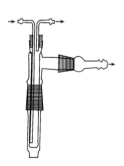

图 2-21　减压升华装置

2.8　萃　取

用一溶剂提取另一溶液或固体中的物质称为萃取。萃取是有机和分析化学实验中常用的一种基本操作。

2.8.1　溶液中物质的萃取

它的基本理论依据是溶液的分配比学说,实验室中常见的是水溶液中溶质的萃取。萃取的效果很大程度上取决于萃取剂的选择。一般萃取剂应具备如下几个条件:①与水不相混合,能较快地分层;②被萃取物质在其中的溶解度要远大于在水中的溶解度,而杂质的溶解度则越小越好;③易挥发,以便与所萃取的物质分离,常用的萃取剂有乙醚、氯仿、苯、乙酸乙酯等。

萃取操作中,最常用的器皿是分液漏斗。它的容量应比溶液的体积大一倍以上。使用前先用润滑脂(常用凡士林)调试活塞,直至旋转自如,关闭不漏液为止。然后分别将溶液和萃取溶剂加入分液漏斗中,以右手手掌顶住漏斗磨口玻璃塞子,左手握住漏斗的活塞部分,大拇指和食指按住活塞柄,对溶液进行振摇。振摇时应注意经常"放气",即打开活塞,使漏斗内过量的蒸气逸出(图 2-22)。最后将漏斗静置,让溶液分层。下层由活塞放出,上层从上口倒出,一次萃取不完全,可进行多次萃取。

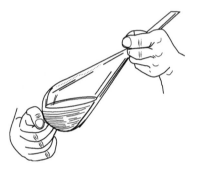

图 2-22　分液漏斗的振摇

2.8.2　固体物质的萃取

固体物质的萃取通常是用长期浸出法或采用索氏提取器(脂肪提取器)提取法。实验室中少量固体物质的萃取多用索氏提取器,如图 2-23 所示。

索氏提取器是利用溶剂回流及虹吸原理,使固体物质每一次都能为纯的溶剂所萃取,因而效率较高。萃取时,固体物质放于滤纸套 2 内,置于提取器 1 中,在水浴上加热,当烧瓶内的溶剂沸腾时,蒸气通过玻璃管 3 上升,被冷凝管冷凝成液体,滴入提取器中,当液面超过虹吸管 4 的最高处时,虹吸作用使得溶液流回烧瓶中。这一过程反复进行,便使可溶性物质被萃取于溶剂中。

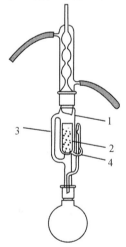

图 2-23　索氏提取器

1. 提取器;2. 滤纸套;
3. 玻璃管;4. 虹吸管

2.9　熔点、沸点的测定

2.9.1　熔点的测定

纯粹的固体化合物一般都有固定的熔点，即在一定的压力下，固、液两态之间的变化是非常敏锐的，自初熔至全熔(熔点范围称为熔程或熔距)温度差不超过 0.5～1℃。如果该物质含有杂质，则其熔点往往较纯粹者为低，且熔程也较长。因此，根据熔程的长短可定性地检出化合物的纯度。这对于纯粹固体化合物的鉴定具有很大的价值。

熔点测定，用毛细管法最为简单。将毛细管的一端烧熔封闭，制成熔点管，然后将毛细管的开口端向下插入待测样品粉末中，再把熔点管的开口端向上，让其从一支长 30～40 cm 的玻璃管中自由落下，反复多次，使样品粉末紧密地填在熔点管的底部，高 2～3 cm。要测得准确的熔点，样品一定要研得极细，装得结实，使热量传导迅速均匀。

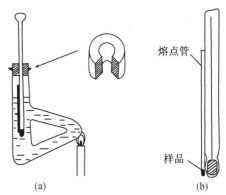

图 2-24　提勒管测熔点装置

使用毛细管测熔点，装置有提勒管、双浴式等。常用的是提勒管[图 2-24(a)]，也称 b 形管。加热时，管中溶液呈对流循环，温度较为均匀。在测量操作时，应注意下列几个问题：①加热溶液应高于 b 形管的上支管口；②熔点管的开口端不能没入溶液中，样品应处于温度计水银球中部；③温度计的水银球应处于 b 形管两支管口的中部；④严格控制溶液的温度，开始时升温速度可以快些，当热浴温度距该化合物熔点 10～15℃时，应调整火焰使每分钟上升 1～2℃，越接近熔点升温应越慢，但不准忽升忽降。

也可以用显微熔点仪(图 2-25)测定熔点，样品用量少、操作简便、结果准确，而且通过显微镜可清楚地看到样品的晶形和熔化过程。

测定时先将专用的载玻片用丙酮洗净、晾干，再将研细的样品小心地放在载玻片的中央，使样品分布薄而均匀，盖上另一载玻片，轻轻压实，置于加热台的中心，盖上保温圆玻璃盖。加热台旁边插有校正过的温度计或热电偶。打开照明灯，调节焦距直到从镜头中可以看到晶体外形。开启加热器，用变压器调节加热速度，当接近样品熔点时，控制温度使每分钟上升 1～2℃，把样品的结晶棱角开始变圆时的温度作为初熔温度，结晶完全消失时的温度作为全熔温度。熔点测好后应停止加热，稍冷片刻后用镊子取下保温圆玻璃盖和载玻片，将散热器置于加热台上加快冷却。

如要测定混合熔点，应将两种样品各取少许放在载玻片上，让其彼此靠近，用另一载玻片轻压并稍微转动一下，使样品紧密接触后进行测定，其他操作同上。

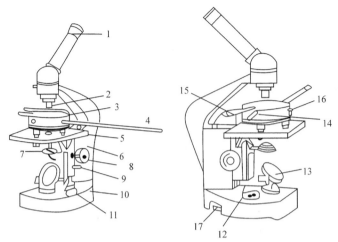

图 2-25　X 型显微熔点仪示意图

1. 目镜；2. 物镜；3. 热台；4. 温度计；5. 载热台；6. 镜身；7. 起偏振件；8. 粗动手轮；9. 止紧螺钉；10. 底座；
11. 波段开关；12. 电势器旋钮；13. 反光镜；14. 拨动圈；15. 上隔热玻璃；16. 地线柱；17. 电源开关

2.9.2　沸点的测定

　　沸点的测定有常量法和微量法两种，常量法的装置和操作与下述蒸馏相同，通过温度计，记下开始馏出时和馏出最后一滴时的温度，就是该液体的沸程。

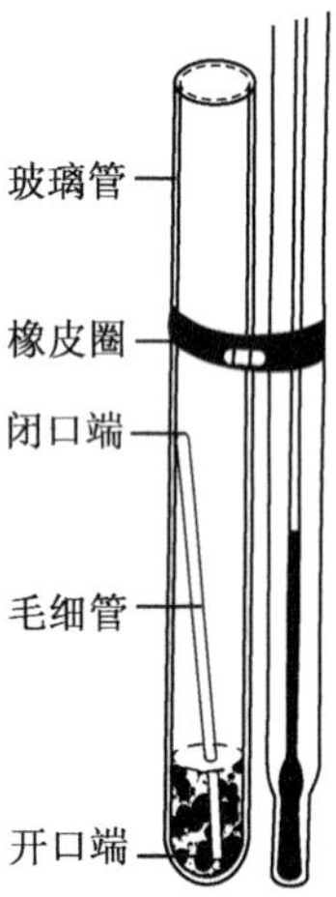

　　微量法测定沸点可用图 2-26 所示的装置进行操作，将一段一端封闭的 5 mm 玻璃管用橡胶圈或薄薄的一片橡胶管切片缚在温度计上。用滴管将待测定沸点的液体加入此玻璃管中，并投入一段一端封闭的毛细管，其开口端向下。然后将此整套装置放在提勒管中。像测定熔点时那样加热提勒管，直至从倒插的毛细管中冒出一股快而连续的气泡流为止。达到此点时应立即停止加热。气泡流迅速缓和下来，然后停止放出，当其停止放出而液体刚要进入毛细管的瞬间，表示毛细管中的蒸气压和外界压力相等，此时温度即为该液体的沸点。为了校正起见，待温度降下几摄氏度后再加热，记下刚出现大量气泡时的温度。两次温度计读数相差应小于 1℃。

玻璃管

橡皮圈

闭口端

毛细管

开口端

图 2-26　微量法测定沸点

2.10　蒸馏和分馏

　　液体的蒸气压随着温度的升高而增大，当蒸气压增大到与外界压力相等时，液体便沸腾。液体沸腾时的温度称为沸点。显然，沸点和外界压力有关。纯粹的液体化合物在一定的压力下都具有一定的沸点。将液体加热至沸，液体变成蒸气，然后再使蒸气冷凝变为液体，该操作过程就称为蒸馏。

　　通过蒸馏，可将易挥发的物质和不挥发的物质分离开来，也可将两种或两种以上沸点相差较大(一般在 30℃以上)的液体分开。这是提纯液体最常用的方法之一,同时也是测定化合物沸点的一种方法。

2.10.1　常压蒸馏

蒸馏装置主要由蒸馏瓶、温度计、冷凝管、接引管和接收瓶等部件组成(图 2-27)。液体置于蒸馏瓶中,加热后,其蒸气上升,通过支管,进入冷凝管凝结为液体,经接引管流入接收瓶中。

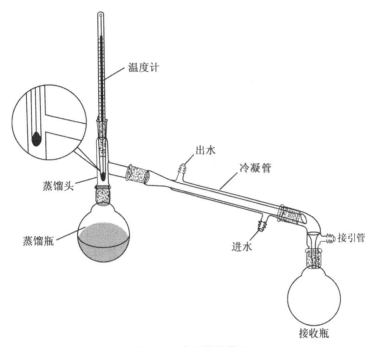

图 2-27　常压蒸馏装置

蒸馏时,液体的量应不多于蒸馏瓶体积的 2/3,不少于 1/3。如果液体量太多,沸腾时可能从支管冲出。如果量太少,蒸馏结束时会有较大比例的液体残留在瓶中蒸不出去。

冷凝管的大小型号应根据蒸馏速度和所蒸馏液体沸点而定。一般采用水冷凝。如果蒸馏液的沸点高于 130℃,蒸馏时应改用空气冷凝。因为使用水冷凝会因温度骤降而使冷凝管破裂。

加热方式的选择也是根据液体的沸点及其他的性质而定的。沸点在 80℃以下的易燃物质往往用水浴加热;200℃以下的用油浴加热;200℃以上的用砂浴加热。若直接加热应在蒸馏瓶下垫上石棉网,使液体受热均匀。较为理想的加热装置是和烧瓶配套的可调压加热套。

为了防止液体暴沸,加热前应在蒸馏液中加入少量助沸物(如沸石或一端封闭的毛细管等),以保证沸腾平稳。但一定得注意,助沸物切忌在蒸馏中途加入,否则会因突然放出大量蒸气而将大部分液体从蒸馏瓶中喷出,造成危险。

接收瓶通常要准备两个。因为在达到所需物质的沸点之前,常有沸点较低的液体先蒸出。这部分馏出液称为前馏分或馏头。等前馏分蒸完，温度趋于稳定后，蒸出的就是较纯的物质，这时再更换一个洁净干燥的接收器接收。为了准确测出蒸馏的温度，务必使温度计的水银球能完全被蒸气所包围。通常将水银球的高度调至支管下边的水平线上为好。

2.10.2　水蒸气蒸馏

当与水不相混溶的物质和水共存时，体系的蒸气压 p 等于它们各自蒸气分压的总和，即 $p = p_A + p_B$，p_A、p_B 分别代表水和与之共存的物质的蒸气压。当 p 与外界大气压相等时，体系便开始沸腾，这时的温度即为体系的沸点，此沸点较任一组分的沸点都低。水蒸气蒸馏就是利用这个原理，将水蒸气通入不溶或难溶于水的有机物中，使该化合物在 100℃以下随水蒸气一同蒸馏出来。此法特别适用于分离那些在其沸点附近易分解的物质，也适用于从不挥发物质或不需要的树脂状物质中分离出所需的组分。

在馏出物中，随水一同蒸馏出来的有机物质量 (W_B) 和水的质量 (W_A) 之比为

$$\frac{W_B}{W_A} = \frac{M_B n_B}{M_A n_A} = \frac{M_B p_B}{M_A p_A}$$

式中，M 为分子量；n 为物质的量。

实验室常用的水蒸气蒸馏装置(图 2-28)包括水蒸气发生器、蒸馏部分、冷凝部分和接收器。

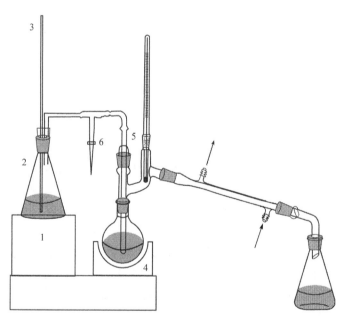

图 2-28　水蒸气蒸馏装置

1. 加热设备；2. 水蒸气发生器；3. 安全管；4. 加热设备；5. 蒸气导入管；6. 螺旋夹

水蒸气发生器一般是用金属制成，也可用短颈圆底烧瓶代替，瓶口配一双孔软木塞，一孔插入长约 1 m、直径约 5 mm 的玻璃管作为安全管，另一孔插入水蒸气导出管。导出

管与一个 T 形管相连，T 形管的支管套上一短橡胶管，橡胶管上用螺旋夹夹住，T 形管的另一端与蒸馏部分的导管相连。T 形管是用来除去水蒸气中冷凝下来的水，有时在操作发生不正常的情况时，可使水蒸气发生器与大气相通。蒸馏部分通常是采用长颈圆底烧瓶，被蒸馏的液体不能超过其容积的 1/3，与桌面成 45° 斜放，这样可以避免由于蒸馏时液体跳动十分剧烈而引起液体从导出管冲出。

蒸馏前，螺旋夹应先打开，用烈火加热水蒸气发生器，当其中水沸腾时，关闭螺旋夹，让蒸气通入溶液中，开始蒸馏。为了不使水蒸气冷凝，应同时用小火加热被蒸溶液，使之在整个过程中保持微沸状态。蒸馏时，若发现安全管中水面上升很高，说明有某一部分阻塞了，应立即旋开螺旋夹，移去热源，拆下装置进行检查和处理。否则就有可能发生塞子冲去、液体飞溅的危险。

蒸馏完毕，应先打开 T 形管上的螺旋夹，然后再撤去水蒸气发生器的热源，否则溶液会倒吸到水蒸气发生器中。

2.10.3 减压蒸馏

减压蒸馏是提纯有机化合物的一种重要方法，特别适用于那些在常压蒸馏时未达到沸点即已受热分解、氧化或聚合的物质。

在常压蒸馏的基础上增加一个减压装置，使得蒸馏体系内部的压力降低，液体的沸点下降，实现了在比正常沸点低的温度下蒸馏液体的目的。这种在较低压力下进行蒸馏的操作称为减压蒸馏。

减压蒸馏装置一般由双颈蒸馏烧瓶[又称克氏(Claisen)蒸馏瓶](图 2-29)、冷凝管、接收器、吸收装置、安全瓶、压力计和减压泵所组成。为了平稳地蒸馏，避免液体因过热而产生暴沸溅跳现象，通常在双颈蒸馏烧瓶的主颈中插入一根末端拉成毛细管的玻璃管，毛细管口要很细，毛细管口距瓶底 1～2 mm。玻璃管口套上一段橡胶管，用螺旋夹夹住橡胶管，用于调节进入瓶中的空气量。蒸馏瓶的支颈中插有温度计，用以测量蒸馏温度。接收器后面连接一个密封的抽滤瓶，作为蒸馏系统的安全瓶，以防止水等杂物倒吸入产物或压力计中。安全瓶上有一活塞，可用来调节压力和放气。通常使用水银压力计来指示减压蒸馏系统内的压力，其结构有封闭式和开口式两种。开口式压力计，它的一端和减压系统连接，另一端与大气相通。使用时，U 形管两臂汞柱高度之差即为大气压和系统中压力之差，蒸馏系统内的实际压力应为大气压减去这一汞柱之差。封闭式压力计的U 形管一端是封闭的，封闭端为真空状态，读数时，只要量出 U 形管两臂汞柱的高度差即表示蒸馏系统内的压力。

根据使用的范围和抽气效能可将减压泵分为三类：一般水泵，压力可达 1.333～100 kPa(10～760 mmHg)；油泵，压力可达 0.133～133.3 Pa(0.001～1 mmHg)；扩散泵，压力可达 0.133 Pa 以下(< 10^{-3} mmHg)。在有机实验室中常用的是水泵和油泵两种。若不需要很低的压力时可用水泵，其结构简单，使用方便。如果要求较低的压力，那就要用油泵进行减压。好的油泵能达到 1 mmHg 以下的真空度，油泵的结构较复杂，工作条件要求也高，为了保护好油泵，应在蒸馏装置和油泵之间安装一套吸收装置，用以吸收水、有机溶剂及酸性蒸气，如能用水泵抽气的，尽量使用水泵。

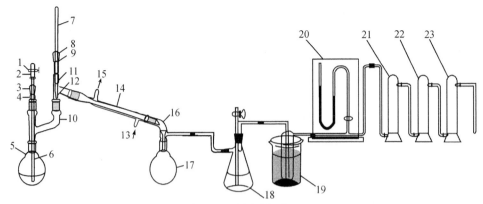

图 2-29 减压蒸馏装置

1. 螺旋夹；2.乳胶管；3. 单孔塞；4. 套管；5. 圆底烧瓶；6. 毛细管；7. 温度计；8. 单孔塞；9. 套管；10. Y 形管；
11. 蒸馏头；12. 水银球；13. 进水口；14. 直形冷凝管；15. 出水口；16. 真空接引管；17. 接收瓶；18. 安全瓶
19. 冷阱；20. 压力计；21. 氯化钙塔；22. 氢氧化钠塔；23. 石蜡块塔

减压蒸馏时，在克氏蒸馏瓶中放占其容量 1/3~1/2 的待蒸馏物质，旋紧毛细管上的螺旋夹，打开安全瓶上的活塞，然后开泵抽气，逐渐关闭活塞，调节到所需的真空度。如果装置漏气，需检查各部分塞子和橡胶管的连接是否紧密，必要时可用熔融的固体石蜡或真空泥密封。调节毛细管上的螺旋夹，使液体中有连续平稳的小气泡通过，开启冷凝管，选用合适的热浴加热。加热时，克氏蒸馏瓶的圆球部位至少应有 2/3 浸入浴液中，热浴温度比溶液在此真空度下的沸点高 20~30℃。

蒸馏完毕后，除去热源，慢慢旋开夹在毛细管上端橡胶管的螺旋夹，并慢慢打开安全瓶上的活塞，平衡内外压力，使测压计的水银柱缓慢地回复原状(若活塞放开得太快，水银柱很快上升，有冲破测压计的可能)，然后关闭抽气泵，最后拆除仪器。

在减压条件下连续蒸馏大量易挥发性溶剂、浓缩萃取液或色谱分离时的接收液，可用旋转蒸发仪(图 2-30)。旋转蒸发仪的基本原理是减压蒸馏，在减压情况下，当溶剂蒸馏时，蒸馏烧瓶在连续转动，蒸馏烧瓶是一个带有标准磨口接口的烧瓶，通过一回流蛇

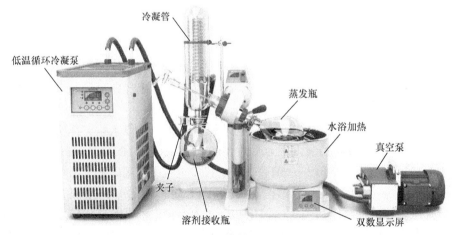

图 2-30 旋转蒸发仪

形冷凝管与减压泵相连，回流冷凝管另一开口与带有磨口的接收烧瓶相连，用于接收被蒸发的有机溶剂。在冷凝管与减压泵之间有一个三通活塞，可以分别与大气和减压系统相通。使用时，应先使体系处于减压状态，再开动电动机转动蒸馏烧瓶。结束时应先使电动机停止转动，再通大气，以防蒸馏烧瓶在移动中脱落。作为蒸馏的热源，常配有相应的恒温水槽。

2.10.4　分馏

　　液体混合物的各组分，若沸点相差很大，可用蒸馏分开。如果沸点相差不太大，用简单蒸馏的方法难以分开，应该使用分馏的方法进行分离。分馏是利用分馏柱使混合物进行多次气化和冷凝的操作。当液体混合物受热沸腾时，蒸气进入分馏柱，蒸气中高沸点的组分被冷凝成液体，流回至烧瓶中，故上升的蒸气中含低沸点的组分相对增加，这一过程可以看作一次简单的蒸馏。高沸点的冷凝液遇到新上升的蒸气时，两者之间进行热交换，上升的蒸气中高沸点的组分又被冷凝，低沸点组分仍继续上升，蒸气中低沸点的成分又有所增加。蒸气在分馏柱中不断地蒸发、冷凝，进行一次又一次平衡，每一次平衡后，蒸气中的低沸点成分含量都增加，这就相当于进行了多次简单蒸馏，最后从分馏柱顶端流出的液体为纯的或接近纯的低沸点组分，而在烧瓶里残留的则几乎是纯的高沸点组分。

　　简单分馏装置与蒸馏装置基本相同，不同之处是蒸馏烧瓶和蒸馏头之间加了一根分馏柱，实验室常用的分馏柱有管式和刺形两种（图 2-31）。

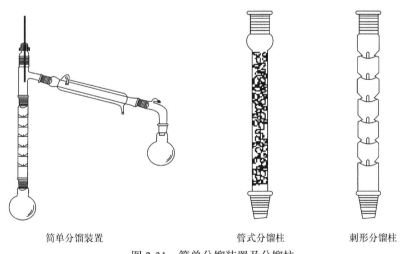

简单分馏装置　　　　　　管式分馏柱　　　　　刺形分馏柱

图 2-31　简单分馏装置及分馏柱

　　管式分馏柱又称赫姆帕（Hempel）分馏柱，它是一种填充柱，在柱内填有惰性材料（填料），目的在于增加表面积，使气、液两相充分接触。常用的填料有玻璃珠、直径与长度相等的玻璃管等。刺形分馏柱又称韦氏（Vigreux）分离柱。在柱的内壁每隔一定距离，向内伸入三根倾斜的刺状物，在柱中间相交并排成螺旋状。这种分馏柱不需其他填料，易装易洗，结构简单，而且在蒸馏过程中留在柱内的液体（附液）很少，但比同样长的带有填料的管式分馏柱分馏效率低。

实验时，将待分馏的混合物加入圆底烧瓶中，其体积以不超过烧瓶容量的 1/2 为宜，加入沸石。安装好的分馏装置经仔细检查合格后才可加热。待液体开始沸腾，注意调节浴温，使蒸气慢慢升入分馏柱。当蒸气上升到柱顶时，温度计水银球即出现液滴。此时，调节浴温，使蒸气仅到柱顶而不进入支管就被全部冷凝回流。维持 5 min 后，再调节浴温，控制馏出液的速度为每 2～3 秒 1 滴。记录第 1 滴馏出液滴入接收瓶中的温度，一般低沸点组分蒸完后，温度计水银柱骤然下降，再逐渐升温，按要求分段收集馏分，并记录各馏分的沸点范围和体积。

为了得到良好的分馏效果，应注意以下几点：

(1)分馏一定要缓慢进行，且控制恒定的蒸馏速度。如果分馏速度太快，产品纯度会下降，但分馏速度也不能太慢，以免冷凝液阻塞柱身而影响分馏。

(2)必须尽量减少分馏柱的热量损失和波动，必要时需在分馏柱外包一定厚度的保温材料。

(3)对分馏来说，在柱内保持一定的温度梯度是极为重要的。在理想情况下，柱温度与蒸馏瓶内液体沸腾时的温度接近。柱内自下而上温度不断降低，直至柱顶接近易挥发组分的沸点。柱内温度梯度的保持是通过调节馏出液速度来实现的，若加热速度快，蒸出速度也快，柱内温度梯度变小，影响分离效果。若加热速度慢，蒸出速度也慢，柱身会被流下来的冷凝液阻塞，这种现象称为液泛。因此，要有足够量的液体从分馏柱流回烧瓶。

(4)液泛能使柱身及填料完全被液体浸润，在分离开始时，可以人为地利用液泛将液体均匀地分布在填料表面，充分发挥填料本身的效率，这种情况称为预液泛。分馏时，先将电压调得稍高些，一旦液体沸腾就应将电压调低，当蒸气升至柱顶时，应通过控制电压使蒸气在柱顶全回流，并维持 5 min。

2.11　色　　谱

色谱法(chromatography)是 1903 年提出的，它首次成功地用于植物色素的分离。将色素溶液流经装有吸附剂的柱子，结果在柱的不同高度显出不同色带，而使色素混合物得到分离，因此早期称之为色层分析，现在一般称为色谱法。

色谱法是分离、提纯和鉴定有机化合物的重要方法，其分离能力远比分馏、重结晶等一般方法强，分离范围也较广，而且适用于小量和微量的物质处理，如今已在化学、生物学、医学中得到广泛应用。按其分离原理分为吸附色谱、离子交换色谱及排阻色谱等；根据操作条件不同，又可分为柱色谱、薄层色谱、纸色谱、气相色谱及高效(压)液相色谱等类型。

色谱法的基本原理是利用混合物各组分在某一物质中的吸附或溶解性能(分配)的不同或亲和性的差异，使混合物的溶液流经该种物质进行反复的吸附或分配作用，从而使各组分得到分离。下面介绍几种常用的色谱法。

2.11.1　柱色谱法

柱色谱法 (column chromatography) 也称柱层析,它包括以氧化铝、硅胶、聚酰胺等为吸附剂的吸附色谱和用硅胶、硅藻土、纤维素等为支持剂以吸收较大量的液体作为固定相的分配色谱。图 2-32 是实验室中常见的柱色谱装置。吸附柱色谱通常在玻璃管中填入表面积很大且经过活化的多孔性或粉状固体吸附剂 (固定相),液体样品从柱顶加入,流经吸附柱时,被吸附在柱的上端,然后从柱顶加入洗脱溶剂 (流动相)进行冲洗、展开,由于各组分在固定相中的吸附作用力不同,以及在流动相中的溶解度不同,使得各组分以不同的速度沿柱下移。被固定相吸附作用较强、在流动相中溶解度较小的组分,其下移的速度就慢;反之,下移速度较快。随着洗脱剂的不断淋洗,柱中会形成若干色带,如图 2-33 所示,分别收集各组分,再逐个鉴定。柱色谱法主要用于分离。

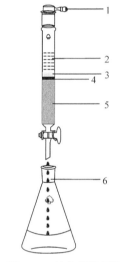

图 2-32　柱色谱装置图
1. 导气活塞;2. 流动相;3. 砂层;
4. 样品层;5. 填充物;6. 锥形瓶

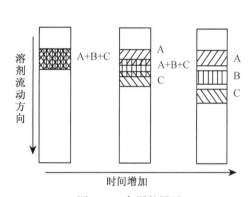

图 2-33　色层的展开

1. 吸附剂

常用的吸附剂有氧化铝、硅胶、氧化镁、碳酸钙和活性炭等。选择吸附剂首先要满足吸附剂与被吸附物质及展开剂均无化学作用,其次要考虑颗粒大小及酸碱性问题,吸附剂颗粒太粗,流速快而分离效果不好,太细则流速很慢。色谱用的氧化铝有酸性、中性和碱性三种。酸性氧化铝是用 1%盐酸浸泡后,用蒸馏水洗至悬浮液 pH 为 4～4.5,然后干燥脱水,备用,用于分离酸性物质;中性氧化铝 pH 为 7.5,用于分离中性物质;碱性氧化铝 pH 为 9～10,用于分离生物碱、碳氢化合物等。吸附剂的活性与其含水量有关,含水量越低,活性越高,氧化铝的活性分五级,其含水量分别为 0%(Ⅰ级)、3%(Ⅱ级)、6%(Ⅲ级)、10%(Ⅳ级)、15%(Ⅴ级)。一般常用的是Ⅱ～Ⅲ级。

吸附剂与被吸附物质之间的吸附力和化合物分子的极性有关,分子极性越强,吸附能力越大，氧化铝对各种化合物的吸附性按下列顺序递减：

酸、碱 ＞ 醇、胺、硫醇 ＞ 酯、醛、酮 ＞ 芳香族化合物 ＞ 卤代物 ＞ 醚 ＞ 烯 ＞ 饱和烃

2. 溶剂和洗脱剂

溶剂的选择是重要的一环，除了考虑本身的性质外，还应考虑被分离各组分的极性和溶解度。溶剂的极性应比样品小一些，否则样品不易被吸附剂吸附；溶剂对样品的溶解度不能太大，否则影响吸附。但也不能太小，如太小，溶液的体积增加，易使色谱分散。

样品吸附在吸附剂上后，如果用原来溶解样品的溶剂冲洗柱子不能达到分离的目的，可选用极性较大的溶剂作为洗脱剂。为了提供洗脱剂的洗脱能力，一般用混合溶剂冲洗，常用的洗脱溶剂的极性按以下次序递增：

石油醚 ＜ 环己烷 ＜ 苯 ＜ 氯仿 ＜ 乙醚 ＜ 乙酸乙酯 ＜ 丙酮 ＜ 乙醇 ＜ 甲醇 ＜ 水 ＜ 吡啶 ＜ 乙酸

3. 装柱

色谱柱的大小视处理样品的量多少而定(表 2-5)。用于制备性分离时柱的长度与直径之比一般为 10∶1～40∶1，用于分析性分离时柱的长度与直径之比一般约为 75∶1。

表 2-5　色谱柱大小、吸附剂量及样品量

样品量/g	吸附剂量/g	柱的直径/cm	柱高/cm
0.01	0.3	3.5	30
0.10	3.0	7.5	60
1.00	30.0	16.0	130
10.00	300.0	35.0	280

先将玻璃管洗净干燥，柱底铺一层玻璃棉或脱脂棉，再铺一层约 5 mm 厚的砂子，然后将氧化铝装入管内，必须装填均匀，严格排出空气，吸附剂不能有裂缝。填装方法有湿法和干法两种，湿法装柱是先将溶剂装入管内，再将氧化铝和溶剂调成浆状，慢慢倒入管中，将管子下端活塞打开，控制溶剂的流出速度，约为每秒 1 滴，用木棒或套有橡胶管的玻璃棒轻轻敲击柱身，使氧化铝逐渐下沉，紧密填装在柱内；干法装柱是在管的上端放一漏斗，将氧化铝均匀装入管内，轻敲玻璃管，使之均匀，然后加入溶剂，至氧化铝全部润湿。所装的吸附剂的高度约为管长的 3/4，装完之后，应在吸附剂上面加一层约 5 mm 厚的石英砂或一小圆滤纸、玻璃丝、脱脂棉，以保证吸附剂上端顶部平整，不受流入溶剂干扰，操作时应保持溶剂的流速，不能使液面低于砂子的上层，以保证整个过程吸附剂都被溶剂所覆盖。

2.11.2　纸色谱法

纸色谱法(paper chromatography)是以滤纸为载体，根据各组分在两相溶剂中的分配

系数不同而互相分离的，属分配色谱。

纸色谱法所用的溶剂是由互不混溶的有机溶剂和水组成的，当有机溶剂和水互相溶解时，会产生两种不同的液相，一相是以水饱和的有机溶剂相，另一相是以有机溶剂饱和的水相。因为滤纸中的纤维对水有较大的亲和力，对有机溶剂则较差，所以水相作为色谱的固定相，有机相(被水饱和)作为流动相。流动相也称为展开剂，常用的有丁醇-水，它是指用水饱和的丁醇。再如，正丁醇：乙酸：水 = 4：1：5，按它们的比例用量，放在分液漏斗中充分振荡混合，放置分层后，取上层正丁醇溶液作为展开剂。色谱操作时，将样品点在起点线的×处(图 2-34)，剪去手持部分，将其挂在层析缸中(图 2-35)。展开剂沿着滤纸向上移动，当流动相经过样品时，在滤纸上的水与流动相间连续发生多次分配，结果在流动相中具有较大溶解度的物质随溶剂移动的速度较快，而在水中溶解度大的物质随溶剂移动的速度较慢，这样便把混合物各组分分开。

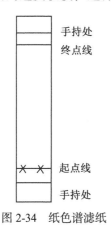

图 2-34　纸色谱滤纸

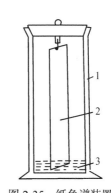

图 2-35　纸色谱装置
1. 层析缸；2. 滤纸；3. 展开剂

通常用比位移值(R_f)表示物质移动的相对距离：

$$R_f = \frac{溶质移动的距离}{溶剂移动的距离}$$

各种物质的 R_f 根据要分离化合物的结构、滤纸的种类、溶剂、温度等不同而异。但在上述条件固定的情况下，R_f 对每一种化合物来说是一个特定数值。所以，纸色谱法是一种简便的微量分析方法，它可以用来鉴定不同的化合物，还用于物质的分离和定量测定。

因为许多化合物是无色的，所以在进行色谱层析后，还需要在纸上喷洒某种显色剂，使化合物显色以确定移动距离。不同物质所用的显色剂是不同的，如氨基酸用茚三酮、生物碱用碘蒸气、有机酸用溴酚蓝等。

纸色谱法操作应注意如下几个问题：

(1)色谱用的滤纸质量应厚薄均匀，能吸一定量的水，可用新华Ⅰ号滤纸，大小可自由选择，一般为 3 cm × 20 cm、5 cm × 30 cm 或 8 cm × 50 cm 等。

(2)用毛细管吸取样品溶液点在已做好标记的滤纸上，点的直径不超过 0.5 cm。

(3)整个操作过程不得用手接触色谱滤纸的中部，因为皮肤表面沾染的脏物碰到滤纸时会出现错误的斑点。

（4）展开剂应对被分离物质有一定的溶解度。溶解度太大，被分离物质会随展开剂跑到前沿；太小，则会留在原点附近，使分离效果不好。

（5）展开时应使滤纸浸入展开剂中（约 1 cm），但点样的斑点必须在展开剂液面之上。展开的方法除了上升法外，还有下降法和双向色谱法等，需要时请参阅其他书刊。

2.11.3　薄层色谱法

薄层色谱法（thin-layer chromatography，TLC）是快速分离和定性分析少量物质的一种很重要的实验技术，它兼有柱色谱法和纸色谱法的优点。薄层色谱法不仅适用于微量样品的分离，也适用于较大量样品的精制（可达 500 mg）。特别适用于挥发性较小，或在较高温度下容易发生变化的化合物。

常用的薄层色谱有吸附色谱和分配色谱。最典型的是在玻璃板上均匀铺上一薄层吸附剂，制成薄层板，用毛细管将样品溶液点在起点处，把此薄层板置于盛有溶剂的容器中，当溶剂到达前沿后取出，晾干，喷以显色剂，测定色斑的位置，计算比移植 R_f。

1. 吸附剂

与柱色谱相似，薄层吸附色谱的吸附剂常用的是氧化铝和硅胶，硅胶分为"硅胶 H"——不含黏合剂，"硅胶 G"——煅石膏作黏合剂，"硅胶 HF254"——含荧光物质，可在波长 254 nm 紫外光下观察荧光，"硅胶 GF254"——含煅石膏和荧光剂。氧化铝也分为氧化铝 G、氧化铝 GF254 及氧化铝 HF254。其中最常用的是氧化铝 G 和硅胶 G。

薄层吸附色谱与柱色谱一样，化合物的吸附能力和它们的极性成正比，具有较大极性的化合物吸附较强，因而 R_f 值就小，利用化合物极性不同，就可将它们分开。

2. 薄层板的制备

将吸附剂调成糊状物，然后将其涂布在洗净、干燥后的玻璃板上，注意所铺的薄层应尽可能地均匀而且厚度（0.25～1 mm）要固定，玻璃板的大小为 150 mm × 30 mm 或 100 mm × 30 mm 左右，厚度约为 2.5 mm。薄层的涂布有如下几种方法。

1）平铺法

可用自制的涂片（图 2-36）。将洗净的几块玻璃板摆在涂布器中间，将浆料倒入涂布器的槽中，然后将涂布器自左向右推去，即可将浆料均匀铺于玻璃板上。

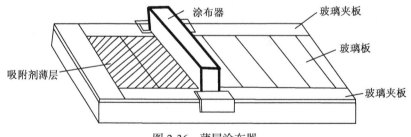

图 2-36　薄层涂布器

2）倾注法

将调好的浆料倒在玻璃板上，用手左右摇晃，使表面均匀光滑，然后把薄层板放于已校正水平面的平板上晾干。

制成的薄层板在室温中晾干后需放进烘箱内进一步加热活化。硅胶板于 105～110℃烘 30 min，氧化铝板于 150～160℃烘 4 h。

3. 点样和展开

在距薄层一端 8～10 mm 处，画一条线，作为起点线，用毛细管吸取样品溶液，垂直地轻轻接触到薄层的起点线上。如溶液太稀，一次点样不够，待样点干后，再点第二次、第三次，一般为 2～5 次，每次点样都应点在同一圆心上，点样斑点直径以扩散 1～2 mm 圆点为度。将点完样品的薄层板放进盛有展开剂的密闭色谱器中进行展开，点样的位置必须在展开剂液面之上。当展开剂上升到薄层的前沿或各组分已明显分开时，取出薄层板放平晾干。用铅笔或小针划下前沿的位置，然后显色，计算 R_f 值。

第3章 医用无机化学实验

Ⅰ 验证性实验

实验一 溶液的配制

【实验目的】

(1)学习掌握溶液配制所需玻璃仪器的洗涤、干燥及使用方法。

(2)学习掌握试剂的取用、百分之一电子天平和万分之一电子天平的使用等。

(3)学习掌握溶液配制的一般方法。

【器材和药品】

1. 器材

百分之一电子天平,万分之一电子天平,烧杯(50 mL,150 mL),量筒(20 mL,100 mL),容量瓶(100 mL 2 个,50 mL),吸量管(10 mL),胶头滴管,玻璃棒,毛刷。

2. 药品

NaCl(固),H_2SO_4(浓),$H_2C_2O_4 \cdot 2H_2O$(置称量瓶中),Fe^{3+}标准溶液($25\,\mu g \cdot mL^{-1}$),磺基水杨酸(10%),HAc-NaAc 缓冲溶液(pH = 5),去污粉,铬酸洗液。

1)玻璃仪器的洗涤

根据实验要求、污物性质和沾污的程度选用适宜的洗涤方法。具体洗涤方法参见 2.1。仪器干净与否的判断标准:倒置 30 s 内不挂水珠;切记要用蒸馏水淌洗。

2)溶液的配制

溶液配制主要分为一般溶液配制和准确浓度溶液配制两大类,其主要区别是对浓度准确度要求不同。在配制方法上,主要是所用仪器精密度不同(一般溶液配制可用百分之一电子天平称量、量筒量取溶剂;准确浓度溶液配制必须用万分之一电子天平称量、容量瓶等定容)。根据初始试剂性状不同,具体操作方法也略有不同(主要有固体溶解配制、浓溶液稀释配制、饱和溶液配制和易水解盐类溶液配制等)。

溶液配制一般步骤是:计算;称量;溶解(稀释);定容;装瓶。

【实验步骤】

1. 常用玻璃仪器的洗涤

(1)对照清单认领仪器,清点装置。

(2)按照玻璃仪器洗涤方法和步骤洗涤：玻璃棒、量筒、烧杯、吸量管、容量瓶等配制溶液所需的玻璃仪器。

2. 溶液的配制

(1)配制 100 mL 0.1 mol·L^{-1} NaCl 溶液。计算出所需 NaCl 固体的质量，按固体试剂取用规则，在百分之一电子天平上用烧杯称取 NaCl。用量筒量取 100 mL 蒸馏水，加入盛 NaCl 的烧杯，搅拌使 NaCl 完全溶解，即得到所需溶液。

(2)配制 100 mL 3 mol·L^{-1} H$_2$SO$_4$ 溶液。计算出所需浓 H$_2$SO$_4$ 的体积，按液体试剂取用规则，量取所需要的浓 H$_2$SO$_4$，搅拌下将浓 H$_2$SO$_4$ 沿烧杯壁慢慢倒入约 50 mL 水中，然后再加蒸馏水稀释至 100 mL，待冷至室温后倒入带有标签的试剂瓶内。

(3)配制 100 mL 准确浓度(0.1000 mol·L^{-1}左右)的 H$_2$C$_2$O$_4$ 溶液。计算出所需草酸晶体(H$_2$C$_2$O$_4$·2H$_2$O)质量，用万分之一电子天平称取草酸晶体于小烧杯中，加蒸馏水溶解后，完全转移至 100 mL 容量瓶中，加水至刻度，摇匀。

(4)配制 100 mL 准确浓度(0.01000 mol·L^{-1}左右)的 H$_2$C$_2$O$_4$ 溶液。用吸量管吸取步骤(3)中配制的 H$_2$C$_2$O$_4$ 溶液 10.00 mL，置于 100 mL 容量瓶中，加蒸馏水稀释至刻度，摇匀。

(5)配制 2.00 μg·mL^{-1} 的 Fe^{3+} 标准溶液。用吸量管吸取 Fe^{3+} 标准溶液(25 μg·mL^{-1}) 4.00 mL 注入 50 mL 容量瓶中，加入磺基水杨酸(10%)和 HAc-NaAc 缓冲溶液(pH=5)各 2 mL，加入蒸馏水稀释至刻度，摇匀后显色约 15 min。

【注意事项】

(1)已洗净的仪器不能用布或纸抹。

(2)不要未倒尽废液就注水。

(3)不要几个小仪器一起刷洗。

【思考题】

(1)应如何判断器皿是否清洁？

(2)配制 0.1000 mol·L^{-1} 某溶液时，应选用何种天平称取试剂？

(3)HCl 和 NaOH 溶液的浓度能否直接配制准确？为什么？

(4)铬酸洗液的去污原理是什么？如何使用？如何判断其是否失效？

【安全提示】

浓 H$_2$SO$_4$ 有强腐蚀性，取用时要小心。

实验二　硫酸铜的提纯

【实验目的】

(1) 了解用重结晶法提纯物质的原理。

(2) 学习加热、溶解、过滤、蒸发、结晶等基本操作。

【实验原理】

可溶性晶体物质中的杂质可用重结晶法除去。根据物质溶解度的不同，一般可先用溶解、过滤的方法，除去易溶于水的物质中所含难溶于水的杂质；然后再用重结晶法使与少量易溶于水的杂质分离。重结晶的原理是晶体物质的溶解度一般随温度的降低而减小，当热的饱和溶液冷却时，待提纯的物质首先以结晶析出，而少量杂质由于尚未达到饱和，仍留在溶液(母液)中。

粗硫酸铜晶体中的杂质通常以硫酸亚铁($FeSO_4$)、硫酸铁[$Fe_2(SO_4)_3$]最多。当蒸发浓缩硫酸铜溶液时，亚铁盐易被氧化为铁盐，而铁盐易水解生成 $Fe(OH)_3$ 沉淀，混杂于析出的硫酸铜结晶中，所以在蒸发过程中溶液应保持酸性。若亚铁盐或铁盐含量较多，可先用过氧化氢(H_2O_2)将 Fe^{2+} 氧化为 Fe^{3+}，再调节溶液为 pH 至 4 左右，使 Fe^{3+} 水解生成 $Fe(OH)_3$ 沉淀而除去。

$$2Fe^{2+} + H_2O_2 + 2H^+ = 2Fe^{3+} + 2H_2O$$

$$Fe^{3+} + 3H_2O = Fe(OH)_3 \downarrow + 3H^+$$

除去铁离子后的滤液用少量 H_2SO_4 酸化后，即可蒸发浓缩使硫酸铜结晶。微量可溶性杂质仍留在母液中，过滤时可与硫酸铜分离。

【器材和药品】

1. 器材

百分之一电子天平(公用)，研钵(公用)，硫酸铜回收瓶(公用)，烧杯(100 mL)，量筒(20 mL)，玻璃棒，铁架台，铁圈(2 个)，恒温加热板，水浴锅(可以用 500 mL 大烧杯或者 90 mm 结晶皿代替)，三角漏斗，滤纸，蒸发皿，布氏漏斗，抽滤瓶，点滴板，pH 试纸。

2. 药品

$CuSO_4 \cdot 5H_2O$(粗)，H_2O_2(3%)，NaOH(0.5 mol·L^{-1})，H_2SO_4(1 mol·L^{-1})。

【实验步骤】

1. 称量和溶解

用百分之一电子天平称取研细的粗硫酸铜晶体 5 g，放入已洗涤清洁的 100 mL 烧杯中。用量筒量取 20 mL 水，加入上述烧杯中。然后将烧杯置于恒温加热板上加热，并用玻璃棒搅拌。当硫酸铜完全溶解时,立即停止加热。

2. 沉淀

向溶液中加入 1 mL 3% H_2O_2 溶液,加热,逐滴加入 0.5 mol·L^{-1} NaOH 溶液直到 pH≈4;再加热片刻后静置,使红棕色 $Fe(OH)_3$ 沉降。

3. 过滤

将折好的滤纸放入漏斗中,用少量水湿润滤纸,使之紧贴漏斗内壁。将漏斗放在漏斗架上。趁热过滤硫酸铜溶液,滤液承接在清洁的蒸发皿中。用少量水淋洗烧杯及玻璃棒,洗涤水全部滤入蒸发皿中。按同样操作再洗涤一次。将过滤后的滤纸及不溶性杂质投入废物缸中。

4. 蒸发和结晶

在滤液中加入 2 滴 1 mol·L^{-1} H_2SO_4 使溶液酸化,然后在配有恒温加热板的水浴锅上加热、蒸发、浓缩(勿加热过猛以免液体溅失)至溶液表面刚出现薄层结晶时,立即停止加热;让蒸发皿自然冷却至室温使 $CuSO_4·5H_2O$ 晶体析出。

5. 减压过滤分离

将蒸发皿内 $CuSO_4·5H_2O$ 晶体全部移到配有滤纸的布氏漏斗,减压过滤;尽量滤干,并用干净的玻璃棒轻轻挤压布氏漏斗上的晶体,尽可能除去晶体间夹带的母液。停止减压过滤,取出晶体,将其置于两张滤纸之间,用手指在纸上轻压以吸干其中的母液。用百分之一电子天平称量。计算产率并回收产品。

【思考题】

(1)过滤操作中应注意哪些事项?

(2)用重结晶法提纯硫酸铜,在蒸发滤液时,为什么加热不可过猛?为什么不可将滤液蒸干?

(3)使 Fe^{3+} 沉淀时,pH 过高或过低对实验结果有什么影响?

【安全提示】

过氧化氢对皮肤有强腐蚀性,注意避免接触皮肤。

实验三　弱电解质的解离平衡和沉淀反应

【实验目的】

(1)验证弱电解质解离平衡及其移动。

(2)验证难溶电解质的多相离子平衡及溶度积规则。

(3)学习试管加热、离心分离、药品取用等基本操作。

【实验原理】

弱电解质溶液中加入含有相同离子的另一强电解质时，弱电解质的解离程度降低，这种效应称为同离子效应(common ion effect)。

离子的水解(hydrolysis)是中和反应的逆反应，水解后溶液的酸碱性取决于水解离子的性质，水解的程度除与水解离子的性质有关外，还与溶液的温度和浓度等条件有关。升高温度、稀释溶液都有利于水解。

在难溶电解质的饱和溶液中，未溶解的难溶电解质和溶液中相应的离子之间建立了多相离子平衡。例如，在 PbI_2 饱和溶液中，建立了如下平衡：

$$PbI_2 \rightleftharpoons Pb^{2+} + 2I^-$$

其平衡常数的表达式为 $K_{sp}^{\ominus} = [Pb^{2+}][I^-]^2$，称为溶度积(solubility product)。

根据溶度积规则(solubility product principle)可判断沉淀的生成和溶解，当将 $Pb(Ac)_2$ 和 KI 两种溶液混合时，如果：

$c_{r,Pb^{2+}} \cdot c_{r,I^-}^2 > K_{sp}^{\ominus}$，溶液过饱和，有沉淀析出；

$c_{r,Pb^{2+}} \cdot c_{r,I^-}^2 = K_{sp}^{\ominus}$，饱和溶液，达到动态平衡；

$c_{r,Pb^{2+}} \cdot c_{r,I^-}^2 < K_{sp}^{\ominus}$，溶液未饱和，无沉淀析出。

使一种难溶电解质转化为另一种难溶电解质，即把一种沉淀转化为另一种沉淀的过程称为沉淀的转化。对于同一种类型的沉淀，溶度积大的难溶电解质易转化为溶度积小的难溶电解质。对于不同类型的沉淀，能否进行转化，要进行具体计算。

【器材和药品】

1. 器材

试管，离心试管，离心机，恒温加热板，玻璃棒。

2. 药品

HAc$(0.1\ mol \cdot L^{-1})$，HCl$(2\ mol \cdot L^{-1})$，$NH_3 \cdot H_2O$$(0.1\ mol \cdot L^{-1}$、$2\ mol \cdot L^{-1})$，$NH_4Ac(s)$，$Fe(NO_3)_3 \cdot 9H_2O(s)$，$BiCl_3(0.1\ mol \cdot L^{-1})$，$MgSO_4(0.1\ mol \cdot L^{-1})$，$NH_4Cl$ $(1\ mol \cdot L^{-1})$，$ZnCl_2(0.1\ mol \cdot L^{-1})$，$Pb(Ac)_2(0.01\ mol \cdot L^{-1})$，$Na_2S(0.1\ mol \cdot L^{-1})$，KI$(0.02\ mol \cdot L^{-1})$，NaCl$(0.1\ mol \cdot L^{-1})$，$AgNO_3(0.1\ mol \cdot L^{-1})$，$K_2CrO_4(0.1\ mol \cdot L^{-1})$，酚酞，甲基橙。

【实验步骤】

1. 同离子效应

(1)在试管中加入 2 mL 0.1 mol $\cdot$ L^{-1} 氨水，再加入 1 滴酚酞溶液，观察溶液显什么颜

色? 再加入少量 NH_4Ac 固体,摇动试管使其溶解,观察溶液颜色有什么变化? 说明原因。

(2)在试管中加入 2 mL 0.1 mol·L^{-1} HAc,再加入 1 滴甲基橙,观察溶液显什么颜色? 再加入少量 NH_4Ac 固体,摇动试管使其溶解,观察溶液颜色有什么变化? 说明原因。

2. 离子的水解和影响水解的因素

1)酸度对水解平衡的影响

在试管中加入 2 滴 0.1 mol·L^{-1} $BiCl_3$ 溶液,加入 1 mL 水,观察沉淀的产生,向沉淀中滴加 2 mol·L^{-1} HCl 溶液,至沉淀刚好消失。

$$BiCl_3 + H_2O \rightleftharpoons BiOCl\downarrow + 2HCl$$

2)温度对水解平衡的影响

取绿豆大小的 $Fe(NO_3)_3 \cdot 9H_2O$ 晶体,用少量蒸馏水溶解后,将溶液分成两份,第一份留作比较,第二份置于恒温加热板上用小火加热煮沸。溶液发生什么变化? 说明加热对水解的影响。

3. 沉淀的生成和溶解

(1)在试管中加入 1 mL 0.1 mol·L^{-1} $MgSO_4$ 溶液,加入 2 mol·L^{-1} 氨水数滴。此时生成的沉淀是什么? 再向此溶液中加入 1 mol·L^{-1} NH_4Cl 溶液,观察沉淀是否溶解。解释观察到的现象,写出相关反应式。

(2)取 2 滴 0.1 mol·L^{-1} $ZnCl_2$ 溶液加入试管中,加入 2 滴 0.1 mol·L^{-1} Na_2S 溶液,观察沉淀的生成和颜色,再在试管中加入数滴 2 mol·L^{-1} HCl,观察沉淀是否溶解。写出相关反应式。

4. 沉淀的转化

取 10 滴 0.01 mol·L^{-1} $Pb(Ac)_2$ 溶液加入试管中,加入 2 滴 0.02 mol·L^{-1} KI 溶液,振荡,观察沉淀的颜色,再在其中加入 0.1 mol·L^{-1} Na_2S 溶液,边加边振荡,直到黄色消失,黑色沉淀生成为止,解释观察到的现象,写出相关反应式。

5. 分步沉淀

向离心试管中加入 6 滴 0.1 mol·L^{-1} NaCl 溶液和 2 滴 0.1 mol·L^{-1} K_2CrO_4 溶液,稀释至 2 mL,摇匀后逐滴加入 6~8 滴 0.1 mol·L^{-1} $AgNO_3$ 溶液(边加边摇)。离心沉降后,观察生成的沉淀的颜色(注意沉淀和溶液颜色的区别)。再向上清液中滴加数滴 0.1 mol·L^{-1} $AgNO_3$ 溶液,会出现什么颜色的沉淀? 根据实验现象判断哪一种难溶物先沉淀。与根据溶度积计算得出的结论一致吗?

【思考题】

(1)如何抑制或促进水解? 举例说明。

(2)是否一定要在碱性条件下,才能生成氢氧化物沉淀? 不同浓度的金属离子溶液,开始生成氢氧化物沉淀时，溶液的 pH 是否相同?

【安全提示】

加热试管中溶液时，试管口严禁对人。

实验四　配位化合物的生成和性质

【实验目的】

(1) 了解配合物的生成和组成。

(2) 熟悉配离子和简单离子的区别。

(3) 熟悉配位平衡及其移动规律。

【实验原理】

配位化合物一般是由中心离子、配位体和外界所构成，中心离子和配位体组成配位离子(内界)，内界和外界之间通常以离子键结合，在水溶液中几乎完全解离，而中心离子和配位体之间以配位键结合，在水溶液中只能少量解离。配离子与中心离子、配位体之间存在相应的配位平衡，如

$$[Cu(NH_3)_4]SO_4 \Longrightarrow [Cu(NH_3)_4]^{2+} + SO_4^{2-} \quad （完全解离）$$

$$[Cu(NH_3)_4]^{2+} \rightleftharpoons Cu^{2+} + 4NH_3 \quad （部分解离）$$

配位化合物中的内界和外界可以用实验来确定。

配离子的解离平衡也是一种动态平衡，条件改变时平衡会发生移动，移动方向符合化学平衡移动的基本原理——勒夏特列(Le Chatelier)原理。

螯合物是中心离子与多齿配体形成的具有环状结构的配合物，稳定性高，常用于中心离子的鉴定。

【器材和药品】

1. 器材

试管，酒精灯，pH 试纸。

2. 药品

$HgCl_2(0.1\ mol \cdot L^{-1})$，$KI(0.1\ mol \cdot L^{-1})$，$CuSO_4(0.1\ mol \cdot L^{-1})$，$BaCl_2(0.1\ mol \cdot L^{-1})$，$NaOH(2\ mol \cdot L^{-1})$，$NH_3 \cdot H_2O(2\ mol \cdot L^{-1}、6\ mol \cdot L^{-1})$，$NH_4Fe(SO_4)_2(0.1\ mol \cdot L^{-1})$，$KSCN(0.1\ mol \cdot L^{-1}，固体)$，$FeCl_3(0.1\ mol \cdot L^{-1})$，$K_3[Fe(CN)_6](0.1\ mol \cdot L^{-1})$，$CoCl_2$ $(0.1\ mol \cdot L^{-1})$，戊醇，$AgNO_3(0.1\ mol \cdot L^{-1})$，$NaCl(0.1\ mol \cdot L^{-1})$，$KBr(0.1\ mol \cdot L^{-1})$，$NaF(0.1\ mol \cdot L^{-1})$，$Na_2S_2O_3(0.1\ mol \cdot L^{-1})$，$NiCl_2(0.1\ mol \cdot L^{-1})$，丁二肟(1%)，$FeSO_4$

(0.1 mol · L^{-1})，邻菲咯啉(0.25%)，碘水，CCl$_4$。

【实验步骤】

1. 配位化合物的生成和组成

(1)在试管中加入 0.1 mol · L^{-1} HgCl$_2$ 溶液 2 滴，边振摇边逐滴加入 0.1 mol · L^{-1} KI，观察现象。写出反应方程式。

(2)在两支试管中各加入 10 滴 0.1 mol · L^{-1} CuSO$_4$ 溶液，然后分别加入 2 滴 0.1 mol · L^{-1} BaCl$_2$ 溶液和 2 滴 2 mol · L^{-1} NaOH 溶液，观察生成的沉淀。

另取一支试管加入 10 滴 0.1 mol · L^{-1} CuSO$_4$ 溶液，逐滴加入 2 mol · L^{-1} NH$_3$ · H$_2$O，观察浅蓝色 Cu$_2$(OH)$_2$SO$_4$ 沉淀的生成。继续加入 6 mol · L^{-1} NH$_3$ · H$_2$O，观察沉淀溶解并生成深蓝色溶液。将深蓝色溶液盛于两支试管中，分别加入 2 滴 0.1 mol · L^{-1} BaCl$_2$ 溶液和 2 滴 2 mol · L^{-1} NaOH 溶液，观察是否有沉淀产生。

根据上面实验的结果，说明 CuSO$_4$ 和 NH$_3$ 所形成的配位化合物的组成。

2. 配位化合物与复盐的区别

在两支试管中各加入 0.5 mL 0.1 mol · L^{-1} NH$_4$Fe(SO$_4$)$_2$ 溶液，分别滴加 0.1 mol · L^{-1} BaCl$_2$ 溶液和 0.1 mol · L^{-1} KSCN 溶液，观察现象。

在另一试管中加入 1 mL 0.1 mol · L^{-1} NH$_4$Fe(SO$_4$)$_2$ 溶液和 1 mL 2 mol · L^{-1} NaOH 溶液，在试管口盖一条润湿的 pH 试纸，加热试管，观察 pH 试纸的颜色变化。与步骤 1 的实验结果作比较，说明配位化合物与复盐的区别。

3. 简单离子与配离子的区别

(1)在一支试管中加入 0.5 mL 0.1 mol · L^{-1} FeCl$_3$ 溶液，逐滴加入 2 mol · L^{-1} NaOH 溶液，观察现象。

以 0.1 mol · L^{-1} K$_3$[Fe(CN)$_6$]溶液代替 FeCl$_3$ 溶液进行上述实验，观察现象。

(2)在试管中加入 2 滴碘水，再加入 0.5 mL 0.1 mol · L^{-1} 的 FeSO$_4$ 溶液，摇匀后加入 0.5 mL CCl$_4$，充分振荡，观察 CCl$_4$ 层颜色。

以 0.1 mol · L^{-1} K$_4$[Fe(CN)$_6$]溶液代替 FeSO$_4$ 溶液进行上述实验，观察现象。

4. 配位平衡的移动

(1)向一支试管中加入 5 滴 0.1 mol · L^{-1} CoCl$_2$ 溶液和 5 滴 0.1 mol · L^{-1} KSCN 溶液，观察现象；再加入少量固体 KSCN，振荡，观察蓝紫色配合物的形成；将溶液加水稀释，又有何现象？最后向试管中加入 5～6 滴戊醇，振荡，观察戊醇层的颜色。

(2)向一支试管中加入 5 滴 0.1 mol · L^{-1} AgNO$_3$ 溶液，然后按下列次序进行实验，并写出每一步骤反应的化学方程式。

① 加入 1～2 滴 0.1 mol · L^{-1} NaCl 溶液至生成白色沉淀；

② 滴加 2 mol · L^{-1} NH$_3$ · H$_2$O 溶液，边滴边振荡至沉淀刚溶解；

③ 滴加 $0.1\ mol \cdot L^{-1}$ KBr 溶液至生成浅黄色沉淀;

④ 滴加 $0.1\ mol \cdot L^{-1}$ $Na_2S_2O_3$ 溶液,边滴边振荡至沉淀刚溶解;

⑤ 滴加 $0.1\ mol \cdot L^{-1}$ KI 溶液至生成黄色沉淀。

(3)在一支试管中滴入 2 滴 $0.1\ mol \cdot L^{-1}$ $FeCl_3$ 溶液,加水稀释至几乎无色,加入 1~2 滴 $0.1\ mol \cdot L^{-1}$ KSCN 溶液,观察现象;再逐滴加入 $0.1\ mol \cdot L^{-1}$ NaF 溶液,观察现象并解释。

5. 螯合物的形成

(1)向试管中加入 2 滴 $0.1\ mol \cdot L^{-1}$ $NiCl_2$ 溶液、约 1 mL 水,再加入 1~2 滴 $2\ mol \cdot L^{-1}$ $NH_3 \cdot H_2O$ 溶液使溶液呈碱性,最后加入 2~3 滴 1%丁二肟溶液,观察现象。

(2)向试管中加入 2 滴 $0.1\ mol \cdot L^{-1}$ $FeSO_4$ 溶液、约 1 mL 水,再加入 2~3 滴 0.25%邻菲咯啉溶液,观察现象。

【思考题】

(1)影响配位平衡的主要因素是什么?

(2)利用 NH_4SCN 或 KSCN 鉴定含少量 Fe^{3+} 杂质的 Co^{2+} 以前,为什么必须先加入 NH_4F 或 NaF?

(3)Fe^{3+} 可以将 I^- 氧化为 I_2,而自身被还原成 Fe^{2+},但配离子 $[Fe(CN)_6]^{4-}$ 又可以将 I_2 还原成 I^-,而自身被氧化成 $[Fe(CN)_6]^{3-}$,如何解释此现象?

【安全提示】

$HgCl_2$ 有强毒性,取用时需谨慎。

实验五　缓冲溶液的配制和性质

【实验目的】

(1)掌握缓冲溶液的配制方法,加深对其性质的理解。

(2)了解 pH 计测定溶液 pH 的原理,学会使用 pH 计。

【实验原理】

缓冲溶液是由弱酸及其盐或弱碱及其盐组成。对于由弱酸及其盐组成的缓冲体系,其 pH 可表示为: $pH = pK_a^\ominus + lg\dfrac{[盐]}{[酸]}$。因此,缓冲溶液的 pH 除主要取决于 $pK_a^\ominus$ 外,还随盐和酸的浓度比而变。只要按不同的浓度比配制溶液,就可得到不同 pH 的缓冲溶液。

缓冲溶液中具有抗酸及抗碱成分,所以加入少量酸或碱其 pH 变化不大。当稀释缓冲溶液时,酸和盐的浓度比不变,故适当稀释对 pH 影响不大。缓冲容量(buffer capacity)是衡量缓冲能力大小的尺度。它的大小与缓冲剂浓度、缓冲组分比有关。缓冲剂浓度越大,缓冲容量越大；缓冲组分比值为 1：1 时，缓冲容量最大。

pH 计测定溶液的 pH 是一种比较精确而又快速的方法（电势法）。pH 计的指示电极（常用玻璃电极）和参比电极（常用甘汞电极）与待测溶液组成一原电池：

玻璃电极｜待测溶液（pH$_x$）｜甘汞电极

甘汞电极的电极电势稳定不变，而玻璃电极的电极电势与待测液的 pH 有关，因此通过测定电池的电动势便可求得待测液的 pH。

$$E_x = \varphi_{甘} - \varphi_{玻} = \varphi_{甘} - (\varphi_{玻}^{\ominus} - 0.05916\, pH_x) \tag{3-1}$$

因 $\varphi_{玻}^{\ominus}$ 不确定，故先用已知 pH 的标准溶液代替待测液测定电池电动势以求算 $\varphi_{玻}^{\ominus}$，称为定位或校正。

$$E_s = \varphi_{甘} - (\varphi_{玻}^{\ominus} - 0.05916\, pH_s) \tag{3-2}$$

式（3-1）与式（3-2）相减，得

$$E_x - E_s = 0.05916(pH_x - pH_s)$$

$$pH_x = \frac{E_x - E_s}{0.05916} + pH_s$$

0.05916 由 $2.303\dfrac{RT}{F}$ 换算所得，该数值随温度而变。在 pH 计上可通过温度补偿器加以校准。pH 计可直接测定电动势或 pH，当 pH 计置于 "pH" 挡时，测得的读数即为待测溶液 pH。

【器材和药品】

1. 器材

pH 计，量杯（20 mL），量筒（10 mL），烧杯（50 mL，6 个；500 mL，1 个），滤纸条。

2. 药品

HAc（0.1 mol·L^{-1}、0.05 mol·L^{-1}），NaAc（0.1 mol·L^{-1}、0.05 mol·L^{-1}），NH$_3$·H$_2$O（0.1 mol·L^{-1}），NH$_4$Cl（0.1 mol·L^{-1}），NaOH（pH=10），NaOH（0.1 mol·L^{-1}），HCl（0.1 mol·L^{-1}），HCl（pH=5），邻苯二甲酸氢钾（0.05 mol·L^{-1}，pH=4.01），硼酸（0.01 mol·L^{-1}，pH=9.18）。

【实验步骤】

1. 配制缓冲溶液

通过计算，把配制下列缓冲溶液所需各组分的体积填入表 3-1（总体积为 30 mL）。

表 3-1　缓冲溶液的配制及其 pH 测定

缓冲溶液	pH（预设）	各组分的体积/mL		pH（实测）
甲	5.05	0.1 mol·L^{-1} HAc		
		0.1 mol·L^{-1} NaAc		

缓冲溶液	pH(预设)	各组分的体积/mL		pH(实测)
乙	5.05	0.05 mol·L⁻¹ HAc		
		0.05 mol·L⁻¹ NaAc		
丙	9.25	0.1 mol·L⁻¹ NH₃·H₂O		
		0.1 mol·L⁻¹ NH₄Cl		
丁	8.55	0.1 mol·L⁻¹ NH₃·H₂O		
		0.1 mol·L⁻¹ NH₄Cl		
HCl 溶液	5			
NaOH 溶液	10			

按表 3-1 中用量分别配制四种缓冲溶液，然后用 pH 计(参见附录 1.2)测定它们的 pH，记录并与计算值比较(为了后面的实验考察缓冲溶液的性质，同时测出 pH = 5 的 HCl 溶液和 pH = 10 的 NaOH 溶液的 pH)。

2. 缓冲溶液的性质

(1)取两个量杯，分别加 10.0 mL 甲缓冲溶液和 pH = 5 的 HCl 溶液，然后在两个量杯中各加入 10 滴 0.1 mol·L⁻¹ HCl 溶液，用玻璃棒搅拌均匀，用 pH 计测定 pH。用同样的方法，试验 10 滴 0.1 mol·L⁻¹ NaOH 溶液对两溶液 pH 的影响，记录实验结果于表 3-2。

表 3-2　缓冲溶液抵抗外来酸、碱的作用(1)

试管	溶液	酸、碱加入量	pH	ΔpH
1	甲缓冲溶液	10 滴 HCl 溶液		
2	pH = 5 的 HCl 溶液	10 滴 HCl 溶液		
3	甲缓冲溶液	10 滴 NaOH 溶液		
4	pH = 5 的 HCl 溶液	10 滴 NaOH 溶液		

(2)用丁缓冲溶液和 pH = 10 的 NaOH 溶液重复上述实验，记录实验结果于表 3-3。

表 3-3　缓冲溶液抵抗外来酸、碱的作用(2)

试管	溶液	酸、碱加入量	pH	ΔpH
1	丁缓冲溶液	10 滴 NaOH 溶液		
2	pH = 10 的 NaOH 溶液	10 滴 NaOH 溶液		
3	丁缓冲溶液	10 滴 HCl 溶液		
4	pH = 10 的 NaOH 溶液	10 滴 HCl 溶液		

(3)分别取 10 mL 乙缓冲溶液、丙缓冲溶液、pH = 5 的 HCl 溶液、pH = 10 的 NaOH

溶液置于量杯中，各加入 10 mL 水，玻璃棒搅拌均匀后，用 pH 计测定它们的 pH，记录实验结果于表 3-4。

表 3-4 缓冲溶液抵抗稀释的作用

试管	溶液	稀释后 pH	ΔpH
1	乙缓冲溶液		
2	丙缓冲溶液		
3	pH = 5 的 HCl 溶液		
4	pH = 10 的 NaOH 溶液		

3. 影响缓冲溶液缓冲能力的因素

在剩余的甲、乙、丙、丁四种缓冲溶液中，加入 5 mL 0.1 mol·L^{-1} NaOH，用 pH 计测 pH。记录实验结果于表 3-5。

表 3-5 影响缓冲溶液缓冲能力的因素

溶液	缓冲剂浓度	加 NaOH 后 pH	ΔpH
甲缓冲溶液	0.1 mol·L^{-1}		
乙缓冲溶液	0.05 mol·L^{-1}		
	缓冲比		
丙缓冲溶液			
丁缓冲溶液			

【思考题】

(1) 缓冲溶液为什么具有缓冲能力？它的 pH 由哪些因素决定？

(2) 现有 H_3PO_4、HAc、$H_2C_2O_4$、H_2CO_3、HF 等几种酸及其盐（包括酸式盐），欲配制 pH 为 2、10、12 的缓冲溶液，各选用哪种作为缓冲剂比较好？

扫一扫 酸度计的使用

实验六 氯化钠的提纯

【实验目的】

(1) 掌握提纯 NaCl 的原理和方法。

(2) 练习溶解、沉淀、常压过滤、减压过滤、蒸发浓缩、结晶和烘干等基本操作。

(3) 了解 Ca^{2+}、Mg^{2+}、SO_4^{2-} 等离子的定性鉴定。

(4)学习在分离提纯物质过程中，定性检验某种物质是否已除去的方法。

【实验原理】

化学试剂或医药用的 NaCl 都是以粗食盐为原料提纯的，粗食盐中含有 Ca^{2+}、Mg^{2+}、K^+ 和 SO_4^{2-} 等可溶性杂质和泥沙等不溶性杂质。选择适当的沉淀剂，如 $BaCl_2$、$Ca(OH)_2$、Na_2CO_3 等可使 Ca^{2+}、Mg^{2+}、SO_4^{2-} 等离子生成难溶盐沉淀而除去，一般先在食盐溶液中加 $BaCl_2$ 溶液，除去 SO_4^{2-}：

$$Ba^{2+} + SO_4^{2-} = BaSO_4 \downarrow$$

然后在溶液中加 Na_2CO_3 溶液，除去 Ca^{2+}、Mg^{2+} 和过量的 Ba^{2+}：

$$Ca^{2+} + CO_3^{2-} = CaCO_3 \downarrow$$

$$Ba^{2+} + CO_3^{2-} = BaCO_3 \downarrow$$

$$2Mg^{2+} + 2OH^- + CO_3^{2-} = Mg_2(OH)_2CO_3 \downarrow$$

过量的 Na_2CO_3 溶液用 HCl 中和，粗食盐中的 K^+ 仍留在溶液中。由于 KCl 溶解度比 NaCl 大，而且在粗食盐中含量少，所以在蒸发浓缩食盐溶液时，NaCl 先结晶出来，而 KCl 仍留在溶液中。

【器材和药品】

1. 器材

电磁加热搅拌器(也可以用其他加热仪器如恒温电热板代替)，水浴锅(可以用500 mL 大烧杯或者 90 mm 结晶皿代替)，恒温加热板，循环水真空泵，抽滤瓶，布氏漏斗，普通漏斗，烧杯，蒸发皿，百分之一电子天平，试管，滤纸，pH 试纸滴管。

2. 药品

NaCl(粗)，H_2SO_4 (3 mol · L^{-1})，Na_2CO_3 (饱和溶液)，HCl (6 mol · L^{-1})，$(NH_4)_2C_2O_4$ (饱和溶液)，$BaCl_2$ (1 mol · L^{-1}、0.2 mol · L^{-1})，NaOH (6 mol · L^{-1})，HAc (2 mol · L^{-1})，镁试剂(对硝基偶氮间苯二酚)，乙醇水溶液(体积比 2∶1)。

【实验步骤】

1. NaCl 的提纯

1)粗盐溶解

称取 15 g 粗食盐于 100 mL 烧杯中，加入 50 mL 水，加热搅拌使其溶解。

2)除 SO_4^{2-}

加热溶液至近沸，边搅拌边滴加 1 mol · L^{-1} $BaCl_2$ 溶液 3~4 mL，继续加热 5 min，使沉淀颗粒长大易于沉降。

3)检查 SO_4^{2-} 是否除尽

停止加热，待沉降后取少量上清液加几滴 6 mol · L^{-1} HCl，再加几滴 1 mol · L^{-1} BaCl$_2$ 溶液，如有浑浊，表示 SO_4^{2-} 尚未除尽，需再加 BaCl$_2$ 溶液直至完全除尽 SO_4^{2-}。

4)除 Ca^{2+}、Mg^{2+} 和过量的 Ba^{2+}

将上面溶液加热至沸，边搅拌边滴加饱和 Na$_2$CO$_3$ 溶液，至滴入 Na$_2$CO$_3$ 溶液不生成沉淀为止，再多加 0.5 mL Na$_2$CO$_3$ 溶液，静置。

5)检查 Ba^{2+} 是否除尽

用滴管取上清液放在试管中，再加几滴 3 mol · L^{-1} H$_2$SO$_4$，如有浑浊现象，则表示 Ba^{2+} 未除尽，继续加 Na$_2$CO$_3$ 溶液，直至除尽为止。常压过滤，弃去沉淀。

6)用 HCl 调整酸度除去 CO_3^{2-}

向溶液中滴加 6 mol · L^{-1} HCl，加热搅拌，中和到溶液呈微酸性(pH = 3～4)。

7)浓缩与结晶

在蒸发皿中把溶液浓缩至原体积的 1/3，冷却结晶，减压过滤，用少量乙醇水溶液洗涤晶体，继续减压至布氏漏斗下端无水滴。

然后转移到蒸发皿中小火烘干(除去何物？)，冷却产品待检验，并计算产率。

2. 产品纯度的检验

取粗食盐和提纯后的产品 NaCl 各 0.5 g，分别溶于约 5 mL 蒸馏水中，然后用下列方法对离子进行定性检验并比较二者的纯度。

1)SO_4^{2-} 的检验

在两支试管中分别加入上述粗、纯 NaCl 溶液约 1 mL，分别加入 2 滴 6 mol · L^{-1} HCl 和 3～4 滴 0.2 mol · L^{-1} BaCl$_2$ 溶液，观察其现象。

2)Ca^{2+} 的检验

在两支试管中分别加入粗、纯 NaCl 溶液约 1 mL，各加入 2 mol · L^{-1} HAc 使溶液呈酸性，再分别加入 3～4 滴饱和草酸铵溶液，观察现象。

3)Mg^{2+} 的检验

在两支试管中分别加入粗、纯 NaCl 溶液约 1 mL，先各加入 4～5 滴 6 mol · L^{-1} NaOH，摇匀，再分别加 3～4 滴镁试剂溶液，溶液有蓝色絮状沉淀时，表示有 Mg^{2+} 存在。反之，若溶液仍为紫色，表示无 Mg^{2+} 存在。

4)产品纯度检验记录(表 3-6)

表 3-6 实验现象记录与结论

检测项目	检测方法	检测现象	
		粗盐	精盐
SO_4^{2-}	3～4 滴 0.2 mol · L^{-1} BaCl$_2$ 溶液		
Ca^{2+}	3～4 滴饱和草酸铵溶液		
Mg^{2+}	4～5 滴 6 mol · L^{-1} NaOH 溶液		
结论	\		

【思考题】

(1) 在除去 Ca^{2+}、Mg^{2+}、SO_4^{2-} 时为何先加 $BaCl_2$ 溶液，然后再加 Na_2CO_3 溶液？

(2) 能否用 $CaCl_2$ 代替毒性大的 $BaCl_2$ 来除去食盐中的 SO_4^{2-}？

(3) 在除 Ca^{2+}、Mg^{2+}、SO_4^{2-} 等杂质离子时，能否用其他可溶性碳酸盐代替 Na_2CO_3？

(4) 在提纯粗食盐过程中，K^+ 将在哪一步操作中除去？

(5) 加 HCl 除去 CO_3^{2-} 时，为什么要把溶液的 pH 调至 3～4？调至恰好为中性如何？

（提示：从溶液中 H_2CO_3、HCO_3^- 和 CO_3^{2-} 浓度的比值与 pH 的关系考虑）

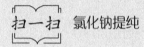 扫一扫　氯化钠提纯

Ⅱ　综合性实验

实验七　硫酸亚铁铵的制备

【实验目的】

(1) 了解复盐的制备方法。

(2) 练习水浴加热和减压过滤等操作。

(3) 了解目视比色法。

【实验原理】

硫酸亚铁铵俗称莫尔盐，简称 FAS，是一种浅蓝绿色的复盐。它在空气中比一般亚铁盐稳定，不易被氧化，易溶于水，不溶于乙醇，在 100～110℃时分解，而且容易得到较纯净的晶体。因此，其应用比较广泛，在化学上用作还原剂，工业上常用作废水处理的混凝剂，在农业上既可用作农药又是肥料，在定量分析中常用来配制亚铁盐标准溶液。

混合溶液中三种物质在水中的溶解度（以 100 g 水中溶解的盐的克数计）见表 3-7。

表 3-7　几种物质的溶解度[g · (100 g H_2O)$^{-1}$]

温度 t/℃	0	10	20	30	40	50	60
$FeSO_4 \cdot 6H_2O$	15.6	20.5	26.5	32.9	40.2	48.6	—
$(NH_4)_2SO_4$	70.6	73.0	75.4	78.0	81.6	—	88.0
$FeSO_4 \cdot (NH_4)_2SO_4 \cdot 6H_2O$	12.5	17.2	21.6	28.1	33.0	40.0	—

铁屑易溶于稀硫酸，生成硫酸亚铁：

$$Fe + H_2SO_4 = FeSO_4 + H_2 \uparrow$$

硫酸亚铁与硫酸铵在水溶液中混合，由于硫酸亚铁铵[$FeSO_4 \cdot (NH_4)_2SO_4 \cdot 6H_2O$]比硫酸亚铁($FeSO_4$)和硫酸铵[$(NH_4)_2SO_4$]的溶解度都小，若将混合溶液蒸发浓缩，浅蓝绿色的硫酸亚铁铵将首先结晶析出。

$$FeSO_4 + (NH_4)_2SO_4 + 6H_2O = FeSO_4 \cdot (NH_4)_2SO_4 \cdot 6H_2O$$

用目视比色法可以估计产品中所含杂质 Fe^{3+} 的量，从而可以确定产品的等级。

【器材和药品】

1. 器材

抽滤瓶，布氏漏斗，循环水真空泵，锥形瓶(250 mL)，蒸发皿，量筒(50 mL)，百分之一电子天平，恒温加热板，水浴锅(可以用 500 mL 大烧杯或者 90 mm 结晶皿代替)，吸量管，比色管，吸水纸，滤纸。

2. 药品

铁屑，$(NH_4)_2SO_4$(固)，H_2SO_4(3 mol · L^{-1})，HCl(3 mol · L^{-1})，Na_2CO_3(10%)，Fe^{3+}标准溶液，KSCN(饱和溶液)。

【实验步骤】

1. 铁屑的净化

称取 3 g 铁屑，放在锥形瓶中，加入 20 mL 10% Na_2CO_3 溶液，在水浴上加热 10 min，倾析法除去碱液，用水把铁屑上的碱液冲洗干净，以防止在加入 H_2SO_4 后产生 Na_2SO_4 晶体混入 $FeSO_4$ 中。

2. 硫酸亚铁的制备

向盛铁屑的锥形瓶中加入 20 mL 3 mol · L^{-1} H_2SO_4[1]，室温反应 15 min 后，在水浴上加热 15 min，使铁屑与硫酸充分反应。在反应过程中，向锥形瓶内补充加入适量的水和 H_2SO_4 溶液[2](始终保持反应溶液的 pH 在 2 以下)，以补充被蒸发的水分。趁热减压过滤[3]，保留滤液。

3. 硫酸亚铁铵的制备

称取固体硫酸铵 7.1 g，溶于装有 10 mL 微热蒸馏水的蒸发皿中。将上述热的滤液倒入其中混合。然后将其在水蒸气浴上加热蒸发浓缩至表面出现晶体膜为止。放置让其慢慢冷却，观察硫酸亚铁铵晶体的析出。用减压过滤法除去母液，将晶体放在吸水纸上吸干，观察晶体的颜色和形状，最后称量，计算产率。

4. 产品的检验

1)微量铁(Ⅲ)的分析

称取 1.0 g 样品置于 25 mL 比色管中，加入 15 mL 不含氧的蒸馏水溶解，再加入

2 mL 3 mol·L^{-1} HCl 溶液和 1 mL 饱和 KSCN 溶液,继续加不含氧蒸馏水至 25 mL 刻度线,摇匀,与 Fe^{3+} 标准比色溶液进行目视比色,确定产品等级。

2)Fe^{3+} 标准比色溶液的配制

在 3 支比色管中分别加入含有下列质量的 Fe^{3+} 标准溶液(实验室配制):含 Fe^{3+} 0.05 mg (符合 I 级试剂);含 Fe^{3+} 0.10 mg(符合 II 级试剂);含 Fe^{3+} 0.20 mg(符合 III 级试剂)。然后用与处理样品同样的方法配成 25.00 mL。

【附注】

[1] 铁屑应全部浸没在 H$_2$SO$_4$ 溶液中,不要剧烈摇动锥形瓶,以防止铁暴露在空气中氧化。

[2] 补充水是为了防止生成的 FeSO$_4$ 结晶析出,但不能加水过多,否则影响后续蒸发浓缩步骤;保持 pH 在 2 以下是为了防止发生水解,但 pH 太低,Fe^{2+} 又容易被氧化成 Fe^{3+}。

[3] 为防透滤可同时用两层滤纸,并将滤液迅速倒入事先溶解好的 (NH$_4$)$_2$SO$_4$ 溶液中,以防 FeSO$_4$ 被氧化。

【思考题】

(1)欲提高 FeSO$_4$·(NH$_4$)$_2$SO$_4$·6H$_2$O 的纯度,可以采取哪些办法?

(2)为了防止 Fe^{2+} 氧化为 Fe^{3+} 以保证产品的质量,应注意哪些条件的控制?

(3)计算硫酸亚铁铵的理论产量,应该以 Fe 的用量为准,还是以 (NH$_4$)$_2$SO$_4$ 的用量为准?

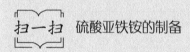 扫一扫 硫酸亚铁铵的制备

实验八 医用硫酸钡的制备

【实验目的】

(1)了解医用硫酸钡的制备方法。

(2)学习 Ba^{2+} 的鉴定方法。

(3)了解晶形沉淀的性质及沉淀的条件。

【实验原理】

以工业 Na$_2$SO$_4$(元明粉)和工业 BaCl$_2$ 为原料制备难溶盐 BaSO$_4$,其反应式为

$$BaCl_2 + Na_2SO_4 = BaSO_4\downarrow + 2NaCl$$

为了获得纯净而易于分离和洗涤的晶形沉淀,需要控制一定的沉淀条件。一般对沉淀有如

下要求:

(1)被测组分要沉淀完全。

(2)沉淀要纯净。要防止因为"共沉淀"而影响沉淀纯度。共沉淀就是当一种难溶化合物沉淀时,某些可溶性杂质同时沉淀下来的现象。

(3)要求沉淀颗粒大,易于过滤和洗涤。

为达到以上要求,须考虑以下几方面的沉淀条件:

(1)选择适当并且过量的沉淀剂来促进沉淀完全。

(2)降低易被吸附的杂质浓度,采用适当的方法洗涤沉淀。

(3)在稀溶液中进行沉淀,慢慢加入沉淀剂,此外加沉淀剂时要不断搅拌,避免局部浓度变大。

(4)增加沉淀的溶解性。在多数情况下,加热能使沉淀的溶解度升高。有时也可加入某些试剂增加溶解度,如 $BaSO_4$ 加入适量 HCl(形成 HSO_4^-)而增加溶解度。

(5)陈化。陈化就是将沉淀和溶液一起放置一段时间,使细小晶体溶解,而粗大晶体长大的过程。

(6)反应应在温度 90℃以上进行,如果反应温度低于 90℃,产品沉淀颗粒小,不易洗涤。

可溶性钡盐是有毒的,产品中的微量可溶性钡盐,可用 SO_4^{2-} 进行鉴定。

【器材和药品】

1. 器材

百分子—电子天平,烧杯(150 mL,2 个;500 mL,1 个),锥形瓶(250 mL,2 个),量筒(100 mL、5 mL),玻璃棒,胶头滴管,电磁加热搅拌器(也可以用其他加热仪器如恒温电热板代替),水浴锅(可以用 500 mL 大烧杯或者 90 mm 结晶皿代替),恒温电热板,慢速滤纸,漏斗,布氏漏斗,抽滤瓶,循环水真空泵。

2. 药品

$BaCl_2 \cdot 2H_2O$(工业),Na_2SO_4(元明粉,含量 96%,工业用),活性炭,HCl(1 mol · L^{-1}),H_2SO_4(1 mol · L^{-1})。

【实验步骤】

1. $BaSO_4$ 的制备

5% $BaSO_4$ 溶液的配制:称取 3.3 g Na_2SO_4(元明粉)于 250 mL 锥形瓶中,加入 58 mL 蒸馏水,加热搅拌溶解澄清后加少量活性炭(0.01 g,元明粉质量的 3/1000),继续加热(温度大于 90℃)2~3 min,趁热减压过滤(双层滤纸)得透明无色 Na_2SO_4 溶液,接着加入 5 mL 1 mol · L^{-1} HCl 后混合均匀待用。

5% $BaCl_2$ 溶液的配制:称取 5.0 g $BaCl_2 \cdot 2H_2O$,加入 83 mL 蒸馏水,加热搅拌溶解后加少量活性炭(0.02 g,活性炭用量不得小于氯化钡质量的 1/1000),加热(温度大于

90℃)2～3 min 后趁热减压过滤(双层滤纸)，加入 5 mL 1 mol·L^{-1} HCl。

将含有硫酸钠溶液的烧杯置于约 90℃的水浴中，在不断搅拌下，将 BaCl$_2$ 热溶液滴入 Na$_2$SO$_4$ 热溶液中，加完后继续加热反应 10 min(反应温度大于 90℃)后，于 90℃左右热水浴中陈化 20 min 左右，减压过滤(双层滤纸)，用热水洗涤至没有 SO$_4^{2-}$ 为止。沉淀用滤纸吸干，称量，计算产率。

2. BaSO$_4$ 中可溶性钡盐的检验

取样品 1 g，加 10 mL 1 mol·L^{-1} HCl，煮数分钟，用稀 HCl 洗过的中、慢速滤纸过滤，在滤液中加 5 滴 1 mol·L^{-1} H$_2$SO$_4$ 静置 30 min，溶液不得发生浑浊。

【思考题】

(1)为什么要在稀、热 HCl 溶液中且不断搅拌条件下逐滴加入沉淀剂沉淀 BaSO$_4$?

(2)HCl 溶液加入太多有什么影响?

第4章　医用有机化学实验

Ⅰ　验证性实验

实验九　芳烃和卤代烃的性质

【实验目的】

(1)验证芳烃的化学性质，进一步加深对芳烃亲电取代反应的认识。

(2)掌握卤代烃的性质和鉴别方法，进一步加深对卤代烃亲核取代反应的认识。

【实验原理】

苯及其同系物具有芳香性，性质稳定，易发生亲电取代反应而不易发生加成反应，在相同条件下，苯的同系物的亲电取代反应比苯更容易发生。苯环本身很稳定，在一般情况下难以氧化，侧链上有 α-H 的苯的同系物则能与一些强氧化剂(如重铬酸钾的酸性溶液、高锰酸钾溶液和稀硝酸等)发生反应，无论侧链烃基长短如何，都被氧化为与苯环直接相连的羧基。

卤代烃的主要反应是亲核取代反应。卤代烃的亲核取代反应历程可分为单分子亲核取代反应(S_N1)和双分子亲核取代反应(S_N2)。反应物的结构、反应条件的差异及亲核试剂的强弱等因素影响卤代烃的亲核取代反应历程。在许多情况下，某一反应中，这两种反应历程可能是同时发生，两者处于竞争状态。反应历程不同，各类卤代烃的化学活性也不同。在单分子亲核取代反应(S_N1)中，各类卤代烃的化学活性次序是：叔卤代烃 ＞ 仲卤代烃 ＞ 伯卤代烃。在双分子亲核取代反应(S_N2)中，各种卤代烃的化学活性次序则是：伯卤代烃 ＞ 仲卤代烃 ＞ 叔卤代烃。

烃基的结构决定了卤代烃亲核取代的反应活性：烯丙式卤代烃与苄式卤代烃按单分子亲核取代反应(S_N1)和双分子亲核取代反应(S_N2)时活性均较大。以卤代烃与硝酸银的乙醇溶液反应为例，烯丙式卤代烃与苄式卤代烃均能在室温下与硝酸银的乙醇溶液迅速反应生成卤化银沉淀：

$$RX + AgONO_2 \longrightarrow RONO_2 + AgX\downarrow$$
$$\text{硝酸酯}$$

叔卤代烃与硝酸银的反应也很快，仲、伯卤代烃须在加热时才能与硝酸银的反应生成沉淀，但乙烯式卤代烃及苯式卤代烃即使在加热时也不发生反应，这两类卤代烃也很难发生其他的亲核取代反应。各类卤代烃的亲核取代反应的活性次序如下：

$$\underset{\text{苄式卤代烃, 烯丙式卤代烃}}{\underset{}{\text{CH}_2\text{X}}}\text{, RCH}=\text{CHCH}_2\text{X} > \text{RX} > \underset{\text{苯式卤代烃, 乙烯式卤代烃}}{\underset{}{\text{X}}}\text{, RCH}=\text{CHX}$$

卤代烃中卤素的种类也能影响卤代烃亲核取代反应的活性, 烃基相同时, 不同卤代烃的活性顺序为: $RI > RBr > RCl$。

【器材和药品】

1. 器材

试管架, 试管, 试管夹, 长滴管, 烧杯(100 mL, 500 mL), 量筒(20 mL), 广泛 pH 试纸, 恒温电热板, 温度计, 水浴锅(可以用 500 mL 大烧杯或者 90 mm 结晶皿代替)。

2. 药品

苯, 甲苯, 二甲苯, 萘, 1-氯丁烷, 2-氯丁烷, 叔丁基氯, 氯苯, 苄氯, 溴乙烷, H_2SO_4 溶液(10%), $KMnO_4$ 溶液(0.5%), 浓 HNO_3, 浓 H_2SO_4, 饱和 NaCl 溶液, 冰块, 硝酸银乙醇溶液(1%), 碘化钠丙酮溶液(15%), NaOH 溶液($2.5 \text{ mol} \cdot \text{L}^{-1}$), HNO_3 溶液($3 \text{ mol} \cdot \text{L}^{-1}$), 硝酸银溶液($0.2 \text{ mol} \cdot \text{L}^{-1}$), 蒸馏水。

【实验步骤】

1. 芳烃的化学性质

1)氧化反应

取 2 支洁净的试管, 分别加入苯和甲苯各 0.5 mL。然后在每支试管里各加 0.5 mL 10% H_2SO_4 溶液、1 滴 0.5% $KMnO_4$ 溶液, 再在 60~70℃水浴中加热 5 min, 记录所观察到的现象。

2)磺化反应

四支试管各加入苯、甲苯、二甲苯各 1.5 mL 及萘 0.5 g, 分别加入 2 mL 浓 H_2SO_4, 水浴加热到 75℃, 用力振荡, 将反应物分成两份, 一份倒入盛有 10 mL 水的小烧杯中, 另一份倒入盛有 10 mL 饱和 NaCl 溶液的小烧杯中, 记录所观察到的现象。

3)硝化反应

在干燥的大试管中加入 3 mL 浓 HNO_3, 冷却下逐滴加入 4 mL 浓 H_2SO_4, 振荡制得混酸, 冷却后, 将混酸平均分成两份, 分别在冷却下滴加苯、甲苯各 1 mL, 充分振荡后, 水浴加热 10 min, 再分别倾入装有 40 mL 冷水的烧杯中, 记录所观察到的现象, 并注意生成物是否有苦杏仁味[1]。

2. 卤代烃的化学性质

1)与硝酸银乙醇溶液的反应

取 5 支干燥洁净的试管, 分别加 3 滴 1-氯丁烷、2-氯丁烷、叔丁基氯、氯苯和苄氯。

然后在每支试管中各加 1 mL 1%硝酸银乙醇溶液，边加边摇动试管，注意每支试管里是否有沉淀出现，记下出现沉淀的时间。大约过 5 min 后，再把没有出现沉淀的试管放在水浴中加热至微沸，注意观察这些试管中有没有沉淀出现并记下出现沉淀的时间。如何解释本实验所发生的现象？

2）卤代烃与碘化钠丙酮溶液反应[2]

取 5 支干燥洁净的试管，分别加 3 滴 1-氯丁烷、2-氯丁烷、叔丁基氯、氯苯和苄氯。然后在每支试管中各加 1 mL 15%碘化钠丙酮溶液，边加边摇动试管，同时注意观察每支试管中的变化，记下产生沉淀的时间，大约过 5 min 后，再把没有出现沉淀的试管放在 50℃水浴中加热(注意：水浴温度不要超过 50℃，以免影响实验结果)。加热 6 min 后，将试管取出并冷却到室温。从加热到冷却都要注意观察试管中的变化并记下产生沉淀的时间，并从结构和反应历程上简单地予以解释。

3）溴乙烷的水解[3]

取 1 支试管加 2 滴溴乙烷和 1 mL 2.5 mol · L^{-1}NaOH 溶液，由于溴乙烷的沸点(38℃)较低，为了减少溴乙烷的挥发，加热要缓慢，先用水浴加热几分钟，再直接放在石棉网上加热，边加热边不断摇动试管。冷却至室温后，从中取出一部分水溶液，滴加 3 mol · L^{-1}HNO$_3$溶液，边滴加边用 pH 试纸检查，直至溶液呈中性或弱酸性为止。再滴加几滴 0.2 mol · L^{-1}硝酸银溶液，观察有何变化。

【附注】

[1] 在本实验条件下，将生成比水重的黄色油状液体，沉于烧杯底部，且有苦杏仁味。如果反应不完全，当倾入水中时，未反应完全的苯比水轻，将以油状物浮于水面。

[2] 实验中的卤代烃也可用溴代物，一般来说，活泼的卤代烃在 3 min 内有沉淀析出；活性稍差的卤代烃要加热后才能出现沉淀；活性最差的卤代烃即使加热，也很难出现沉淀。

[3] 本实验最后都要通过检查卤离子是否存在来判断卤代烃是否水解。因此，实验的整个过程切忌使用含有氯离子的自来水，以免干扰实验结果。

【思考题】

(1)含碳卤键化合物的鉴定实验中，为什么用硝酸银乙醇溶液而不用水溶液？

(2)卤代烃的水解为什么要在碱性条件下进行？碱在整个反应过程中起什么作用？

【安全提示】

本实验中用到强腐蚀性的浓 HNO$_3$、浓 H$_2$SO$_4$，请小心操作，注意安全。

实验十　醇、酚、醚的性质

【实验目的】

(1)验证醇、酚、醚的主要化学性质和鉴别反应。

(2)掌握醚中过氧化物的检验方法。

【实验原理】

醇、酚、醚都是烃的含氧衍生物。由于氧原子所连的基团(原子)不同,醇、酚、醚具有不同的化学性质。多元醇还有其特殊反应。

醇能发生氧化反应、取代反应和消除反应等。醚因为没有活泼氢,通常条件下其化学性质不活泼。

【器材和药品】

1. 器材

试管架,试管,试管夹,长滴管,烧杯(100 mL),量筒(20 mL),水浴锅(可以用500 mL大烧杯或者90 mm结晶皿代替),恒温加热板,温度计,镊子,小刀,棉花团,广泛 pH 试纸。

2. 药品

无水乙醇,正丁醇,仲丁醇,叔丁醇,苄醇,正庚醇,乙二醇(10%),1,3-丙二醇(10%),甘油水溶液(10%),苯酚的饱和水溶液,苯酚,苯酚溶液(1%),对苯二酚水溶液(1%),工业用乙醚,金属钠,卢卡斯(Lucas)试剂,$KMnO_4$ 溶液(0.5%),Na_2CO_3 溶液(5%),硝酸铈铵试剂,$CuSO_4$ 溶液(5%),NaOH 溶液(2.5 mol·L^{-1}),浓盐酸,饱和溴水,KI 溶液(1%),苯,浓硫酸,浓 HNO_3,三氯化铁溶液(1%),硫酸亚铁铵溶液(2%),硫氰化钾溶液(1%),酚酞,Na_2CO_3 溶液(5%),$KMnO_4$ 溶液(0.5%)。

【实验步骤】

1. 醇的性质

1)醇钠的生成与水解[1]

在一干燥试管中加入 1 mL 无水乙醇,投入一米粒大小的用滤纸擦干的金属钠[2],观察有何现象产生。待金属钠全部作用以后(若金属钠未作用完,加适量乙醇使其分解),于试管中加入 4 mL 水混合,滴加 1 滴酚酞溶液试验溶液的酸碱性。

2)醇的氧化反应

取 3 支试管,各加入 5 滴 0.5% $KMnO_4$ 溶液和 5 滴 5% Na_2CO_3 溶液,然后分别加入 5 滴正丁醇、仲丁醇、叔丁醇,摇动试管。观察溶液颜色有何变化。

3)卢卡斯实验

取 3 支干燥试管,分别加入 0.5 mL 正丁醇、仲丁醇、叔丁醇,然后各加入 1 mL 卢卡斯试剂,用棉花团塞住试管口,摇动后静置。溶液立即出现浑浊,静置后分层为叔丁醇。如不见浑浊则在水浴中温热数分钟,振荡后静置,溶液慢慢出现浑浊,出现分层现象的为仲丁醇,不起作用者为正丁醇。

4) 硝酸铈铵实验

取 4 支试管,分别加入 5 滴无水乙醇、10%甘油、苄醇和正庚醇,然后各加 2 滴硝酸铈铵试剂,摇动试管,观察溶液颜色及状态变化。

5) 多元醇与 $Cu(OH)_2$ 作用

取 3 支试管,分别加入 3 滴 5% $CuSO_4$ 溶液和 3 滴 2.5 mol·L^{-1} NaOH 溶液,然后分别加入 5 滴 10%乙二醇、10% 1,3-丙二醇和 10%甘油水溶液,摇动试管,有何现象?再在每支试管中加 1 滴浓盐酸,观察溶液颜色有何变化,并解释原因。

2. 酚的性质

1) 苯酚的酸性

在试管中加入苯酚的饱和水溶液 6 mL,用玻璃棒蘸取 1 滴于广泛 pH 试纸上试验其酸性。

2) 苯酚与溴水作用

取苯酚饱和水溶液 2 滴,用水稀释至 2 mL,逐滴滴入饱和溴水,当溶液中析出的白色沉淀渐渐转变成淡黄色时即停止滴加。将混合物煮沸 1～2 min(除去过量的溴),冷却后又有沉淀析出,再加入 1% KI 溶液数滴及 1 mL 苯,用力振荡,沉淀溶于苯中,析出的碘使苯层呈紫色[3],记录所观察到的现象。

3) 苯酚的硝化

在干燥的试管中加入 0.5 g 苯酚,滴入 1 mL 浓硫酸[4],沸水浴加热 5 min(同时振荡,使反应完全),冷却后加水 3 mL,小心地逐滴加入 2 mL 浓 HNO_3,振荡[5],置沸水浴加热至溶液呈黄色。取出试管,冷却,记录所观察到的现象。

4) 苯酚的氧化

取苯酚饱和水溶液 3 mL,置于干燥试管中,加入 0.5 mL 5% Na_2CO_3 溶液及 1 mL 0.5% $KMnO_4$ 溶液,振荡,记录所观察到的现象。

5) 酚与 $FeCl_3$ 作用

取 2 支试管,分别加入 0.5 mL 1%苯酚水溶液和 0.5 mL 1%对苯二酚水溶液,再分别加入 1%三氯化铁溶液 1～2 滴,观察颜色变化情况。

3. 醚中过氧化物的检验

在试管中加入 1 mL 新配制的 2%硫酸亚铁铵溶液,再加入几滴 1%硫氰化钾溶液,然后加入 1 mL 工业用乙醚,用力振摇。若有过氧化物存在,溶液将呈血红色。

【附注】

[1] 本实验应在无水条件下进行,因样品中的微量水分也能与钠反应放出氢气,故实际工作中很少利用此性质鉴别醇类。

[2] 钠块勿切过大,过量的钠须用无水乙醇反应去除,以防金属钠与水剧烈反应

发生危险。

[3] 苯酚与溴水作用，生成微溶性的 2, 4, 6-三溴苯酚白色沉淀：

当溴水过量时，白色沉淀转化成淡黄色的难溶于水的四溴化物，四溴化物易溶于苯，能氧化氢碘酸，而其本身则被还原成三溴苯酚。

$$KI + HBr \longrightarrow HI + KBr$$

[4] 由于苯酚中羟基的邻、对位氢易被硝酸氧化，故在硝化前先进行磺化，利用磺酸基对苯酚中羟基的邻、对位进行保护，随后用硝基取代磺酸基，形成硝基苯。

[5] 加浓 HNO_3 前必须充分冷却，否则溶液会有冲出的危险。

【思考题】

(1) 为什么苯酚的亲电取代反应比苯的亲电取代反应容易得多？

(2) 用卢卡斯试剂检验伯、仲、叔醇实验成功的关键在哪里？对于六个碳以上的伯、仲、叔醇是否也能用卢卡斯试剂进行鉴别？

【安全提示】

本实验中用到危险品金属钠以及强腐蚀性的浓 HNO_3、浓 H_2SO_4，请小心操作，注意安全。

实验十一　醛、酮的性质

【实验目的】

(1) 验证醛、酮的化学性质。

(2) 掌握鉴别醛、酮的化学方法。

【实验原理】

醛、酮中都含有羰基，由于氧的电负性较大，羰基双键电子云密度向氧偏移，结果羰基碳上带有正电，有利于亲核试剂的进攻，因此醛、酮易发生亲核反应，能与羰基试剂如2,4-二硝基苯肼等发生亲核加成反应。

醛能被一些弱氧化剂如托伦(Tollen)试剂、费林(Fehling)试剂(芳香醛与该试剂无反应，借此可与脂肪醛区别)等氧化，酮类不发生此类反应。

羰基化合物的另一重要反应是 α-碳原子上活泼氢的反应。α-碳氢的 σ 键与碳氧间 π 键发生 σ-π 共轭，因此醛、酮的 α-氢具有一定的活性，能进行 α-卤代或卤仿反应，对具有甲基酮结构的羰基化合物，常用碘的碱性溶液与之反应(碘仿反应)，生成具有特殊气味的黄色碘仿结晶进行鉴定。由于碘的碱液同时是氧化剂，可以使醇氧化成相应的醛、酮。因此，具有 $CH_3CH(OH)$—结构的醇也能进行碘仿反应。羟醛缩合是醛、酮的 α-活泼氢的另一类重要反应。含有 α-氢的醛、酮在稀碱的作用下，先由稀碱与 α-氢原子结合，形成一个不稳定的负碳离子，然后立即进攻加成到另一分子醛(或酮)的羰基碳原子上(带部分正电荷)，发生自身缩合或交叉缩合反应。

【器材和药品】

1. 器材

试管架，试管，试管夹，长滴管，量筒(20 mL)，恒温加热板，水浴锅(可以用 500 mL 大烧杯或者 90 mm 结晶皿代替)，温度计。

2. 药品

甲醛，乙醛，丙酮，正丁醛，乙醇，苯乙酮，苯甲醛，2,4-二硝基苯肼试剂，$AgNO_3$ 溶液 $(0.2\ mol \cdot L^{-1})$，NaOH 溶液 $(2.5\ mol \cdot L^{-1})$，氨水 $(2\ mol \cdot L^{-1})$，席夫(Schiff)试剂，浓 H_2SO_4，费林 I 试剂，费林 II 试剂，碘溶液，乙醇(95%)。

【实验步骤】

1. 2,4-二硝基苯肼实验

取 3 支试管，各加入 1 mL 2,4-二硝基苯肼试剂，然后分别加入 2 滴乙醛、丙酮及苯乙酮，振荡后静置片刻。若无沉淀生成，可微热半分钟再振荡，冷却后有橙黄色或橙红色沉淀生成，记录所观察到的现象。

2. 托伦实验

取一支洁净的大试管，加入 2 mL 0.2 mol · L^{-1} AgNO$_3$ 溶液和 0.5 mL 2.5 mol · L^{-1} NaOH 溶液，试管中立即有棕黑色的沉淀出现，振荡使反应完全。然后边振荡边滴加 2 mol · L^{-1} 氨水，直至生成的沉淀恰好溶解（不宜加多，否则影响实验的灵敏度），即得托伦试剂[1]。

将此溶液均分于 4 支洁净试管[2]中，编号后分别加入 2 滴甲醛、乙醛、丙酮、苯甲醛（勿摇动！），置于温水浴中加热 2~3 min，有银镜出现者为醛类化合物，记录所观察到的现象。

3. 费林实验[3]

取 4 支试管，编号。向其中两支试管中各加入 2.0 mL 费林 I 试剂和 2.0 mL 费林 II 试剂溶液，混合均匀后均分到 4 支试管，再分别加 3 滴甲醛[4]、乙醛、丙酮、苯甲醛。在沸水中加热数分钟，若有砖红色沉淀(Cu$_2$O)生成，表明试样为脂肪醛类化合物。

4. 席夫实验

取 3 支试管，各加入 1 mL 席夫试剂，再分别加 2 滴甲醛、乙醛、丙酮。放置数分钟，观察其颜色变化。然后各加 4 滴浓 H$_2$SO$_4$，观察溶液颜色的变化。

5. 碘仿实验

取 3 支试管，分别加入 3 滴正丁醛、丙酮、乙醇，再各加 0.5 mL 2.5 mol · L^{-1} NaOH 溶液。然后边振荡边滴加碘溶液[5]，直到溶液中刚有碘存在(溶液呈红棕色)为止。观察有无黄色碘仿晶体析出。若没有黄色晶体析出，可将试管放入 60℃的温水浴中，再滴加碘液至有晶体析出，或刚产生的碘的棕色不再褪色(约 2 min)为止。有黄色晶体产生的为丙酮与乙醇，并可闻到碘仿的特殊气味。记录所观察到的现象。

6. 苯甲醛和丙酮的交叉羟醛缩合反应

取一大试管，加入 5 滴苯甲醛、2 mL 95%乙醇和 1 mL 2.5 mol · L^{-1} NaOH，振荡得一澄清溶液。然后加入 1 滴丙酮，振荡后，放置几分钟，观察溶液颜色的变化和晶体的析出，记录现象并解释。

【附注】

[1] 托伦试剂久置会形成爆炸性沉淀，所以必须在使用时临时配制。实验完毕，银镜可加入少量硝酸，洗涤回收。

[2] 做银镜反应的试管必须十分洁净。可用铬酸洗液或硝酸洗涤，再用蒸馏水冲洗干净，如果试管不洁净或反应太快，就不能生成银镜，而是析出黑色的银沉淀。

[3] 费林试剂是由费林 I 试剂(3.5 g 硫酸铜晶体溶于 100 mL 水)和费林 II 试剂(17 g 酒石酸钾钠用 15 mL 的热水溶解后，加入 20 mL 20%的氢氧化钠后稀释至 100 mL)等体

积混合而成的深蓝色铜配合物溶液。费林试剂也要求在实验时临时配制。

[4] 甲醛的还原溶液性较强，能继续将生成的 Cu_2O 还原成金属铜，有铜镜或暗红色沉淀析出。

[5] 碘溶液的配制：将 25 g 碘化钾溶于 100 mL 蒸馏水中，再加入 12.5 g 碘，搅拌使碘溶解即可。

【思考题】

(1) 列表总结，并比较醛、酮的鉴别方法。

(2) 乙酸分子中也含有乙酰基，乙酸能否发生碘仿反应？为什么？

实验十二　羧酸及其衍生物的性质

【实验目的】

(1) 验证羧酸及二元酸的化学性质。

(2) 验证羧酸衍生物的化学性质。

【实验原理】

在具有酸性的有机化合物中，羧酸是最重要且最有代表性的一类物质。羧酸可以发生成盐反应，羧酸中羟基可以被一些基团取代从而生成酰卤、酸酐、酰胺、酯等羧酸衍生物。羧酸的羧基通常很难用催化氢化法或一般的还原剂进行还原，但氢化锂铝则能顺利地把它们还原为伯醇。如果羧酸分子中还有碳碳不饱和键，则碳碳不饱和键不受氢化锂铝的影响。羧酸的 α-H 在一定条件下可以发生 α-卤化。草酸作为低级二元酸还可以发生氧化作用和脱羧反应。羧酸衍生物中的羰基碳能发生亲核反应，如与水、醇、氨等进行水解、醇解和氨解等反应；酰卤、酸酐、酰胺、酯等羧酸衍生物由于酰基上连接的基团不同，反应活性也不同，如水解反应的难易次序为：酰卤 ＞ 酸酐 ＞ 酯 ＞ 酰胺。

【器材和药品】

1. 器材

试管架，试管，试管夹，硬质试管，导气管，长滴管，铁架台，铁夹，玻璃棒，水浴锅(可以用大 500 mL 烧杯或者 90 mm 结晶皿代替)，量筒(20 mL)，恒温加热板，温度计，刚果红试纸，广泛 pH 试纸。

2. 药品

甲酸，乙酸，草酸，苯甲酸，乙酰氯，乙酸酐，乙酰胺，NaOH 溶液(10%，20%)，盐酸溶液(10%)，饱和石灰水，稀硫酸(体积比 1 : 5)，$KMnO_4$ 溶液(0.5%)，浓 H_2SO_4，$AgNO_3$ 溶液(2%)，Na_2CO_3 溶液(20%)，粉状氯化钠，无水乙醇，苯胺，冰块。

【实验步骤】

1. 羧酸的性质

1）酸性[1]

将甲酸、乙酸各 5 滴及草酸 0.5 g 分别溶于 2 mL 水中，用洗净的玻璃棒分别蘸取相应的酸液，在同一条刚果红试纸上画线，比较各线条颜色及其深浅程度。

2）成盐反应

取 0.2 g 苯甲酸晶体放入盛有 1 mL 水的试管中，加入 10% NaOH 溶液数滴，振荡并观察现象。再加入数滴 10%的盐酸溶液，振荡并观察所发生的变化。

3）氧化作用

在 3 支试管中分别加入 0.5 mL 甲酸、乙酸及 0.2 g 草酸和 1 mL 水所配成的溶液，然后分别加入 1 mL 稀硫酸（1∶5）和 2～3 mL 0.5%的 $KMnO_4$ 溶液，加热至沸，观察现象，比较反应速率。

4）成酯反应

在 2 支干燥的试管中加入 1 mL 无水乙醇和 1 mL 乙酸，只在其中一支试管中加入 0.2 mL 浓 H_2SO_4，振荡均匀后将两支试管均浸在 60～70℃的热水浴中约 10 min，然后将试管浸入冷水中冷却，最后向试管内加入 5 mL 水，比较两支试管的实验结果，记录反应现象。

5）脱羧反应

在装有导气管的干燥硬质试管中加入固体草酸少许，将试管稍微倾斜，夹在铁架上，然后加热，将生成的气体用导气管通入盛有饱和石灰水的试管中，观察石灰水的变化。

2. 酰氯与酸酐的性质

1）水解反应

在两支试管中分别加入 2 mL 水，再各加入数滴乙酰氯[2]和乙酸酐，反应结束后再在溶液中滴加数滴 2% $AgNO_3$ 溶液，观察现象，比较乙酰氯和乙酸酐的水解反应速率。

2）醇解反应

在两支干燥试管中分别加入 1 mL 无水乙醇，再分别慢慢滴加 1 mL 乙酰氯和 1 mL 乙酸酐，冰水冷却并振荡，反应结束后先加入 1 mL 水，小心用 20% Na_2CO_3 中和至中性，观察现象，如没有酯层，再加入粉状氯化钠至溶液饱和为止，观察现象，并嗅气味。

3）氨解作用

在两支干燥的试管中分别滴加苯胺 5 滴，再分别慢慢滴加乙酰氯和乙酸酐各 8 滴，待反应结束后再加入 5 mL 水并用玻璃棒搅匀，记录实验现象。

【附注】

[1] 注意指示剂的变色范围。

[2] 乙酰氯的水解和醇解反应都很剧烈，滴加时要小心，以免液体溅出。

【思考题】

(1)羧酸成酯反应为什么必须控制在 60~70℃？温度偏高或偏低有什么影响？

(2)写出甲酸、冰醋酸、草酸加热分解的反应式，并试用电子效应解释实验现象。

实验十三　胺和酰胺的化学性质

【实验目的】

(1)验证胺的化学性质。

(2)掌握脂肪胺和芳香胺的共性和个性。

(3)掌握伯、仲、叔胺的鉴别方法及其实验原理。

【实验原理】

胺是具有碱性的有机化合物，其碱性强弱与 N 原子直接连接的原子或原子团有关，受电子效应、空间效应及溶剂化效应的影响。芳胺的碱性($pK_b = 9.40$)比氨弱，在芳胺与酸生成的盐溶液中加入氢氧化钠溶液可致芳胺重新析出。

苯环上的氨基是一个强的邻对位活化基团，所以苯胺极易发生芳环上的亲电取代反应。例如，苯胺与溴水反应直接生成 2,4,6-三溴苯胺，该三取代产物为白色沉淀。

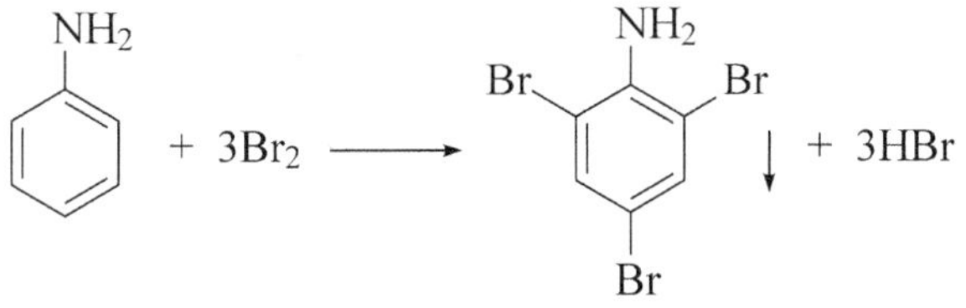

2,4,6-三溴苯胺

由于伯、仲、叔胺分子结构中与氮原子直接相连的氢原子个数不相同，导致伯、仲、叔胺与亚硝酸或苯磺酰氯之间所发生的化学反应现象相去甚远，而这恰是以化学方法鉴别伯、仲、叔胺的理论与实验依据。

酰胺的典型反应是水解反应。脲相当于碳酸的酰胺，其分子结构中既具伯胺的特征又有酰胺的性质，因此脲既能发生酰胺式的水解反应，也具备伯胺的反应特点。脲还能发生缩二脲特征反应。

【器材和药品】

1. 器材

试管架，试管，试管夹，长滴管，水浴锅(可以用 500 mL 大烧杯或者 90 mm 结晶皿代替)，量筒(20 mL)，恒温加热板，红色石蕊试纸，碘化钾试纸，温度计，记号笔。

2. 药品

苯胺，N-甲基苯胺，N,N-二甲基苯胺，乙酰胺，脲，尿素水溶液(20%)，硫酸溶液（3 mol·L^{-1}），浓盐酸，固体亚硝酸钠，β-萘酚，氢氧化钠溶液（2.5 mol·L^{-1}），饱和溴水溶液，饱和重铬酸钾溶液，亚硝酸钠溶液（10%），苯磺酰氯，硫酸溶液（10%），硫酸铜溶液（0.3 mol·L^{-1}），蒸馏水，冰块。

【实验步骤】

1. 胺的碱性

在试管中分别加入 1 mL 水与 2 滴苯胺，振摇，观察并记录苯胺的溶解情况。接着向试管中滴加浓盐酸，边加边振摇。最后滴加 2.5 mol·L^{-1} 的氢氧化钠溶液适量，观察记录整个过程发生的变化。写出相应的化学反应方程式并解释各变化过程。

2. 芳香胺的亲电取代反应

在试管中加入 2 mL 水、1 滴苯胺，振摇，逐滴加入饱和溴水溶液，观察并记录所发生的变化，写出相应的化学反应方程式。

3. 芳香胺的氧化[1]

在试管中加入 2 mL 水、1 滴苯胺，振摇，然后滴加 2 滴饱和重铬酸钾溶液、10滴 3 mol·L^{-1} 硫酸溶液，振摇，仔细观察、记录并解释变化过程。

4. 伯胺、仲胺、叔胺的鉴别反应

1）与亚硝酸的反应[2]

取 3 支试管，编号，分别加入苯胺、N-甲基苯胺和 N,N-二甲基苯胺各 5 滴，然后各加入 1 mL 浓盐酸和 2 mL 水。另取 3 支试管，各加入 0.3 g 亚硝酸钠和 2 mL 水，振摇溶解。将所有试管放入冰水浴中冷却至 0～5℃。

试管 1$^{\#}$：慢慢滴加已经冷却的亚硝酸钠溶液，不断振摇，直到混合液使碘化钾试纸变为深蓝色。然后滴加 β-萘酚溶液，观察是否有橙红色沉淀产生。

试管 2$^{\#}$：慢慢滴加已经冷却的亚硝酸钠溶液，观察是否有黄色固体或黄色油状物生成。

试管 3$^{\#}$：慢慢滴加已经冷却的亚硝酸钠溶液，观察是否有黄色固体生成，再滴加几滴 2.5 mol·L^{-1} 氢氧化钠溶液，观察溶液颜色是否变绿。

解释上述实验现象并写出相应的化学反应方程式。

2）兴斯堡（Hinsberg）反应[3]

取 3 支试管，编号，分别加入苯胺、N-甲基苯胺和 N,N-二甲基苯胺各 2 滴，然后各加入 3 mL 2.5 mol·L^{-1} 氢氧化钠溶液、3 滴苯磺酰氯。塞住管口，用力振摇后在水浴中加热，直到苯磺酰氯的气味消失，冷却后观察变化情况。然后继续进行如下操作：

试管 1$^{\#}$：无沉淀生成[4]，滴加浓盐酸后析出沉淀。

试管 2$^{\#}$：有沉淀生成，滴加浓盐酸后沉淀不溶解。

试管 3$^{\#}$：溶液中有油状物，滴加浓盐酸后溶解。

解释上述实验现象并写出相应的化学反应方程式。

5. 酰胺的性质

1）碱性水解

在试管中加入 0.1 g 乙酰胺和 1 mL 2.5 mol·L^{-1} 氢氧化钠溶液，混合均匀，小火加热至沸，用湿润的红色石蕊试纸在试管口检验所产生的气体。

2）酸性水解

在试管中加入 0.1 g 乙酰胺和 2 mL 10% H$_2$SO$_4$ 溶液，混合均匀，沸水浴中加热 2 min，冷却后滴入 2.5 mol·L^{-1} 氢氧化钠溶液至反应液呈碱性为止。接着再次加热试管，并用湿润的红色石蕊试纸在试管口检验所产生的气体。

6. 脲的性质

1）水解

在 1 支试管中先后加入少许脲、2 mL 水及 2 滴 2.5 mol·L^{-1} 氢氧化钠溶液，于试管口放一片润湿的红色石蕊试纸。加热，观察试纸的颜色变化。

2）与亚硝酸反应

在 1 支试管中加入 1 mL 20% 的尿素水溶液和 0.5 mL 10% 亚硝酸钠溶液，混合均匀后逐滴加入 3 mol·L^{-1} 硫酸溶液，振摇，观察所发生的变化。

3）缩二脲反应[5]

于 1 支干燥试管中加入少许脲，试管口放一片润湿的红色石蕊试纸，加热试管，脲先熔化，接着变稠，然后再次凝聚，注意观察试纸颜色变化。待试管冷却后加入 2.5 mol·L^{-1} 氢氧化钠溶液适量，至固状物质溶解。然后向试管内滴入 1 滴 0.3 mol·L^{-1} 硫酸铜溶液，观察溶液的颜色变化。

【附注】

[1] 芳香胺比脂肪胺更易被氧化,产物复杂,最终氧化产物是醌类物质(称为苯胺黑)。

[2] 脂肪伯胺与亚硝酸反应放出 N$_2$，芳香伯胺与亚硝酸在 0～5 ℃下发生重氮化反应生成非常有用的重氮盐，重氮盐可以发生偶合反应和放氮反应。仲胺与亚硝酸反应时氮上的氢原子被—NO$_2$ 取代，生成黄色固体或黄色油状物；脂肪叔胺与亚硝酸仅发生酸碱中和反应。芳香叔胺与亚硝酸反应时芳环对位上的氢原子被—NO 取代，产物在酸碱环境下可发生结构互变，酸性环境下形成黄色固体状物质，碱性条件下黄色固体变为绿色。

[3] 伯胺和仲胺都可以发生兴斯堡反应并生成沉淀。伯胺反应后生成的沉淀可溶于氢氧化钠溶液，仲胺产物则不溶，叔胺氮原子上没有氢原子，与苯磺酰氯不发生反应，但叔胺可溶于浓盐酸形成盐。

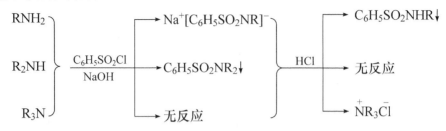

[4] 若有少量沉淀，先过滤去除沉淀。

[5] 脲受热到 150～160℃时，两分子脲之间脱去一分子 NH_3，形成缩二脲，后者在碱液中溶解后遇铜离子溶液显紫红色，整个变化过程称为缩二脲反应。除缩二脲分子外，凡分子结构中含有两个或两个以上肽键结构的有机物都能发生这种颜色反应，如肽和蛋白质等。

$$H_2N-\overset{\overset{\displaystyle O}{\|}}{C}-NH_2 + H_2N-\overset{\overset{\displaystyle O}{\|}}{C}-NH_2 \xrightarrow{\text{加热}} H_2N-\overset{\overset{\displaystyle O}{\|}}{C}-NH-\overset{\overset{\displaystyle O}{\|}}{C}-NH_2 + NH_3\uparrow$$

缩二脲

$$缩二脲(或多肽) \xrightarrow[\text{NaOH}]{\text{CuSO}_4} 紫红色$$

【思考题】

(1)苯胺的重氮化反应为什么要控制温度在 0～5℃？为什么盐酸需要过量？如何确证反应是否结束？

(2)鉴别伯、仲、叔胺有哪些方法？各有何特点？如何鉴别脂肪伯胺和芳香伯胺？

实验十四　糖类化合物的化学性质

【实验目的】

(1)验证糖类化合物的主要化学性质。

(2)掌握常见糖类化合物的鉴别方法。

【实验原理】

糖类分为还原性糖和非还原性糖[1]。还原性糖可以与托伦试剂、费林试剂和本尼迪克特(Benedict)试剂发生反应，前者有银镜产生，后两者均有砖红色的氧化亚铜沉淀生成[2]。所有的糖都能与莫利许(Molish)试剂发生颜色反应(形成紫红色环)。与谢里瓦诺夫

(Seliwanoff)试剂发生反应时,酮糖比醛糖出现红色快,借此可区别醛糖和酮糖。淀粉溶液遇碘变蓝色,受热后蓝色消失,冷却后蓝色重现。

根据糖的水解情况,可把糖分为单糖、寡糖和多糖。寡糖(二糖是最简单的寡糖)和多糖均具缩醛结构,在碱性、中性和氧化剂条件下能稳定存在。但是寡糖遇到酸和酶时则水解为小分子的单糖。非还原性二糖和多糖不能直接与托伦试剂、费林试剂和本尼迪克特试剂发生氧化反应,其水解物在相同条件下则可被氧化。

单糖中的羰基和 α-羟基都可与苯肼反应,形成糖脎。糖脎一般为黄色结晶,有固定的晶形和熔点。不同的单糖,成脎反应时间不同,借此可鉴定单糖的构型。

【器材和药品】

1. 器材

试管,试管架,试管夹,长滴管,水浴锅(可以用 500 mL 大烧杯或者 90 mm 结晶皿代替),量筒(20 mL),恒温加热板,红色石蕊试纸,碘化钾试纸,温度计,广泛 pH 试纸,点滴板,玻璃棒,载玻片,记号笔,棉花团,显微镜。

2. 药品

葡萄糖溶液(2%),果糖溶液(2%),麦芽糖溶液(2%),蔗糖溶液(2%),淀粉溶液(1%),$AgNO_3$ 溶液($0.2\ mol \cdot L^{-1}$),NaOH 溶液($2.5\ mol \cdot L^{-1}$),氨水($2\ mol \cdot L^{-1}$),费林 I 试剂,费林 II 试剂,本尼迪克特试剂,浓硫酸,饱和溴水溶液,莫利许试剂,谢里瓦诺夫试剂,碘溶液(0.1%),苯肼试剂,浓盐酸,蒸馏水。

【实验步骤】

1. 糖的还原性

1)与托伦试剂反应

取一支洁净的大试管,加入 4 mL $0.2\ mol \cdot L^{-1}$ $AgNO_3$ 溶液和 1 mL $2.5\ mol \cdot L^{-1}$ NaOH 溶液,试管中立即有棕黑色的沉淀出现,振荡使反应完全。然后边振荡边滴 $2\ mol \cdot L^{-1}$ 氨水,直至生成的沉淀恰好溶解(不宜加多,否则影响实验的灵敏度),即得托伦试剂。

另取洁净试管 5 支,编号,各加托伦试剂 2 mL,然后按顺序分别加入 2%的葡萄糖溶液、果糖溶液、麦芽糖溶液、蔗糖溶液和 1%的淀粉溶液各 5 滴,水浴加热,观察并记录实验现象,解释原因。

2)与费林试剂反应

取洁净试管 5 支,编号,各加费林 I 试剂和费林 II 试剂 0.5 mL。然后按顺序分别加入 2%的葡萄糖溶液、果糖溶液、麦芽糖溶液、蔗糖溶液和 1%的淀粉溶液各 5 滴,水浴加热,观察并记录实验现象,解释原因。

3)与本尼迪克特试剂反应

取 5 支洁净试管,编号,各加本尼迪克特试剂 2 mL,然后按顺序分别加入 2%的葡萄糖溶液、果糖溶液、麦芽糖溶液、蔗糖溶液和 1%淀粉溶液各 5 滴，水浴加热，观察并记录实验现象，解释原因。

4) 与溴水反应

取 2 支试管，分别加入 1 mL 2%葡萄糖溶液与果糖溶液，调 pH = 5 左右，然后各滴加饱和溴水溶液，观察并记录实验现象，解释原因。

2. 颜色反应

1) 莫利许反应[3]

取 5 支洁净试管，编号，按顺序分别加入 1 mL 2%葡萄糖溶液、果糖溶液、麦芽糖溶液、蔗糖溶液和 1%淀粉溶液。接着各加 4 滴莫利许试剂，摇匀。将试管倾斜 45°，沿管壁缓缓加入 1 mL 浓硫酸，慢慢将试管直立，仔细观察上下液层分界处是否有紫色环产生。如没有紫色环出现，水浴稍稍加热，观察实验现象并解释原因。

2) 谢里瓦诺夫反应[4]

取 5 支洁净试管，编号，各加 2 mL 谢里瓦诺夫试剂，然后按顺序分别加入 2%的葡萄糖溶液、果糖溶液、麦芽糖溶液、蔗糖溶液和 1%淀粉溶液各 5 滴，摇匀，沸水浴加热，观察并记录出现红色的先后顺序，解释原因。

3) 淀粉和碘的反应

在试管中加入 4 mL 水、1 滴 0.1%碘溶液和 1 滴 1%的淀粉溶液，观察并记录溶液的颜色。水浴加热，颜色如何改变？冷却后，又有何变化？

3. 糖脎反应[5]

取 5 支干净试管，编号，按顺序分别加入 2%的葡萄糖溶液、果糖溶液、麦芽糖溶液、蔗糖溶液和 1%淀粉溶液各 10 滴，然后加水 10 滴，苯肼 10 滴，混合均匀，用棉花塞住试管口，沸水浴加热，不断振摇，记录糖脎出现的时间，比较糖脎生成的速度。溶液冷却后，各取 1 滴置于载玻片上，用低倍显微镜观察并绘下结晶的形状。

4. 蔗糖和淀粉的水解

1) 蔗糖的水解

在试管中加入 2%的蔗糖溶液 4 mL，浓盐酸 1 滴，摇匀，沸水浴中加热 5 min。冷却后倾出一半溶液，接着用 2.5 mol·L^{-1}氢氧化钠溶液调至碱性，然后加入本尼迪克特试剂 1 mL，水浴加热，观察并解释所发生的变化。

2) 淀粉的水解

在试管中加入 1%的淀粉溶液 2 mL，水 2 mL，浓盐酸 1 滴，摇匀，沸水浴中加热。加热过程中每隔一定时间取出溶液少许，冷却后加碘溶液直到溶液颜色不再变蓝。停止加热，倾出一半溶液，用 2.5 mol·L^{-1}氢氧化钠溶液调至碱性，然后加入本尼迪克特试剂 1 mL，水浴加热，观察实验现象并解释所发生的变化。

【附注】

[1] 单糖与具备半缩醛羟基的低聚糖都是还原性糖，多糖为非还原性糖。

[2] 本尼迪克特试剂的配制过程如下：先用 100 g 水溶解 20 g 柠檬酸钠和 11.5 g 碳酸钠形成溶液，然后在搅拌条件下与含有 2 g 硫酸铜结晶和 20 mL 水的溶液慢慢混合均匀即可。本尼迪克特试剂可久置不变质，比费林试剂使用方便。

[3] 莫利许试剂的配制方法：取 5 g α-萘酚，用 95%乙醇溶解至 100 mL，临用前配制，棕色瓶保存。莫利许反应是采用浓硫酸对单糖进行脱水产生糠醛衍生物，然后与 α-萘酚发生酚醛缩合得到有色的醌类物质。实验操作中可在试管的上下层之间看到漂亮的紫色环出现。低聚糖和多糖通过水解产生单糖后，也能发生莫利许反应。因此，莫利许反应是鉴别糖类物质的共性特征颜色反应。

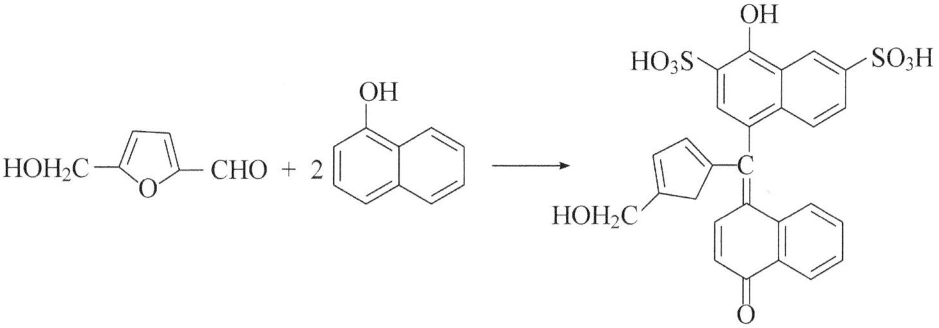

[4] 谢里瓦诺夫反应是用 $6\,\mathrm{mol\cdot L^{-1}}$ 盐酸对单糖进行脱水，产物糠醛衍生物再与邻苯二酚发生酚醛缩合反应生成红色的醌类物质。酮糖脱水速率比醛糖快，所以本反应可用来鉴别醛糖和酮糖。

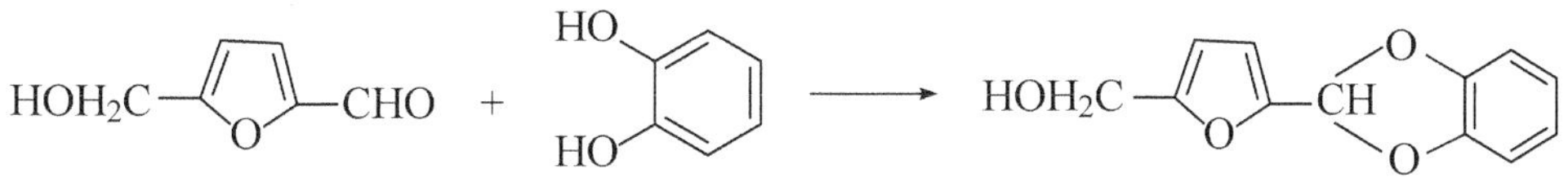

[5] 糖脎反应是早年费歇尔(Fischer)研究糖的构型时使用过的关键性反应,可用于糖类化合物的分离鉴定。葡萄糖、甘露糖和果糖因 3-、4-、5-手性碳原子上羟基位置相同，可形成结构相同的糖脎结晶，但是三者形成糖脎结晶所需时间却不同，借此进行鉴别。

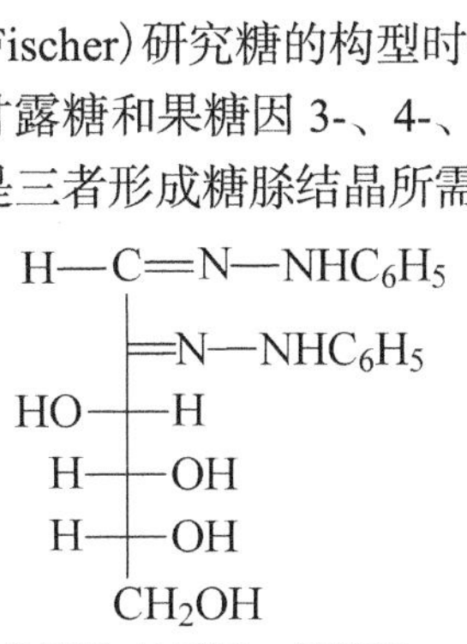

葡萄糖脎(甘露脎、果糖脎)

【思考题】

(1)请举出两种以上方法用于葡萄糖和果糖的区别。

(2)蔗糖和淀粉都不能被费林试剂氧化，但它们水解后就发生可以相关反应，为什么？

实验十五　氨基酸和蛋白质的化学性质

【实验目的】

(1)验证氨基酸和蛋白质的重要化学性质。

(2)掌握氨基酸和蛋白质的鉴别方法。

【实验原理】

自然界存在的氨基酸一般是 L-α-氨基酸(甘氨酸除外)。蛋白质是由 L-α-氨基酸通过肽键连接而成的高分子化合物。蛋白质在酸、碱或酶的作用下可发生水解，水解的最终产物是α-氨基酸。所有α-氨基酸和蛋白质都可与水合茚三酮发生显色反应。具有酚类结构的氨基酸和蛋白质能发生米伦(Millon)反应;具有苯环结构的氨基酸和蛋白质可发生黄蛋白反应。蛋白质分子结构中的肽键能发生缩二脲特征颜色反应。

氨基酸和蛋白质分子结构中同时含有羧基和氨基，因此氨基酸和蛋白质具有两性特点。蛋白质溶液是高分子胶体溶液，具有胶体溶液的特性，可被聚沉。

【器材和药品】

1. 器材

试管架，试管，试管夹，长滴管，水浴锅(可以用 500 mL 大烧杯或者 90 mm 结晶皿代替)，量筒(20 mL)，恒温加热板，红色石蕊试纸，碘化钾试纸，温度计，广泛 pH 试纸，点滴板，玻璃棒，载玻片，记号笔，棉花团，低倍显微镜。

2. 药品

甘氨酸溶液(1%)，酪氨酸溶液(1%)，蛋白质溶液，茚三酮溶液(0.2%)，苯酚溶液(1%)，米伦试剂，浓硝酸，氢氧化钠溶液(10%，0.2 mol·L^{-1})，浓盐酸，饱和硫酸铵溶液，固体硫酸铵，酪蛋白溶液(0.5%)，盐酸(0.2 mol·L^{-1})，乙酸溶液(1%)，硫酸铜溶液(1%)，硝酸银溶液(3%)，碱性乙酸铅溶液(2%)，饱和鞣酸溶液，饱和苦味酸溶液。

【实验步骤】

1. 显色反应

1)茚三酮反应[1]

取 3 支试管，编号，分别加入 1%甘氨酸溶液、1%酪氨酸溶液和蛋白质溶液[2]1 mL，然后各加入 0.2%茚三酮溶液 2～3 滴，沸水浴中加热 10～15 min，观察并记录颜色变化情况，解释原因。

2)米伦反应[3]

取 4 支试管，编号，分别加入 1%甘氨酸溶液、1%酪氨酸溶液、1%苯酚溶液和蛋白质溶液 1 mL，然后各加入米伦试剂 3 滴，水浴加热，仔细观察实验现象并记录，解释原因。

3) 黄蛋白反应[4]

取 4 支试管，编号，分别加入 1%甘氨酸溶液、1%酪氨酸溶液、1%苯酚溶液和蛋白质溶液 1 mL，然后各滴入 6～8 滴浓硝酸，沸水浴中加热，冷却后向后三支试管各滴入10%氢氧化钠溶液至碱性，仔细观察实验现象并记录。

4) 缩二脲反应[5]

向试管内加入 1 mL 蛋白质溶液，先后加入 10%氢氧化钠溶液 1 mL、1%硫酸铜溶液 3 滴，观察实验现象变化过程并解释原因。

2. 蛋白质的两性反应

取 1 支试管，加 0.5%酪蛋白溶液 1 mL，用胶头滴管缓慢加入 0.2 mol·L^{-1} 盐酸，边加边摇，有大量的沉淀生成，此时溶液的 pH 接近酪蛋白的等电点。继续滴加 0.2 mol·L^{-1} 盐酸，沉淀会逐渐减少以至消失。滴加 0.2 mol·L^{-1} 氢氧化钠溶液进行中和，沉淀又出现。继续滴加 0.2 mol·L^{-1} 氢氧化钠溶液，沉淀又逐渐消失。

3. 蛋白质的可逆沉淀反应[6]

在试管内先后加入蛋白质溶液和饱和硫酸铵溶液各 4 mL，混合均匀后，静置。观察球蛋白沉淀的出现。将上清液转入另一支干净试管中，向上清液中继续加入固体硫酸铵至饱和，观察清蛋白沉淀的出现，用两倍量水稀释溶解沉淀。观察变化过程并解释原因。

4. 蛋白质的不可逆沉淀

1) 加热使蛋白质沉淀[7]

取 2 支试管，编号，加入蛋白质溶液各 2 mL。试管 1#直接加热，试管 2#加 1%乙酸溶液 1 滴后加热，观察并比较结果。然后分别向两试管中加水，振摇，观察沉淀是否溶解并解释原因。

2) 重金属盐沉淀蛋白质[8]

取 3 支试管，编号，各加入蛋白质溶液 1 mL。然后分别滴加 2%碱性乙酸铅溶液、1%硫酸铜溶液与 3%硝酸银溶液各 2 滴，观察变化过程并解释原因。

3) 生物碱沉淀试剂沉淀蛋白质[9]

取 2 支试管，各加入蛋白质溶液 1 mL，1%乙酸溶液 2 滴。然后分别加入饱和鞣酸溶液、饱和苦味酸溶液各 2 滴。观察沉淀生成并解释原因。

【附注】

[1] 茚三酮反应是所有氨基酸和多数蛋白质的共性反应，反应灵敏，在 pH＝5～7 的溶液中反应最适宜。反应机理如下：首先在茚三酮水合物与氨基之间脱去两分子水，同时发生脱羧生成亚胺，亚胺经水解脱去一分子醛后生成氨基茚三酮，后者再与另一分子

茚三酮水合物脱水，最终经互变异构得到蓝紫色化合物。

蓝紫色

[2] 蛋白质溶液的配制：鸡蛋清用蒸馏水稀释 10 倍，通过 2～3 层纱布滤去不溶物。

[3] 米伦反应是含有酚羟基结构的氨基酸和蛋白质的特征颜色反应。米伦试剂即硝酸汞试剂。配制米伦试剂是先将 1 g 金属汞用 2 mL 浓硝酸溶解，然后用 50 mL 蒸馏水稀释，放置过夜，过滤后取滤液即成。

[4] 黄蛋白反应是指含有苯环结构的氨基酸和蛋白质的特征颜色反应。在该反应过程中，因苯环发生硝化反应而生成黄色的硝基衍生物，再加碱液将致溶液颜色变深，这是反应产物发生互变异构的结果。

[5] 缩二脲反应是所有蛋白质的特征颜色(紫色)反应，因为所有蛋白质都含有肽键。

[6] 硫酸铵沉淀蛋白质的过程又称蛋白质的盐析。盐析法是粗分离蛋白质的重要方法之一。在稀盐溶液中，蛋白质的溶解度随盐浓度的增加而升高，这种现象称为盐溶。但当盐浓度增加到一定量时，蛋白质的溶解度又逐渐下降，直到某一浓度时蛋白质从溶液中沉出，称为盐析。这是因为蛋白质分子吸附某种盐离子后，其带电表层使蛋白质分子彼此排斥，而蛋白质分子与水分子间的相互作用却加强，因而溶解度提高。但大量中性盐的加入，将使水的活度降低，进而导致蛋白质分子表面电荷逐渐被中和，水化膜逐渐被破坏，最终引起蛋白质分子间相互聚集并从溶液中析出。用于盐析的中性盐通常有硫酸铵、硫酸钠和硫酸镁等，且以硫酸铵最佳，硫酸铵在水中溶解度大而温度系数小(在 25℃ 时，溶解度为 $767 \text{ g} \cdot \text{L}^{-1}$；在 0℃ 时，溶解度为 $697 \text{ g} \cdot \text{L}^{-1}$)，分离效果好，能保持蛋白质的天然构象，且价廉可得。不同蛋白质盐析时所需盐浓度不同，故调节盐浓度可适当地将蛋白质分开。例如，鸡蛋清中的球蛋白在半饱和硫酸铵溶液中沉淀，清蛋白在饱和硫酸铵中沉淀。

[7] 滴加 0.5～1 滴稀乙酸可促进蛋白质的加热凝固，但乙酸的用量不能过多，否则显酸性的蛋白质溶液因带正电荷而难以沉淀。

[8] 蛋白质一般以可溶性的钠盐、钾盐形式存在，当遇到重金属离子时，因转变为蛋白质的重金属盐而沉淀，同时引起蛋白质的变性，在生化分析上常用此法除去溶液中的蛋白质。某些重金属(如硫酸铜和乙酸铅)沉淀蛋白质时不能过量，否则过多的重金属离子容易吸附在沉淀上反而使沉淀溶解。

[9] 生物碱沉淀试剂因为有蛋白质类似的含氮基团而使蛋白质发生沉淀。该反应在酸

性条件下容易进行，因为蛋白质以正离子的形式与试剂的负离子发生反应，生成不溶性的复盐。

【思考题】

(1)氨基酸有无缩二脲反应？为什么？

(2)如果不小心手指接触到硝酸，手指会变黄，解释这一现象。

实验十六　杂环化合物和生物碱的化学性质

【实验目的】

进一步了解杂环化合物和生物碱的化学性质。

【实验原理】

杂环化合物是自然界中分布广泛的一类芳香化合物，很多杂环化合物具有重要的生理作用和药理作用。杂环化合物的基本母核结构是五元杂环和六元杂环。五元杂环相对来说较易发生亲电取代反应和氧化反应，六元杂环则难以发生亲电取代反应和氧化反应，较易发生亲核取代反应[1]。

生物碱是自然界中存在的具有广泛生理活性的含氮碱性有机物[2]。生物碱的主要化学共性包括碱性、沉淀反应和颜色反应等，常用的生物碱沉淀试剂有碘化汞钾、苦味酸等。大多数沉淀反应在酸性水溶液中进行(苦味酸的沉淀反应在中性条件进行)。利用沉淀反应，不但可以预试生物碱的存在与否，也可以用于生物碱的精制，或在提取过程中，用于指示提取是否完全。但直接用天然植物的酸水浸液做生物碱沉淀反应，通常不能得到准确的结果，因为水浸液中某些成分(如蛋白质、鞣质、胺类等)也能和生物碱沉淀剂产生沉淀，所以必须将水浸液精制后再行实验。通常先选用 3 种以上不同的生物碱沉淀剂进行实验，若均为负反应，则肯定无生物碱存在；若呈正反应，则必须精制后再实验，第二次再呈正反应，才可确证存在生物碱。

【器材和药品】

1. 器材

试管架，试管，试管夹，长滴管，烧杯(500 mL)，量筒(20 mL)，恒温加热板，温度计，玻璃棒，点滴板，红色石蕊试纸，记号笔。

2. 药品

苯，噻吩，喹啉，吡啶，烟碱，饱和咖啡因溶液(0.5%)，饱和苦味酸溶液，浓硫酸，高锰酸钾溶液(0.5%)，碳酸钠溶液(5%)，三氯化铁溶液(1%)，没食子酸乙醇溶液(1%)，氯化汞溶液(10%)，浓盐酸，乙酸溶液(20%)，碘化汞钾溶液。

【实验步骤】

1. 亲电取代反应

取 3 支试管，分别加入苯、噻吩和喹啉溶液 1 mL，然后各加入浓硫酸 1 mL，振摇静置，观察是否分层，并解释原因。

2. 氧化反应

取 4 支试管，编号，分别加入噻吩、吡啶、喹啉和烟碱溶液 1 mL，然后各加入 0.5% 高锰酸钾溶液 1 mL、5% 碳酸钠溶液 1 mL，观察溶液颜色变化情况。把溶液加热至沸腾，又有何变化？解释原因。

3. 碱性反应

（1）取点滴板和红色石蕊试纸，分别滴 1 滴吡啶、喹啉、烟碱和饱和咖啡因溶液，观察试纸颜色的变化。

（2）取 4 支试管，编号，分别加入噻吩、吡啶、喹啉和烟碱溶液 0.5 mL，然后各加入 1 mL 1% 三氯化铁溶液，振摇，观察有无沉淀产生。

4. 沉淀反应

1）苦味酸沉淀

取 4 支试管，编号，分别加入 1 mL 饱和苦味酸溶液，然后分别滴加吡啶、喹啉、烟碱和饱和咖啡因溶液各 2 滴。静置 5~10 min，观察前 3 支试管中是否出现沉淀。继续滴加过量的试液，观察沉淀是否溶解。

2）没食子酸沉淀

取 4 支试管，编号，分别加入 2 mL 1% 没食子酸乙醇溶液，然后分别加入吡啶、喹啉、烟碱和饱和咖啡因溶液各 0.5 mL，混合均匀，观察实验现象。

3）氯化汞和碘化汞钾沉淀

取 4 支试管，编号，各加吡啶、喹啉、烟碱和饱和咖啡因溶液各 0.5 mL。接着在前 2 支试管中加入等体积的 10% 氯化汞溶液（小心有毒！），观察是否有松散的白色沉淀生成。继续加入 2 mL 水，观察有何变化。然后加入 0.5 mL 浓盐酸，观察又有何变化。后 2 支试管中分别滴加 1 滴 20% 乙酸溶液和数滴碘化汞钾[3]溶液，观察是否有黄色沉淀产生。

【附注】

[1] 五元杂环的杂原子以其 p 轨道上的一对电子参与杂环共轭体系的形成，并增加了环上的电子云密度，所以五元杂环比苯环更容易发生亲电取代反应。例如，噻吩在室温下即可发生磺化反应，且产物溶于浓硫酸。工业生产中就是利用此原理除去苯中的噻吩杂质。

六元杂环，如吡啶环，在形成共轭体系的过程中不需要 N 原子提供一对电子，因此 N 原子尚保留着孤电子对而显碱性。该 N 原子对杂环电子效应的影响相当于一个硝基，所以吡啶难发生亲电取代反应, 容易在 α-位和 γ-位发生亲核取代反应。吡啶环遇到强氧化剂时, 被氧化的是与吡啶环直接相连的原子或原子团。例如, 喹啉氧化后得到 2,3-吡啶二甲酸, 烟碱氧化后可得到烟酸, 咖啡因也可被氧化分解。

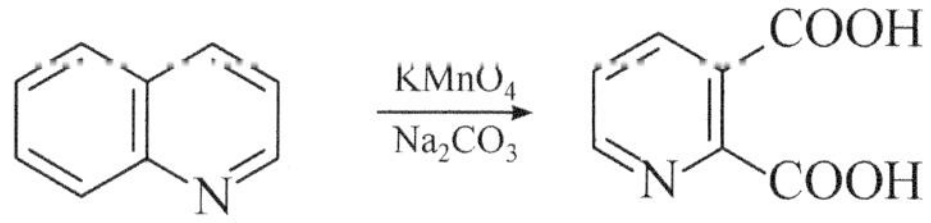

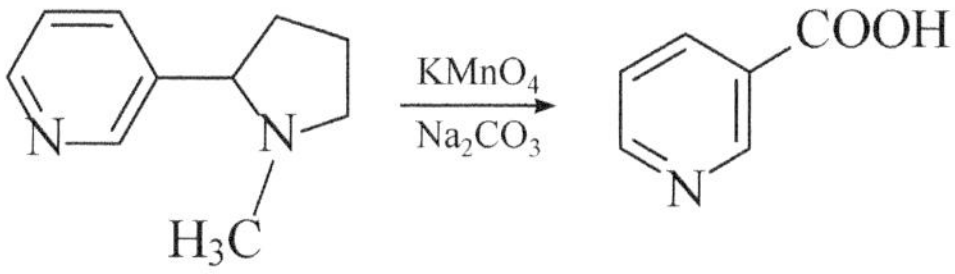

[2] 生物碱一般显碱性, 个别生物碱显中性, 如秋水仙碱, 或显两性, 如吗啡。

[3] 碘化汞钾试剂的配制: 把 5% KI 溶液逐渐滴入 5%氯化汞溶液中, 直到红色的碘化汞沉淀完全溶解为止。

【思考题】

(1)吡啶、喹啉、烟碱的碱性哪个最强? 氯化铁实验说明什么?

(2)依据本实验结果, 总结生物碱具有哪些共性。

实验十七　乙醇的蒸馏及沸点的测定

【实验目的】

(1)通过稀乙醇溶液的浓缩过程, 掌握蒸馏的原理、装置及操作方法。

(2)了解微量法测定液体沸点的操作技术。

【实验原理】

沸点是有机化合物重要的物理常数。纯物质在一定压力下具有恒定的沸点。若有杂质的掺入, 则发生沸点降低或升高的现象, 并且在蒸馏过程中沸点会逐渐变化。因此, 测定沸点可检验物质的纯度[1]。

沸点的测定通常在物质的蒸馏提纯过程中附带进行(常量法)。而测定纯液态有机物的沸点通常用微量法。

乙醇(C_2H_5OH)在常压下是一种易燃、易挥发的无色透明液体, 沸点 78.5℃, 能与水以任意比互溶。稀乙醇蒸馏时, 由于乙醇挥发性较大, 蒸气中乙醇含量较高, 因而可借助蒸馏法提高乙醇浓度。

注意乙醇不可能通过常规的蒸馏或分馏方法把乙醇和水百分之百的分离开来, 原因是在乙醇的蒸馏过程中存在恒沸物[2]。

【器材和药品】

1. 器材

加热套，酒精灯，100℃或150℃温度计，蒸馏瓶，蒸馏头，具塞温度计，冷凝管，接引管，锥形瓶(100 mL，2个)，长颈玻璃漏斗，量筒(100 mL，20 mL)，沸石，提勒管，Φ1 mm 毛细管，Φ3～4 mm 玻璃管(长约5 cm，底端封闭)，橡胶圈，铁圈。

2. 药品

乙醇(75%)，无水乙醇，液状石蜡。

【实验步骤】

1. 乙醇的常压蒸馏

1)蒸馏装置安装

常压蒸馏最常用的装置如图2-27所示。由蒸馏瓶、温度计、冷凝管、接引管和接收瓶等部件组成。

安装仪器前，首先选择规格合适的仪器。安装的顺序是先从热源(煤气灯、加热套、酒精灯或恒温加热板)处开始，按"由下而上，由左到右(或由右到左)"的顺序，依次安放铁架台、加热套和蒸馏瓶等。蒸馏瓶的瓶口用铁夹垂直夹好，接上蒸馏头，再接上温度计，并调整温度计的高度，使水银球上端与蒸馏头支管口的下端平齐。安装冷凝管时，应先调整好位置使其与蒸馏瓶支管同轴，然后松开冷凝管铁夹，使冷凝管沿此轴转动，和蒸馏瓶相连，这样才不致折断蒸馏瓶支管。铁夹不应夹得太紧或太松，以夹住后稍用力尚能转动为宜。铁夹内要垫有橡胶等软物质，以免夹破仪器。整个装置要求准确端正，无论从正面还是从侧面观察，全套装置中各仪器的轴线都要在同一平面内。所有的铁夹和铁架都应尽可能整齐地放在仪器的背后。

2)蒸馏

(1)加料。仪器装好后，取下温度计，通过长颈玻璃漏斗或直接沿着蒸馏头管口的瓶壁倒入30 mL 75%乙醇于蒸馏瓶中(注意液体不能从蒸馏头的支管口流出)。加入几粒沸石[3]，装好温度计，检查仪器的各部分连接是否紧密和妥善。

(2)加热。接通冷凝水，加热。注意观察蒸馏瓶中的现象和温度上升的情况。加热一段时间后，液体沸腾，蒸气逐渐上升。上升到温度计水银球时，温度计水银柱急剧上升。此时应控制加热速度，使蒸气不要立即冲出蒸馏瓶的支管中，而是冷凝回流。待温度稳定后，再稍加大火焰，进行蒸馏。调节加热速度，控制馏出液滴以每秒1～2滴为宜[4]。整个蒸馏过程中，水银球上应始终保持有液滴。

(3)沸点观察及馏出液收集。蒸馏前准备两个锥形瓶作为接收器，温度稳定前的馏分，常为沸点较低的液体，称为前馏分。待温度趋于稳定后，蒸出的物质就是较纯的物质。此时更换另一洁净干燥的接收器，记下此时温度计的读数。待收集约20 mL 乙醇(若是纯物质则蒸至最后一滴)时，停止蒸馏，记下此时温度计的读数。前后两次读数即为乙醇的沸点范围。

(4)仪器拆除。蒸馏完毕，先停止加热，稍冷后停止通水，拆除仪器。仪器拆除的顺序和装配时相反，先拆除接收器，然后依次拆下接引管、冷凝管和蒸馏瓶等。

2. 微量法测定乙醇的沸点

微量法测定沸点的装置参见图 2-26。

1) 沸点管的制备

沸点管由内、外管组成。外管为一根内径 3～4 mm，长约 5 cm 底端封闭的玻璃管。取一根内径约 1 mm、长约 4 cm 的毛细管作为内管，用酒精灯的外焰均匀加热将其一端封闭，冷却后将封闭端插入水中检查密封效果，如果没有水进入毛细管，则密封成功。

2) 加样

置无水乙醇样品于沸点管的外管中(液面高度为 2～3 mm)，放入内管(封闭的那一端向上，开口端向下)。然后将沸点管用橡胶圈附于温度计上(样品中点位置在水银球中央)，放入盛有适量液状石蜡的提勒管(图 2-24)中，液状石蜡需刚好充满提勒管上支管上沿，沸点管的 1/2～2/3 应没入液状石蜡中。

3) 沸点测定

利用盛有液状石蜡的提勒管作油浴。用酒精灯先在提勒管的底部移动预热，然后固定在支管处缓缓加热。加热过程中由于内管中气体膨胀，会有小气泡缓缓逸出，在到达或超过该液体的沸点时，将有一连串的小气泡快速地逸出(同时排出内管中的空气)。此时要停止加热，使油浴自行冷却，气泡逸出的速度即慢慢减缓。在气泡不再冒出，而液体刚要进入内管的瞬间(最后一个气泡刚欲缩回内管中时——要注意细心观察)，表示毛细管内的蒸气压与外压相等。记录温度计读数，此时的温度即为该液体的沸点。

【附注】

[1] 纯粹的液体有机化合物在一定的压力下具有一定的沸点，且沸程极小(1～2℃)。但是，具有固定沸点的液体不一定是纯粹的化合物。因为某些有机化合物通常与其他组分形成二元或三元等共沸混合物，它们也有一定的沸点。因此，沸点测定不能作为液体有机化合物纯度的唯一标准。

[2] 恒沸物又称共沸物，是指两组分或多组分的液体混合物，在恒定压力下沸腾时，其组分与沸点均保持不变。这实际是表明，此时沸腾产生的蒸气与液体本身有着完全相同的组分。这类混合物的温度-组分相图有显著的特征，即其气相线(气液混合物和气态的交界)与液相线(液态和气液混合物的交界)有共同的最高点或最低点。如果此点为最高点，则称为正恒沸物；如果此点为最低点，则称为负恒沸物。大多数恒沸物都是负恒沸物，即有最低沸点。需要注意的是，任一恒沸物都是针对某一特定外压而言。对于不同压力，其恒沸组分和沸点都将有所不同。乙醇(95%)和水(25%)形成恒沸物，沸点 78.2℃属于负恒沸物。

[3] 沸石必须在加热前加入。若加热前忘记加入，补加时必须先停止加热，待被蒸物冷至沸点以下方可加入。若在液体达到沸点时投入沸石，会引起暴沸，部分液体可能冲出瓶外引起烫伤或火灾。如果沸腾中途停止过，在重新加热前应加入新的沸石。

[4] 蒸馏时的速度不能太快，否则易在蒸馏头的颈部造成过热现象或冷凝不完全，使温度计读得的沸点偏高；同时蒸馏也不能进行得太慢，否则由于温度计的水银球不能被

蒸出液的蒸气充分浸润而使温度计上所读得的沸点偏低或不规则。

【思考题】

(1)蒸馏时为什么要使温度计水银球的上限与蒸馏头支管的下限在同一水平线上？蒸馏前为什么要加入沸石？

(2)如何通过常量法测定液体的沸点判断一物质的纯度？如果液体物质具有恒定的沸点，能否认为一定是纯物质？为什么？

(3)微量法测沸点时，如遇到以下情况，结果将如何？

① 沸点管内管空气未排除干净；

② 沸点管内管下端未封好；

③ 加热速度太快。

扫一扫　乙醇蒸馏
　　　　乙醇沸点测定

Ⅱ　综合性实验

实验十八　环己烯的制备

【实验目的】

(1)学习用酸催化脱水制取烯烃的原理与方法。

(2)学习分馏、蒸馏等基本操作。

【实验原理】

烯烃是重要的有机化工原料。工业上主要通过石油裂解的方法制备烯烃，也可以利用醇在氧化铝等催化剂存在下，进行高温催化脱水来制取。实验室则主要用浓硫酸、浓磷酸作催化剂使醇脱水或卤代烃在醇钠作用下脱卤化氢来制备烯烃。

本实验采用浓磷酸作催化剂使环己醇脱水来制备环己烯，反应式如下：

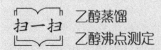

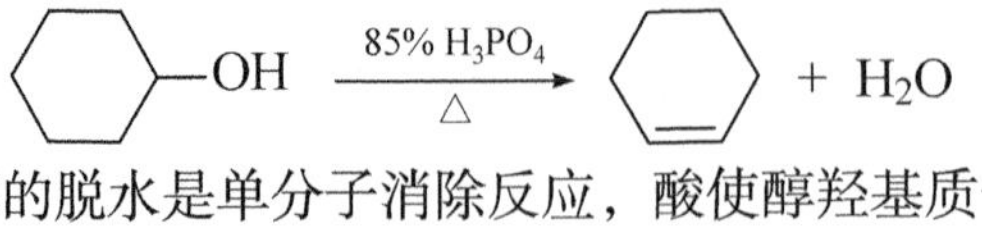

$$\text{—OH} \xrightarrow[\triangle]{85\% \text{ H}_3\text{PO}_4} \qquad + \text{ H}_2\text{O}$$

在强酸催化下，醇的脱水是单分子消除反应，酸使醇羟基质子化，质子化羟基易于离去而生成正碳离子，后者再失去一个质子，生成烯烃。

【器材和药品】

1. 器材

圆底烧瓶(25 mL，100 mL)，刺形分馏头，蒸馏头，直形冷凝管，分液漏斗，接引管，锥形瓶，具塞温度计，电热套，水浴锅(可以用 500 mL 大烧杯或者 90 mm 结晶皿代替)，药匙，烧杯，橡胶管，铁架台，烧瓶夹，万用夹。

2. 药品

环己醇，磷酸(85%)，饱和氯化钠溶液，无水氯化钙，冰块。

【实验步骤】

在干燥的 100 mL 圆底烧瓶中，加入 25 g 环己醇[1]、10 mL 85%磷酸、2～3 粒沸石，充分振荡，使之混合均匀。安装时圆底烧瓶瓶底不要直接接触电热套内壁和套底，使烧瓶和加热套之间留适度的间隙，然后在烧瓶口装上刺形分馏头，接上冷凝管，用 25 mL 圆底烧瓶作为接收器，置于冰水中冷却。在刺形分馏头顶部装具塞温度计，以测量分馏液的温度(实验装置见图 2-31)。

顺时针调整加热套旋钮，让电热套徐徐升温，使混合物沸腾，慢慢地蒸出含水的浑浊状液体；注意控制刺形分馏头的顶部温度为 70～90℃，接收器馏出液滴的速率为每 2～3 秒 1 滴；加热至无馏出液蒸出、烧瓶内有白色烟雾出现时，立即停止加热，撤去热源；用量筒量出馏出液中水层与油层的体积，并做好记录。

将馏出液移入分液漏斗中，静止分层，分出下层；于上层油层中用等体积的饱和氯化钠溶液洗 3 次，每次摇匀后，静置分层，分出水层，最后将油层从分液漏斗的上口倾入干燥的小锥形瓶中，加入 1～2 g 块状无水氯化钙[2]，用磨口塞塞紧，放置 0.5 h 后，将环己烯[3],[4]滤入干燥的蒸馏烧瓶中，加入 1～2 粒沸石，水浴加热蒸馏，接收器置于冰水浴中冷却，收集 80～85℃的馏分。将环己烯馏出液倒入已知质量的具塞样品瓶中，用磨口塞塞紧后称量，得实际产量并计算产率。

【附注】

[1] 环己醇熔点 24℃，沸点 161.5℃，密度 0.962，水溶性 3.6 g·mL^{-1}，室温下是黏稠液体，若用量筒量取时，应注意转移中的损失，可采取百分之一电子天平直接称量进行取样。

[2] 用无水氯化钙可干燥水并去除少量残留的环己醇，如果干燥剂附着器壁或相互黏结时则说明干燥剂用量不够，一般每 10 mL 液体加无水氯化钙 0.5～1 g，水分除去的基本标志为原浑浊液体变为澄清透明的液体。

[3] 环己烯无色液体，熔点–103.5℃，沸点 82.98℃，密度 0.8102。易溶于乙醇、乙醚、丙酮和四氯化碳等有机溶剂，不溶于水。环己烯与环己醇、水相互可形成二元共沸物，环己烯和环己醇共沸物(环己醇体积分数 30.5%)的共沸点为 64.9℃，环己烯和水共沸物(水体积分数 10%)的共沸点为 70.8℃，环己醇和水共沸物(水体积分数 80%)的共沸点为 97.8℃。

[4] 环己烯具有中等毒性，勿吸入或触及皮肤，易燃，应远离火源；环己醇毒性比环己烯强，不要吸入或触及皮肤；磷酸是中强酸，属二级无机酸性腐蚀品，不要溅入眼睛或触及皮肤。

【思考题】

(1)加热时,为什么刺形分馏头的顶部温度不能超过 90℃?温度过高,有什么缺点?

(2)为什么要加入饱和食盐水?

(3)在加入无水氯化钙进行干燥时,若干燥过程不彻底,对后处理会有什么影响?无水氯化钙在干燥过程中除了能吸收水分之外,还有什么作用?

(4)本次实验中,一共排出了多少废水与废渣?请设计治理方案。

(5)参考有机化合物特征官能团的红外光谱和特征质子的化学位移,标出下列产物的红外光谱对应的环己烯基团结构和核磁共振谱图中各峰对应的 H 原子。

【产物谱图】

环己烯的红外光谱图和核磁共振波谱图如图 4-1 和图 4-2 所示。

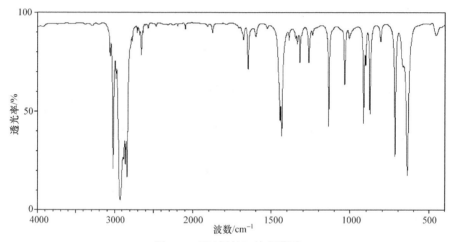

图 4-1　环己烯的红外光谱图

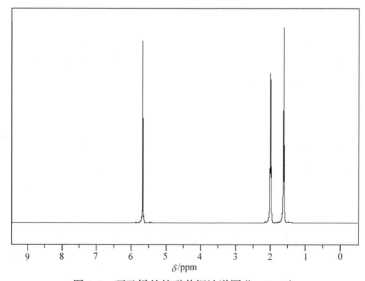

图 4-2　环己烯的核磁共振波谱图(¹H NMR)

实验十九　1-溴丁烷的合成

【实验目的】

(1)学习以正丁醇、溴化钠和浓硫酸为原料制备 1-溴丁烷的原理和方法。

(2)熟悉加热回流操作和液体干燥操作技术。

【实验原理】

实验室制备卤代烷的方法大多采用结构上相对应的醇与氢卤酸作用，通过发生 S_N2 取代反应来实现。例如，1-溴丁烷就是利用正丁醇与氢溴酸的反应来制备的，其中氢溴酸是通过浓硫酸和溴化钠(或溴化钾)的反应而获得的。但硫酸的存在会使醇脱水生成烯烃和醚等副产物。

主反应：

$$NaBr + H_2SO_4 \longrightarrow HBr + NaHSO_4$$

$$n\text{-}C_4H_9OH + HBr \Longleftrightarrow n\text{-}C_4H_9Br + H_2O$$

副反应：

$$2(n\text{-}C_4H_9OH) \xrightarrow{\ H_2SO_4\ } (n\text{-}C_4H_9)_2O + H_2O$$

$$n\text{-}C_4H_9OH \xrightarrow{\ H_2SO_4\ } CH_3CH_2CH = CH_2 + H_2O$$

$$2HBr + H_2SO_4 \longrightarrow Br_2 + SO_2 + H_2O$$

【器材和药品】

1. 器材

圆底烧瓶(100 mL)，电热套，蒸馏头，具塞温度计，冷凝管、接引管，锥形瓶(100 mL，50 mL)，球形冷凝管，分液漏斗(125 mL)，烧杯，锥形漏斗，量筒，沸石。

2. 药品

正丁醇，无水溴化钠，浓硫酸，氢氧化钠溶液(5%)，饱和碳酸氢钠溶液，无水氯化钙。

【实验步骤】

在 100 mL 圆底烧瓶中，加入 10.0 mL 水，在冷却和不断振荡下，小心分批加入 14.0 mL 浓硫酸。混合均匀，冷却至室温后[1]，依次加入 9.2 mL 正丁醇(用移液管量取)和 13.0 g 研细的无水溴化钠(电子天平称取),充分振摇后加入 2~3 粒沸石。安装回流装置,冷凝管上口连接气体吸收装置(用小烧杯装 5%氢氧化钠溶液作吸收剂,与冷凝管上口连接的长橡胶管另一端的小锥形漏斗倾斜置于吸收剂内),小火加热回流 30 min。待反应液冷却后,移去冷凝管,改为蒸馏装置,馏出物即为粗产物 1-溴丁烷,约 9.5 mL[2]。由于无机盐水溶液相对密度较大,因此上层溶液为 1-溴丁烷。烧瓶内的废液趁热倒入废杯内待处理。

将馏出液移至 125 mL 分液漏斗中,加入等体积的水洗涤[3]。分去水层,产物转入另一干燥分液漏斗中,用等体积的浓硫酸洗涤[4]。仔细分去硫酸层,有机相依次用等体积的水、饱和碳酸氢钠溶液和水洗涤后转入干燥的锥形瓶中。用 0.5 g 无水氯化钙干燥,间歇摇动锥形瓶,直到液体清亮为止。将干燥好的产物蒸馏,收集 99~103℃的馏分,参考产量(非理论产量)约 5.5 mL。纯 1-溴丁烷为无色透明液体。

【附注】

[1] 若不充分摇动并冷却至室温,加入溴化钠后,溶液往往变成棕红色,即有溴游离出来。

[2] 1-溴丁烷是否蒸完,可以从以下几方面判断:馏出液是否由浑浊变为澄清;蒸馏瓶中的上层油状物是否消失;取一试管收集几滴馏出液,加水摇动观察有无油珠出现,若无,表示馏出液中已无有机物,蒸馏完成。

[3] 若水洗后产物呈棕红色,可用少量的饱和亚硫酸氢钠水溶液洗涤以除去由于浓硫酸的氧化作用生成的游离溴单质。

[4] 浓硫酸可洗去粗品中少量的未反应的正丁醇和副产物丁醚等杂质,否则正丁醇可与 1-溴丁烷形成共沸物而难以除去。

【思考题】

(1)粗产物 1-溴丁烷中含有哪些杂质?各步洗涤的目的是什么?

(2)用分液漏斗分离或洗涤时,1-溴丁烷有时在上层,有时在下层,如果不知道产物的密度,可用什么简便的方法加以判别?

(3)如果实验产率较低,试分析原因。

【安全提示】

浓硫酸具有强腐蚀性,使用时须小心。在加料过程中,应先加水,然后在振摇下缓慢加入浓硫酸,切忌将水倒入浓硫酸中。

【产物谱图】

1-溴丁烷的红外光谱图和核磁共振波谱图如图 4-3 和图 4-4 所示。

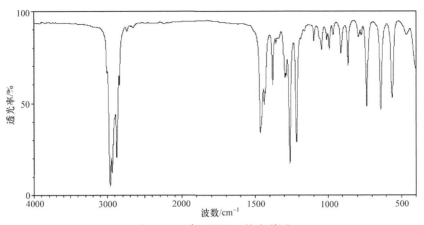

图 4-3　1-溴丁烷的红外光谱图

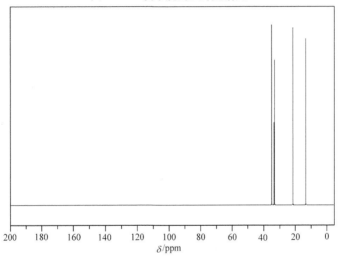

图 4-4　1-溴丁烷的核磁共振波谱图(^{13}C NMR)

实验二十　硝基苯的制备

【实验目的】

(1)学习芳香烃硝化的基本原理。
(2)掌握萃取、空气冷凝等基本操作。

【实验原理】

在浓硫酸催化下，由浓硝酸和苯经硝化反应可制备硝基苯，其反应式为

$$\text{苯} + \text{浓}HNO_3 \xrightarrow[\text{50}\sim\text{55℃}]{\text{浓}H_2SO_4} \text{硝基苯} + H_2O$$

该反应机理属于亲电取代反应。若苯环上存在给电子基团，则反应更易进行，甚至不需要浓硫酸催化，仅用硝酸即可；若苯环上存在吸电子基团，则反应较难发生。实际操作中通常使用混酸(浓硝酸与浓硫酸混合物)进行硝化，对反应活性更小的芳烃需要用发烟硫酸代替浓硫酸。

【器材和药品】

1. 器材

锥形瓶(100 mL，干燥)，圆底三口烧瓶(50 mL，250 mL)，玻璃管，橡胶管，温度计(100℃，300℃)，磁力搅拌器，磁力搅拌子，量筒(20 mL，干燥)，滴液漏斗(50 mL，干燥)，圆底烧瓶(50 mL，干燥)，分液漏斗(100 mL)，空气冷凝管，石棉网，烧杯，铁架台，铁圈，电热套，水浴锅(可以用 500 mL 大烧杯或者 90 mm 结晶皿代替)，恒温加热板。

2. 药品

苯，浓硝酸，浓硫酸，氢氧化钠溶液(5%)，无水氯化钙。

【实验步骤】

1. 硝基苯的制备

在 100 mL 锥形瓶中，加入 18 mL 浓硝酸，在冷却和振荡下慢慢加入 20 mL 浓硫酸制成混合酸备用。

在 250 mL 圆底三口烧瓶内放置 18 mL 苯及一粒磁力搅拌子，三口烧瓶分别装置温度计(水银球伸入液面下)、滴液漏斗及冷凝管，冷凝管上端连一橡胶管并通入水槽[1]。开动磁力搅拌器搅拌，自滴液漏斗滴加上述备用混合酸，控制滴加速度，使反应温度维持在 50～55℃，勿超过 60℃[2]，必要时可用冷水冷却三口烧瓶。整个滴加过程约需 1 h。滴加完毕后，继续搅拌 15 min。

2. 硝基苯的分离与提纯

在冷水浴中冷却反应混合物，然后将其移入 100 mL 分液漏斗中。分出下层液体(混合酸)，在通风橱中小心地将其倒入废液杯中待回收处理。有机层依次用等体积(约 20 mL)的水、5%氢氧化钠溶液及水洗涤后[3]，将硝基苯移入内含 2 g 无水氯化钙的 50 mL 锥形瓶中，振摇至浑浊消失。

将干燥后的硝基苯滤入 50 mL 干燥圆底烧瓶中，连接空气冷凝管，在石棉网上加热蒸馏[4]，205～210℃收集馏分，参考产量(非理论产量)约 18 g。

纯硝基苯为无色透明油状液体，沸点 210.8℃，$n_D^{20} = 1.5562$。

【附注】

[1] 硝化过程中由于硝酸的氧化作用而生成一些低价氮的氧化物,这些物质有毒,故应避免让其于室内逸出,可加入少量尿素除去。

$$2HNO_2 + (H_2N)_2CO \longrightarrow 2N_2 + CO_2 + 3H_2O$$

[2] 硝化反应是放热反应,温度若超过 60℃,将有较多的副产物二硝基苯生成,还会导致部分硝酸和苯挥发逸出。

[3] 硝基苯中夹杂的硝酸若没有洗净,最后蒸馏时硝酸将会发生分解,生成红棕色的二氧化氮,同时也增加了生成二硝基苯的可能性。洗涤硝基苯时,特别是用氢氧化钠溶液洗涤时,不可过分用力摇荡,否则因产品乳化而难以分层。若遇此情况,可加入固体氯化钙或氯化钠饱和,或加数滴乙醇,静置片刻,即可分层。

[4] 高沸点的蒸气易在蒸馏头部位冷凝而无法蒸馏出来,因此应在蒸馏头周围加石棉保温,以使蒸馏顺利进行。另外,因残留在烧瓶中的二硝基苯在高温时易发生剧烈分解,故蒸馏时蒸馏温度不能超过 214℃,也不能蒸干。

【思考题】

(1) 本实验反应温度为什么要控制在 50～55℃？温度过高有什么不好？

(2) 粗产物硝基苯依次用水、5%氢氧化钠溶液与水洗涤的目的是什么？

(3) 甲苯和苯甲酸硝化的产物是什么？你认为反应条件有哪些差异？为什么？

【安全提示】

硝基化合物对人体有较大的毒性,吸入过多蒸气或被皮肤接触吸收,均会引起中毒,所以处理硝基苯或其他硝基化合物时,必须小心谨慎。若不慎触及皮肤,应立即用少量乙醇擦洗,再用肥皂及温水冲洗,切记勿让硝基苯触及伤口。

【产物谱图】

硝基苯的红外光谱图和核磁共振波谱图如图 4-5 和图 4-6 所示。

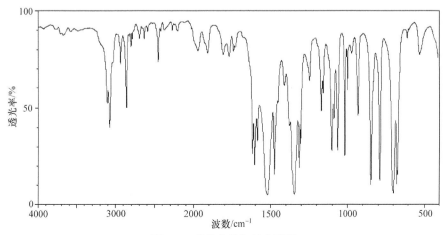

图 4-5　硝基苯的红外光谱图

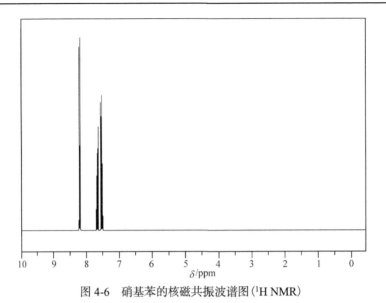

图 4-6　硝基苯的核磁共振波谱图（^{1}H NMR）

实验二十一　苯氧乙酸的合成

【实验目的】

(1) 学习苯氧乙酸的制备方法，了解威廉森 (Williamson) 合成法的机理及其应用。
(2) 熟悉重结晶法提纯有机化合物的基本操作。

【实验原理】

苯氧乙酸是一种白色片状或针状晶体，可用于合成染料、药物与杀虫剂，还可直接用作植物生长调节剂。苯氧乙酸对人畜无害，因而应用较为广泛。

本实验是利用威廉森合成法制备酚醚。威廉森合成法是制备醚的一种很好的方法，该合成法中只能选用伯卤代烷与醇钠或酚钠为原料，因为醇钠或酚钠是亲核试剂，又是强碱，仲、叔卤代烷 (特别是叔卤代烷) 在强碱条件下主要发生消除反应生成烯烃，得不到相应的醚。苯氧乙酸可用苯酚、一氯乙酸在碱性溶液中通过威廉森反应制得。

$$2ClCH_2COOH + Na_2CO_3 \longrightarrow 2ClCH_2COONa + H_2O + CO_2$$

$$\text{OCH}_2\text{COONa}\text{（苯基）} + \text{HCl} \longrightarrow \text{OCH}_2\text{COOH}\text{（苯基）} + \text{NaCl}$$

【器材和药品】

1. 器材

锥形瓶(100 mL)，烧杯(250 mL)，三口烧瓶(100 mL)，控温磁力搅拌器，冷凝管，温度计，滴液漏斗，加热套，布氏漏斗，抽滤瓶。

2. 药品

氯乙酸，苯酚，碳酸钠，氢氧化钠，盐酸(20%)，乙醚，氯化钠溶液(15%)，冰块。

【实验步骤】

1. 配制氯乙酸钠溶液

依次将氯乙酸 3.1 g(32.5 mmol)和 10 mL 15%氯化钠溶液加入 100 mL 锥形瓶中，控温磁力搅拌器搅拌下少量多次慢慢加入 2 g 碳酸钠，加入速度以反应混合物的温度不超过 40℃为宜[1]，此时 pH 为 7～8。若 pH 小于此值，再改用饱和碳酸钠水溶液将反应混合液 pH 调至 7～8，待用。

2. 配制苯酚钠溶液

在 100 mL 三口烧瓶上装置回流冷凝管和温度计，向三口烧瓶中加入 1.3 g 氢氧化钠、7.5 mL 水和 2.8 g 苯酚，开动搅拌器使固体溶解，冷却后待用。

3. 苯氧乙酸的合成

将配好的氯乙酸钠溶液加入上述苯酚钠溶液的三口烧瓶中，开动控温磁力搅拌器搅拌，加热，反应温度保持在 100～110℃，回流 2 h，直至 pH 为 7～8，反应结束[2]。趁热将反应混合物倒入 250 mL 烧杯中，加入 30 mL 水，搅拌均匀，用 20%盐酸调节 pH 为 2～3，冰水冷却，析出白色晶体。抽滤，用 5 mL 冷水洗涤粗产品，抽干后，将苯氧乙酸粗产品倒入 250 mL 烧杯中，加入 30 mL 水，再加入 1.5 g 左右的固体碳酸钠使苯氧乙酸固体刚好溶解；将溶液转入分液漏斗中，加入 10 mL 乙醚，振荡，静置分层，分去乙醚层，水层分别用 10 mL 乙醚再萃取 2 次[3]；最后，水层用 20%盐酸酸化至 pH 为 2～3，静置，冰水冷却结晶，得到白色晶体，抽滤后用冷水洗涤滤饼 2 次，干燥后即得精制产物；称量，计算产率。

苯氧乙酸[4]熔点为 99℃。

【附注】

[1] 配制氯乙酸钠溶液时，采用食盐水有利于抑制氯乙酸水解。中和反应温度超过 40℃时，氯乙酸易发生水解。

[2] 合成苯氧乙酸反应刚开始时，反应混合物 pH 为 12，随着反应的进行，其 pH 逐渐变小，直至 pH 为 7～8，反应结束。

[3] 乙醚用于萃取少量未反应的游离苯酚。

[4] 苯氧乙酸对人畜无害，应用比较广泛。苯氧乙酸经卤化后能得到许多有用的衍生物，如增产灵 4-碘苯氧乙酸、植物生长素 2,4-二氯苯氧乙酸等。

【思考题】

(1) 以苯酚钠和氯乙酸作为原料制备醚时，为什么要使氯乙酸成盐？可否用苯酚和氯乙酸直接反应制备醚？

(2) 用碳酸钠中和氯乙酸时为什么要加食盐水？

(3) 从亲核取代反应、亲电取代反应和产品分离纯化的要求等方面说明本实验中各步反应调节 pH 的目的和作用。在苯氧乙酸合成过程中，为什么 pH 会发生变化？以 pH 7～8 作为反应终点的依据是什么？

【安全提示】

氯乙酸具有强烈的刺激性和腐蚀性，能灼伤皮肤；若不慎触及皮肤，应立即用水冲洗。

【产物谱图】

苯氧乙酸的红外光谱图和核磁共振波谱图如图 4-7 和图 4-8 所示。

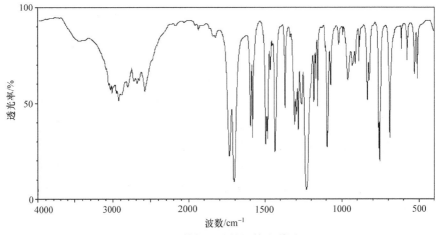

图 4-7　苯氧乙酸的红外光谱图

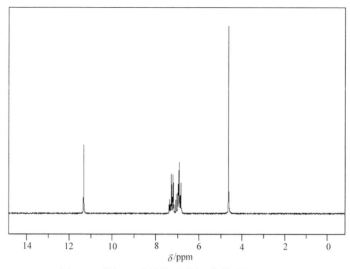

图 4-8　苯氧乙酸的核磁共振波谱图(¹H NMR)

实验二十二　植物生长调节剂 2, 4-二氯苯氧乙酸的制备

【实验目的】

(1) 了解 2,4-二氯苯氧乙酸的制备方法。

(2) 复习分液漏斗的使用、重结晶等基本操作。

【实验原理】

2,4-二氯苯氧乙酸又称 2,4-D，是一种熟知的除草剂和植物生长调节剂，也是 20 世纪开发最成功、全球应用最广的除草剂之一。低浓度的 2,4-二氯苯氧乙酸对植物生长具有刺激作用，能促进农作物早熟增产，防止果实早期落花落果；高浓度的 2,4-二氯苯氧乙酸对植物具有灭杀作用，可作除草剂，还可用作防霉剂。

工业上通常采用下列方法生产 2,4-二氯苯氧乙酸：①苯酚氯化缩合法，即苯酚在其熔融状态下氯化，随后将得到的二氯酚与氯乙酸缩合；②苯酚与氯乙酸在碱性条件下缩合生成苯氧乙酸，再用氯气氯化。方法①有许多缺陷，最重要的是此法不能确保制备出完全不含二噁英类化合物的 2,4-二氯苯氧乙酸，而二噁英是剧毒物质，即使是十亿分之几的极低量(质量含量)下也会对人和动植物造成毒害；其次，用此法制备高质量产品所需的纯化操作冗长、成本高。方法②则可防止二噁英的生成，并克服了方法①的其他缺陷，是相对较好的一种制备方法。

本实验采取先缩合后氯化的合成路线，并先后使用浓盐酸加过氧化氢以及次氯酸在酸性介质中的分步氯化来制备 2,4-二氯苯氧乙酸。

反应式如下：

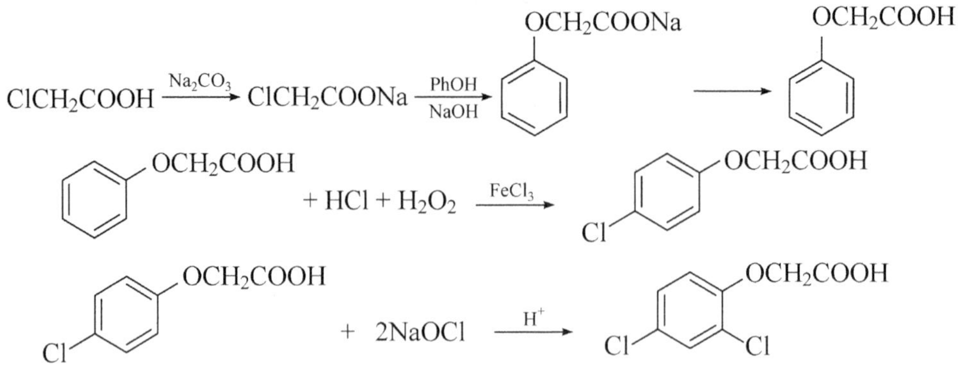

【器材和药品】

1. 器材

三口烧瓶(100 mL)，磁力搅拌器，冷凝管，滴液漏斗，烧杯，抽滤瓶，布氏漏斗，锥形瓶(150 mL)，恒温加热板，水浴锅(可以用 500 mL 大烧杯或者 90 mm 结晶皿代替)，pH 试纸，刚果红试纸。

2. 药品

氯乙酸,苯酚,碳酸钠溶液(10%)，冰醋酸,浓盐酸,盐酸(20%)，过氧化氢溶液(33%)，次氯酸钠溶液(5%)，乙醇水溶液(1:3)，乙醚，三氯化铁，冰块。

【实验步骤】

1. 苯氧乙酸的制备

参见实验二十一。

2. 对氯苯氧乙酸的制备

将 100 mL 三口烧瓶安装在磁力搅拌器上，分别安装回流冷凝管和滴液漏斗。在三口烧瓶内加入 3.0 g(0.02 mol)制得的苯氧乙酸和 10 mL 冰醋酸，启动搅拌并用水浴加热，当浴温升至 55℃时加入约 0.02 g 三氯化铁和 10 mL 浓盐酸。继续加热至 60~70℃时，自滴液漏斗慢慢滴加 3 mL 过氧化氢溶液(33%)[1]。滴完后维持浴温在 60~70℃，搅拌下反应 20 min，接着升温至瓶内固体全部溶解，然后慢慢冷却结晶，用冰水浴进一步冷却使结晶完全析出，抽滤。粗产物先用水洗涤，然后用乙醇水溶液(1:3)重结晶，干燥后称量，计算产率。

3. 2,4-二氯苯氧乙酸的制备

将 150 mL 锥形瓶放在磁力搅拌器上，加入 1.0 g(5.36 mmol)制得的对氯苯氧乙酸和 12 mL 冰醋酸,启动搅拌,使固体溶解。在冰水浴冷却下边搅拌边将 20 mL(0.014 mmol)5%

的次氯酸钠溶液自滴液漏斗滴至锥形瓶中。滴加完后，撤去冰水浴，升温至 20～25℃继续搅拌反应 5 min[2]。加入 50 mL 水，搅拌均匀后用 20%盐酸酸化至刚果红试纸变蓝。

将溶液转入分液漏斗，用乙醚萃取 3 次，每次 25 mL。合并醚层，先用 15 mL 水洗涤 1 次，再用 10%碳酸钠溶液反萃取两次，每次 15 mL。将碳酸钠萃取液合并倒入烧杯中，用 20%盐酸酸化至刚果红试纸变蓝，静置、冷却结晶，抽滤。晶体用少量冷水洗涤，干燥后称量，计算产率。

纯 2,4-D 的熔点为 138℃。

【附注】

[1] 盐酸勿过量，滴加过氧化氢溶液宜慢，严格控温，使生成的氯气充分参与亲核取代反应。氯气有刺激性，特别是对眼睛、呼吸道和肺部器官，应注意操作，勿使气体逸出，并注意开窗通风。

[2] 严格控制温度、pH 和试剂用量是 2,4-D 制备实验的关键。次氯酸钠用量勿多，反应保持在室温以下。

【思考题】

(1)从亲核取代反应、亲电取代反应和产品分离纯化的要求等方面说明本实验中各步反应调节 pH 的目的和作用。

(2)以苯氧乙酸为原料，如何制备对溴苯氧乙酸？为什么不能用本法制备对碘苯氧乙酸？

【产物谱图】

2,4-二氯苯氧乙酸的红外光谱图和核磁共振波谱图如图 4-9 和图 4-10 所示。

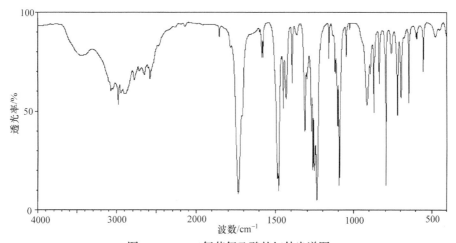

图 4-9　2,4-二氯苯氧乙酸的红外光谱图

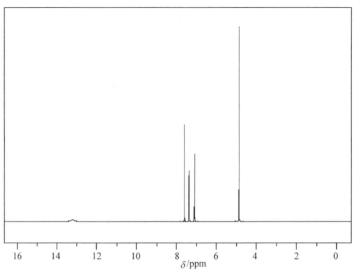

图 4-10　2,4-二氯苯氧乙酸的核磁共振波谱图(^{1}H NMR)

实验二十三　苯乙酮的合成

【实验目的】

(1)学习并掌握傅-克酰基化反应的基本原理和实验方法。

(2)掌握无水操作及机械搅拌的使用方法。

【实验原理】

制备芳酮最重要的方法是傅-克酰基化反应。苯乙酮的合成是利用苯与乙酸酐在路易斯酸催化剂(无水三氯化铝)的作用下发生反应。乙酸酐的酰化能力较弱，但价格便宜。

$$\text{C}_6\text{H}_6 + \text{CH}_3\text{COCCH}_3 \xrightarrow{\text{AlCl}_3} \text{C}_6\text{H}_5\text{CCH}_3 + \text{CH}_3\text{COOH}$$

【器材和药品】

1. 器材

三口烧瓶(50 mL)，球形冷凝管，干燥管，控温磁力搅拌器，恒压滴液漏斗，烧杯，搅拌子，分液漏斗，量筒(10 mL)，水浴锅(可以用500 mL大烧杯或者90 mm结晶皿代替)。

2. 药品

乙酸酐，无水苯，无水三氯化铝，浓盐酸，氢氧化钠溶液(10%)，无水氯化钙，无水硫酸镁，石油醚。

【实验步骤】

反应装置如图 4-11 所示，在装有搅拌子、恒压滴液漏斗和回流冷凝管（上口接一个装有无水氯化钙的干燥管，并与 HCl 气体吸收装置相连[1]）的 50 mL 的三口烧瓶中，迅速加入 6.5 g 无水三氯化铝和 8 mL 无水苯，边搅拌边滴加 2 mL 乙酸酐[2]。开始先少加几滴，待反应开始后再继续滴加。此反应为放热反应，应注意控制乙酸酐的滴加速度，以使三口烧瓶稍热为宜，切勿使反应过于激烈，必要时用冷水冷却反应瓶[3]，此过程需 10 min 左右。加料完毕，待反应稍缓和后，用沸水浴加热回流并搅拌，直至无 HCl 气体逸出为止，此过程需 50 min 左右。

待反应液冷却到室温后进行水解，在搅拌下将反应液倾入盛有 10 mL 浓盐酸和 20 g 碎冰的烧杯中（此操作在通风橱中进行），若还有固体存在，应补加适量浓盐酸使其溶解[4]。然后将反应液转入分液漏斗中，分出上层有机相，用 30 mL 石油醚 2 次萃取下层水相，合并有机相，依次用 5 mL 10%氢氧化钠溶液和 5 mL 水洗至中性。用无水硫酸镁干燥。在水浴上蒸出石油醚和苯，稍冷后改用空气冷凝管，用常压蒸馏法蒸出产品（图 2-27）[5]，198～202℃收集馏分，产品为无色透明油状液体，产率约 65%。

苯乙酮的沸点为 202.6℃，$n_D^{20} = 1.5372$。

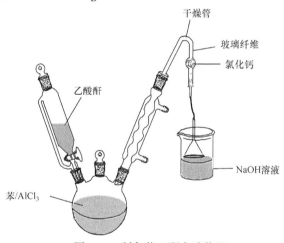

图 4-11　制备苯乙酮实验装置

【附注】

[1] 吸收装置：约 200 mL 20%氢氧化钠溶液，自配，注意正确安装氯化氢气体吸收装置，防止倒吸。

[2] 应在无水条件下进行，所用药品及仪器均需要干燥。无水三氯化铝在空气中容易吸湿分解，称量过程中动作要快，称完后及时倒入烧瓶中，并将烧瓶及药品瓶盖盖好。苯用无水氯化钙干燥过夜后再用。乙酸酐必须在临用前重新蒸馏，收集 137～140℃的馏分使用。

[3] 滴加乙酸酐，反应过程将放热，因此开始滴加时速度应慢一些，过快会引起暴沸，当反应高峰过后可以加快滴加速度。注意控制反应温度，温度过高对反应不利，一般而言反应温度控制在 60℃以下为宜。反应时间长一些，可以提高产率。

[4] 加酸使苯乙酮析出，其反应式为

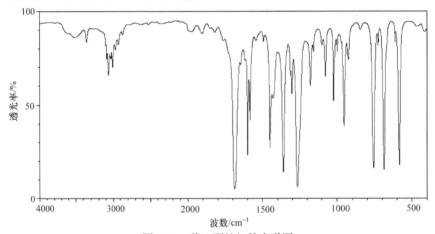

[5] 蒸馏时，选用容积适宜的蒸馏烧瓶，以减少损失。

【思考题】

(1)本实验装置为什么要干燥？加料要迅速是什么原因？

(2)本实验为什么要用过量的苯和 $AlCl_3$？

(3)反应完成后，为什么要加入浓盐酸并在冰水中水解？

(4)反应完毕，已无 HCl 气体生成，但固体可能尚未溶完，原因是什么？对实验结果会有什么影响？

【产物谱图】

苯乙酮的红外光谱图和核磁共振波谱图如图 4-12 和图 4-13 所示。

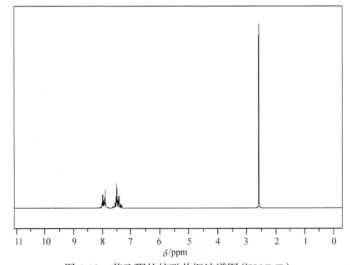

图 4-12　苯乙酮的红外光谱图

图 4-13　苯乙酮的核磁共振波谱图(^{1}H NMR)

实验二十四　乙酸乙酯的制备

【实验目的】

(1)学习直接酯化法制备羧酸酯的基本原理和实验方法。

(2)学习回流、萃取、干燥操作，巩固蒸馏操作。

(3)了解共沸物的特性及其在有机合成中的应用。

【实验原理】

羧酸酯是一类有广泛用途的有机化合物。羧酸酯的制备方法有多种，其中由羧酸和醇在酸性催化剂存在下反应生成羧酸酯的方法称为直接酯化法。本实验是在浓硫酸催化下，由乙酸和乙醇直接反应生成乙酸乙酯：

$$CH_3COOH + CH_3CH_3OH \xrightarrow[\quad]{\text{浓}H_2SO_4} CH_3COOC_2H_5 + H_2O$$

为了提高合成产率，必须使平衡向生成酯的方向移动。促使平衡向产物方向移动的方法有：①增加反应物，即改变原料的配比，使原料之一过量(较计量关系式额定的量)，推动平衡向右移动。②减少产物，及时移去产物之一或全部(使其及时脱离反应体系)，拉动平衡的移动。例如，往往利用水可以与某些有机物形成低沸点共沸物[1]的性质，共沸蒸馏除水。③推动平衡和拉动平衡同时并举。在酯化反应中，使酸还是醇过量，应视其是否易得、价廉及操作(包括分离)方便。实验室制备中一般采用过量的乙醇，一是由于乙醇价廉，二是在实验过程中乙醇可能发生副反应被消耗。本实验采取加入过量乙醇及不断把反应中生成的酯和水蒸出的方法，促使平衡向生成酯的方向移动。在工业生产中，一般采用加入过量的乙酸，以便使乙醇转化完全，避免由于乙醇和水及乙酸乙酯形成二元或三元恒沸物给分离带来困难。

【器材和药品】

1. 器材

电热套，圆底烧瓶(50 mL，100 mL)，球形冷凝管，直形冷凝管，蒸馏头，具塞温度计，接引管，分液漏斗(125 mL)，烧杯，锥形瓶(50 mL)，铁架台，铁圈，万用夹，垫板，量筒，点滴板，pH 试纸，胶头滴管，玻璃棒，滤纸，水浴锅(可以用 500 mL 大烧杯或者 90 mm 结晶皿代替)。

2. 药品

冰醋酸，乙醇(95%)，浓硫酸，饱和碳酸钠溶液，饱和氯化钠溶液，饱和氯化钙溶液，无水硫酸镁，沸石，凡士林。

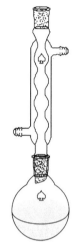

图 4-14 回流装置图

【实验步骤】

在 100 mL 圆底烧瓶中加入 14.3 mL 冰醋酸和 23 mL 95%乙醇，混匀后在摇动下慢慢滴入 7.5 mL 浓硫酸，混合均匀后加入几粒沸石，装上回流冷凝管(图 4-14)，用电热套加热回流 30 min，稍冷后，改为蒸馏装置，加热蒸馏至 78℃，得粗乙酸乙酯。在向粗产物中加入饱和碳酸钠溶液 10 mL，将液体转入分液漏斗中，振摇后静置，分去水相，此时用 pH 试纸检测有机相应呈中性。有机相用 10 mL 饱和氯化钠洗涤[2]，接着用饱和氯化钙溶液洗涤两次，每次 10 mL。弃去下层液，酯层转入干燥的锥形瓶中，加入适量的无水硫酸镁进行干燥[3]。

利用倾析法将干燥后的粗乙酸乙酯转入 50 mL 圆底烧瓶中，加入 2～3 粒沸石，用水浴加热蒸馏，76～78℃收集馏分，可得乙酸乙酯，实际产量为 10～12 g。

纯乙酸乙酯为具有芳香气味的无色透明液体，沸点为 77.06℃，$n_D^{20}=1.3727$。

【附注】

[1] 乙酸乙酯与水或醇形成二元和三元共沸物的组成及沸点如下所示。

沸点/℃	组成(质量分数)/%		
	乙酸乙酯	乙醇	水
70.2	82.6	8.4	9.0
70.4	91.9	—	8.1
71.8	69.0	31.0	—

[2] 碳酸钠必须洗净，否则下一步用饱和氯化钙溶液洗乙醇时，可能会产生絮状的碳酸钙沉淀，造成分离困难。为了洗去碳酸钠，并减少乙酸乙酯在水中的溶解度(每 17 份水溶解 1 份乙酸乙酯)，故此处用饱和氯化钠溶液洗。

[3] 由于水与乙醇、乙酸乙酯形成二元或三元恒沸物，故在未干燥前已是清亮透明溶液，因此不能以产品是否透明作为是否干燥好的标准，而应以干燥剂加入后吸水情况而定，并放置 30 min，其间要不时摇动。若洗涤不净或干燥不够时，会使沸点降低，影响产率。

【思考题】

(1)直接酯化反应有哪些特点？为了提高乙酸乙酯的产率，实验中采取了哪些措施？

(2)本实验可能有哪些副反应？

(3)为什么实验室制备乙酸乙酯时一般采用乙醇过量的方法？若改用乙酸过量，操作步骤应如何设计？

【安全提示】

浓硫酸具有强腐蚀性，取用和使用时务必小心。取用后注意不要残留在试剂瓶外壁或桌面，如果发现有残留，尽快用干布或干纸巾擦拭干净。

【产物谱图】

乙酸乙酯的红外光谱图和核磁共振波谱图如图 4-15 和图 4-16 所示。

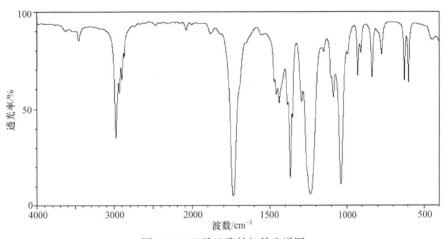

图 4-15 乙酸乙酯的红外光谱图

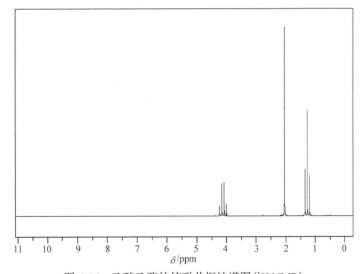

图 4-16 乙酸乙酯的核磁共振波谱图(^{1}H NMR)

实验二十五 阿司匹林的制备

【实验目的】

(1)了解酰化反应及乙酰化物的制备原理和方法。

(2)掌握减压过滤、重结晶等基本操作。

【实验原理】

阿司匹林学名乙酰水杨酸，为白色针状或片状晶体，能溶解于温水中，口服后在肠内分解为水杨酸，有退热止痛的作用。

通常由水杨酸和乙酸酐在浓硫酸[1]催化下通过酰化反应制取乙酰水杨酸。

$$\underset{\text{OH}}{\overset{\text{COOH}}{\bigcirc}} + (CH_3CO)_2O \xrightarrow{H_2SO_4} \underset{\overset{|}{O}}{\overset{\text{COOH}}{\bigcirc}}\overset{O-C-CH_3}{} + CH_3COOH$$

水杨酸具有酚羟基，能与三氯化铁试剂发生颜色反应，这种特殊的显色反应可用来检验酚羟基的存在。

【器材和药品】

1. 器材

锥形瓶（125 mL，干燥），量筒（10 mL，100 mL，干燥），温度计（100℃），短颈漏斗，减压过滤装置，烧杯，铁架台，铁圈，恒温加热板，试管，水浴锅（可以用 500 mL 大烧杯或者 90 mm 结晶皿代替）。

2. 药品

浓硫酸，乙醇（95%），固体水杨酸，乙酸酐，三氯化铁溶液（1%）。

【实验步骤】

1. 乙酰水杨酸的制备

在 125 mL 锥形瓶里加入 2.0 g 水杨酸[2]和 4.0 mL 乙酸酐[3]，摇匀。向混合物中加入 3 滴浓硫酸，搅匀。反应开始时会放热，若锥形瓶不变热，再向混合物中加 1 滴浓硫酸。当感觉到热效应时，将反应混合物放到 50℃的水浴中加热 5～10 min，促使其反应完全。冷却锥形瓶，搅拌混合物至有固体生成，加入 40 mL 水，继续搅拌至固体呈颗粒状并很好地分散在整个液体中，抽滤（图 2-16），沉淀用少量冷水冲洗，抽干得粗乙酰水杨酸。

2. 粗品的重结晶

将粗乙酰水杨酸放入锥形瓶中，加入 3～4 mL 95%乙醇于 50℃水浴上加热片刻[4]，若仍未溶解完全，可再补加适量乙醇使其溶解[5]，趁热过滤，在滤液中加入适量热蒸馏水（8～10 mL，约为 95%乙醇的 2.5 倍），静置冷却后析出白色结晶。减压过滤，抽干，称量，计算产率，并通过如下实验检验所得产品的纯度。

在一支试管中放入少许乙酰水杨酸[6]，加水至 1/4 试管并振荡使之溶解，滴入 1 滴三氯化铁溶液，结果如何？

用水杨酸重做此实验，结果如何？

【附注】

[1] 水杨酸形成分子内氢键，阻碍酚羟基发生酰化反应。

水杨酸与酸酐直接作用须加热至 150～160℃才能生成乙酰水杨酸，如果加入浓硫酸（或磷酸），氢键被破坏，酰化作用可在较低温度下进行，同时副产物大大减少。

[2] 水杨酸应当是完全干燥的，可在烘箱中 105℃下干燥 1 h。

[3] 乙酸酐应重新蒸馏，139～140℃收集馏分。

[4] 粗产品在乙醇溶解时不宜长时间加热，因为在此条件下乙酰水杨酸容易水解。

[5] 加入乙醇的量应恰好使沉淀溶解，若乙醇过量则很难析出结晶。

[6] 乙酰水杨酸微溶于水，加入过多时并不能完全溶解于水，因此加入一粒结晶(约绿豆大小)即可。

【思考题】

(1)进行酰化反应时所用的水杨酸和玻璃器材都必须是干燥的，为什么？

(2)本实验能否用稀硫酸作催化剂？为什么？

(3)乙酰水杨酸重结晶时，应当注意什么？为什么？

【安全提示】

浓硫酸和乙酸酐均具有强腐蚀性，使用时须小心。

【产物谱图】

乙酰水杨酸的红外光谱图和核磁共振波谱图如图 4-17 和图 4-18 所示。

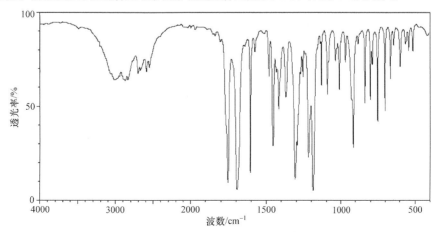

图 4-17　乙酰水杨酸的红外光谱图

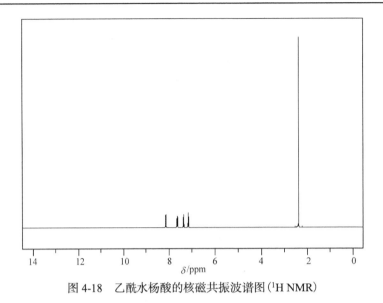

图 4-18　乙酰水杨酸的核磁共振波谱图（^{1}H NMR）

扫一扫　阿司匹林的制备

实验二十六　间硝基苯酚的制备

【实验目的】

学习并掌握利用重氮化反应制备芳香化合物的原理和实验方法。

【实验原理】

大多数重氮盐的水溶液在温热条件下即可发生水解反应，生成相应的酚并释放出氮气。

$$ArN_2^+X^- \longrightarrow Ar^+ + N_2 \uparrow + X^-$$

$$Ar^+ + H_2O \longrightarrow ArOH + H^+$$

这是重氮盐的制备要严格控制反应温度且重氮盐的水溶液不能长期存放的主要原因，但该反应却为制备间位取代的酚类，如间硝基苯酚、间溴苯酚这些不能通过亲电取代反应直接合成的化合物提供了一条途径。当以制备酚及其同系物为目的时，重氮化反应通常在硫酸溶液中进行，这是因为如果使用盐酸溶液时，重氮基被氯原子取代成为主要的副反应。

$$ArN_2^+Cl^- \xrightarrow{\triangle} ArCl + N_2 \uparrow$$

重氮盐的水解反应需在强酸性介质中进行，以避免重氮盐与酚之间的偶联反应发生。根据芳胺结构的不同而采取适当的分解温度。

【器材和药品】

1. 器材

烧杯(250 mL)，循环水真空泵，抽滤瓶，布氏漏斗，温度计，石棉网，淀粉-碘化钾试纸，水浴锅(可以用 500 mL 大烧杯或者 90 mm 结晶皿代替)。

2. 药品

间硝基苯胺(粉状)，亚硝酸钠，浓硫酸，盐酸溶液(15%)，活性炭，冰块。

【实验步骤】

1. 重氮盐溶液的制备

在 250 mL 烧杯中，先将 11 mL 浓硫酸溶于 18 mL 水中配成稀硫酸溶液，接着加入 7 g 研成粉状的间硝基苯胺和 20~25 g 碎冰，充分搅拌成糊状。将烧杯置于冰盐浴中冷至 0~5℃，在充分搅拌下滴加 3.4 g 亚硝酸钠溶于 10 mL 水的溶液。控制滴加速度，使温度始终保持在 5℃ 以下，约 5 min 加完[1]。必要时可向反应液中加入几小块冰，以防温度上升。滴加完毕，继续搅拌 10 min。然后取 1 滴反应液，用淀粉-碘化钾试纸进行亚硝酸试验，若试纸变蓝，表明亚硝酸钠已经过量[2]，如果没有过量，可补加 0.5 g 亚硝酸钠。然后将反应物在冰盐浴中放置 5~10 min，重氮盐以晶体形式析出，将大部分上层清液倾入另一锥形瓶中，立即进行下一步实验。

2. 间硝基苯酚的制备

在 250 mL 烧杯中，加入 25 mL 水，在振摇下小心加入 33 mL 浓硫酸。将配好的稀硫酸溶液置于石棉网上加热至沸，分批加入重氮盐晶体，控制加入速度，以免因氮气迅速释放产生大量泡沫而使反应物溢出。此时的反应液呈深褐色，部分间硝基苯酚呈黑色油状物析出。重氮盐晶体加完后，继续煮沸 15 min。稍冷后，将反应混合物倾入用冰水浴冷却的烧杯中，并充分搅拌，产物形成小而均匀的晶体。减压抽滤析出的晶体，用少量冰水洗涤几次，压干，湿的褐色粗产物为 4~5 g。粗产物用 15% 盐酸溶液(每克湿产物需 10~12 mL)重结晶，并加适量的活性炭脱色。干燥后得淡黄色的间硝基苯酚，产量 2.5~3 g。

纯间硝基苯酚的熔点为 96~97℃。

【附注】

[1] 亚硝酸钠的加入速度不宜过慢,以免重氮盐与未反应的芳胺发生偶联反应生成黄色不溶性化合物,强酸性介质有利于抑制偶联反应的发生。

[2] 游离亚硝酸的存在表明芳胺硫酸盐已充分重氮化。重氮化反应通常使用比计算量多 3%~5% 的亚硝酸钠,过量的亚硝酸易导致重氮基被—NO$_2$ 取代和间硝基苯酚被氧化

等副反应的发生。

【思考题】

(1) 为什么重氮化反应必须在低温下进行？如果温度过高或溶液酸度不够会产生什么副反应？

(2) 写出由硝基苯为原料制备间硝基苯酚的合成路线，为什么间硝基苯酚不能由苯酚硝化来制备？

【安全提示】

间硝基苯胺对人体有较大的毒性，使用时须小心！

【产物谱图】

间硝基苯酚的红外光谱图和核磁共振波谱图如图 4-19 和图 4-20 所示。

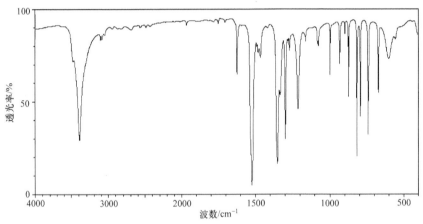

图 4-19　间硝基苯酚的红外光谱图

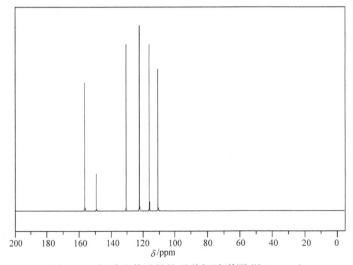

图 4-20　间硝基苯酚的核磁共振波谱图(^{13}C NMR)

实验二十七　苯胺的制备

【实验目的】

(1) 了解硝基苯还原成苯胺的实验方法。

(2) 掌握水蒸气蒸馏及空气冷凝管蒸馏等基本操作。

【实验原理】

本实验由硝基苯和铁粉在酸性条件下制备苯胺。

$$4\ \text{NO}_2\text{-C}_6\text{H}_5 + 9Fe + 4H_2O \xrightarrow{H^+} 4\ \text{NH}_2\text{-C}_6\text{H}_5 + 3Fe_3O_4$$

【器材和药品】

1. 器材

圆底烧瓶 (100 mL，250 mL)，恒温加热板，水蒸气蒸馏装置，分液漏斗，空气冷凝管，球形冷凝管。

2. 药品

硝基苯，还原铁粉 (40~100 目)，冰醋酸，乙醚，食盐，氢氧化钠 (固体)。

【实验步骤】

1. 苯胺的制备

在 250 mL 圆底烧瓶中，加入 13.5 g 还原铁粉、25 mL 水及 1.5 mL 冰醋酸[1]，振荡使充分混合。装上回流冷凝管，用小火加热煮沸约 10 min。稍冷后，从冷凝管顶端加入 7.6 mL 硝基苯，加完后用力振摇，使反应物充分混合，然后加热至沸即停止加热。由于硝基苯的还原反应是放热反应，因此在反应器内约有 6 min 猛烈反应发生。待反应温和后，再将反应体系加热回流 0.5 h，并时加摇动，使还原反应完全[2]，此时，冷凝管回流液应不再呈现硝基苯的黄色。

2. 苯胺的分离

将反应装置改为水蒸气蒸馏装置 (图 2-28)，进行水蒸气蒸馏，至馏出液变清，再多收集 20 mL 馏出液，共约收集 60 mL[3]。用食盐饱和馏出液[4] (约需 40 g 食盐) 使苯胺与水分层，然后将溶液转入分液漏斗，分出有机层 (苯胺层)，用粒状氢氧化钠干燥，得约 5 mL 粗品。

将 3~4 组实验制备的苯胺粗品合并后转至 100 mL 干燥的圆底烧瓶中，在空气冷凝管冷凝下进行常压蒸馏，收集 180～185℃的馏分[5]为产品。

纯苯胺沸点 184.4℃，$n_D^{20} = 1.5863$。

【附注】

[1] 这一步骤的目的是使铁粉活化，缩短反应时间。铁-乙酸作为还原剂时，铁首先与乙酸反应生成乙酸亚铁，后者实际上是主要的还原剂，在还原反应中乙酸亚铁进一步被氧化生成碱式乙酸铁。

$$Fe + 2HOAc \longrightarrow Fe(OAc)_2 + H_2 \uparrow$$

$$2Fe(OAc)_2 + [O] + H_2O \longrightarrow 2Fe(OH)(OAc)_2$$

碱式乙酸铁与铁及水作用后，又生成乙酸亚铁和乙酸，可以重复发生上述反应。

$$6Fe(OH)(OAc)_2 + Fe + 2H_2O \longrightarrow 2Fe_3O_4 + Fe(OAc)_2 + 10HOAc$$

总而言之，本反应主要是水分子作为供质子剂提供质子，铁原子提供电子完成还原反应。

[2] 硝基苯为黄色油状物，如果回流液中黄色油状物消失而转变成乳白色油珠（由游离苯胺引起），表示反应已经完全。本反应中还原作用必须完全，否则残留在反应物中的硝基苯，在后续提纯过程中很难分离，影响产品纯度。

[3] 反应完毕，圆底烧瓶壁上黏附的黑褐色物质，可用盐酸水溶液（体积比 1∶1）温热后除去或直接用少量浓盐酸除去。

[4] 在 20℃时，每 100 mL 水可溶解 3.4 g 苯胺。为了减少苯胺损失，根据盐析原理，加入食盐使馏出液饱和，溶于水的绝大部分苯胺将呈油状物析出。

[5] 纯苯胺为无色液体，在空气中由于氧化而呈淡黄色，若加入少许锌粉，重新蒸馏后可去掉颜色。

【思考题】

(1)如果以盐酸代替乙酸，则反应后要加入饱和碳酸钠至溶液呈碱性后，才能进行水蒸气蒸馏，为什么？本实验为什么不进行中和？

(2)有机物质必须具备什么性质才能采用水蒸气蒸馏法提纯？本实验为什么可以选择水蒸气蒸馏法将苯胺从反应混合物中分离出来？

(3)在水蒸气蒸馏完毕时，先灭火焰，再打开 T 形管下端弹簧夹，这样做可以吗？为什么？

【安全提示】

苯胺有毒，操作时应避免与皮肤接触或吸入其蒸气。若皮肤不慎触及苯胺，应先用水冲洗，再用肥皂和温水洗涤。

【产物谱图】

苯胺的红外光谱图和核磁共振波谱图如图 4-21 和图 4-22 所示。

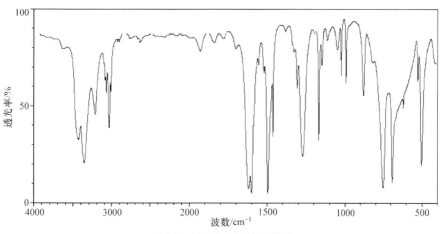

图 4-21　苯胺的红外光谱图

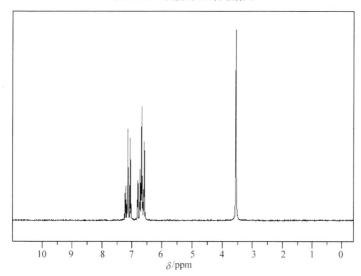

图 4-22　苯胺的核磁共振波谱图(^{1}H NMR)

实验二十八　乙酰苯胺的制备

【实验目的】

(1)掌握苯胺乙酰化反应的原理和实验操作。

(2)熟悉易氧化基团的保护方法。

【实验原理】

胺的酰化在有机合成中有着重要的作用。作为一种保护措施，一级和二级芳胺在合成中通常被转化为它们的乙酰基衍生物以降低胺对氧化剂的敏感性，使其不被反应试剂破坏；同时氨基酰化后降低了氨基在亲电取代反应(特别是卤化)中的活化能力，使其由很强的第Ⅰ类定位基变为中等强度的第Ⅰ类定位基，结果亲电取代反应就由多元取代变为一元取代，而且由于乙酰基的空间位阻效应，往往选择性地生成对位取代物。

用冰醋酸为酰化剂可制备乙酰苯胺：

$$\underset{\text{NH}_2}{\bigcirc} + \text{CH}_3\text{COOH} \rightleftharpoons \underset{\text{NHCOCH}_3}{\bigcirc} + \text{H}_2\text{O}$$

芳胺可用酰氯、酸酐或与冰醋酸加热来进行酰化，冰醋酸试剂易得，价格便宜，但需要较长的反应时间，适合于规模较大的制备。酸酐一般来说是比酰氯更好的酰化试剂。用游离胺与纯乙酸酐进行酰化时，常伴有二乙酰胺[ArN(COCH₃)₂]副产物的生成。但如果在乙酸-乙酸钠的缓冲溶液中进行酰化，由于酸酐的水解速度比酰化速度慢得多，则可以得到高纯度的乙酰胺产物。但这一方法不适合硝基苯和其他碱性很弱的芳胺的酰化。

【器材和药品】

1. 器材

圆底烧瓶(100 mL)，刺形分馏柱，恒温加热板，抽滤瓶，布氏漏斗，循环水真空泵，烧杯，温度计，接收瓶，接引管，石棉网，水浴锅(可以用 500 mL 大烧杯或者 90 mm 结晶皿代替)。

2. 药品

苯胺(新蒸)，冰醋酸，锌粉，冰块。

【实验步骤】

在 100 mL 圆底烧瓶中，加入 10.0 mL 苯胺[1]、15.0 mL 冰醋酸及少许锌粉(约 0.1 g)[2]，装上一短的刺形分馏柱，其上端装一温度计，支管通过支管接引管与接收瓶相连，接收瓶外部用冷水浴冷却。

将圆底烧瓶在石棉网上用小火加热，使反应物保持微沸约 15 min，然后逐渐升高温度，当温度达到 100℃左右时，支管即有液体流出。维持温度在 100~110℃反应约 1 h，生成的水及大部分乙酸被蒸出，此时温度下降，表示反应已经完成。在搅拌下趁热将反应物倒入 20 mL 水中[3]，冷却后，抽滤析出的固体，用少量冷水洗涤 2~3 次。粗产物在水中重结晶，实际产量约 4.0 g，熔点为 113~114℃。

【附注】

[1] 久置的苯胺颜色深且有杂质，会影响乙酰苯胺的质量，最好用新蒸的苯胺。

[2] 加入锌粉的目的是防止苯胺在反应过程中被氧化生成有色的杂质。

[3] 反应物冷却后，固体产物立即析出，沾在瓶壁不易处理，须趁热在搅动下倒入冷水中，以除去过量的乙酸以及未反应的苯胺(可形成苯胺乙酸盐而溶于水)。

【思考题】

（1）反应时为什么要控制分馏柱上端的温度在 100～110℃？温度过高有什么不好？

（2）根据理论计算，反应完成时会产生多少毫升水？为什么实际收集的液体远多于理论量？

（3）用苯胺作为原料进行苯环上的一些取代反应时，为什么常常首先要进行酰化？

【安全提示】

苯胺有毒，操作时应避免与皮肤接触或吸入其蒸气。若不慎触及皮肤时，先立即用水冲洗，然后用肥皂和温水洗涤。

【产物谱图】

乙酰苯胺的红外光谱图和核磁共振波谱图如图 4-23 和图 4-24 所示。

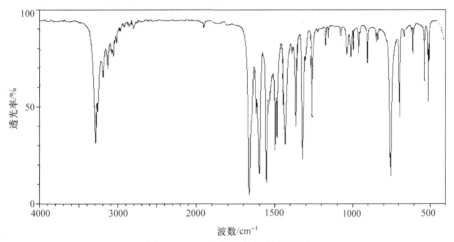

图 4-23　乙酰苯胺的红外光谱图

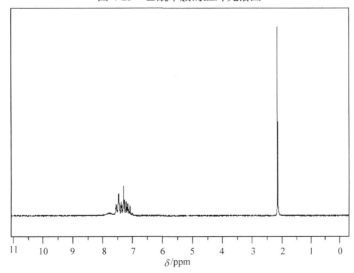

图 4-24　乙酰苯胺的核磁共振波谱图（^{1}H NMR）

实验二十九　磺胺的合成

【实验目的】

(1)了解磺胺合成中乙酰化、氯磺化、氨解和水解的原理并掌握其合成方法。

(2)巩固蒸馏、回流、抽滤、重结晶等操作技术。

【实验原理】

磺胺化学名为对氨基苯磺酰胺,是磺胺类药物的基本结构。以苯胺为原料合成磺胺要经过四步反应。

1. 苯胺乙酰化

由于苯胺的氨基很容易被氧化,故首先将苯胺乙酰化,引入酰基(乙酰基)以保护氨基。同时由于引入乙酰基,可以降低苯环的反应活性,减缓苯胺的磺化反应速率,降低或避免副产物的生成。

2. 氯磺化

氯磺化分两步进行。首先生成对乙酰氨基苯磺酸,此步反应较快,是放热反应,故必须降低温度(在冰浴中进行)以保证反应顺利进行。当有过量的氯磺酸存在时,才能使对乙酰氨基苯磺酸转变为对乙酰氨基苯磺酰氯,此步为吸热反应,加热有利于对乙酰氨基苯磺酰氯的生成。

3. 氨解

如同酰氯的氨解产生酰胺一样,对乙酰氨基苯磺酰氯在浓氨水中氨解生成对乙酰氨基苯磺酰胺,同时产生 HCl,它与氨作用生成 NH_4Cl。因此,必须有过量的氨才能使反应顺利进行。

4. 水解

对乙酰氨基苯磺酰胺在酸性或碱性条件下可发生水解。对乙酰氨基苯磺酰胺既是乙酰胺又是磺酰胺,这两种酰胺基团都易发生水解作用,但乙酰胺的酸水解速度大大快于磺酰胺的酸水解速度。因此,可在稀盐酸溶液中使乙酰氨基水解为氨基,磺酰胺不水解而生成磺胺。为使水解迅速、安全,可在回流装置中进行。在盐酸溶液中磺胺以盐酸盐的形式存在于溶液中,当用 Na_2CO_3 中和至弱碱性(pH≈8)时,磺胺即全部游离结晶出来。

【器材和药品】

1. 器材

量筒(20 mL),烧杯(100 mL),水浴锅(可以用 500 mL 大烧杯或者 90 mm 结晶皿代替),布氏漏斗(Φ5 cm),抽滤瓶(125 mL),百分之一电子天平,红外灯,表面皿,滴液漏斗,三口烧瓶(250 mL),空心塞,导气管,安全阀,温度计(0~200℃),无颈漏斗,冷凝管,毛细管,熔点测定管,铁夹,铁架,铁圈,恒温加热板,玻璃棒,水泵,分液漏斗,pH 试纸。

2. 药品

苯胺,乙酸酐,氯磺酸,浓氨水,浓盐酸,固体 Na_2CO_3,活性炭,液状石蜡,冰块。

【实验步骤】

1. 苯胺乙酰化-乙酰苯胺的制备

1)乙酰化

用量筒量取新蒸出的苯胺 4.0 mL,倒入 100 mL 干净烧杯中,加水 10 mL,在不断搅拌下慢慢加入 6 mL 乙酸酐,搅拌至晶体析出(可置于自来水或冰水中冷却),冷至室温即可得到白色的乙酰苯胺固体。

2)抽滤收集

将上步所得固体与母液混合物抽滤分离,固体用少量冷水洗涤 2 次,抽干,于表面皿上用红外灯干燥,以便进行后续反应。

2. 乙酰苯胺氯磺化

按图 4-25 装好反应装置,称取 5.0 g 干燥的乙酰苯胺,置于干燥的 250 mL 三口烧瓶中,在分液漏斗中加入 20 mL 氯磺酸。

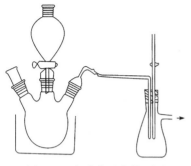

开启水泵，减压抽气，在冷水浴下慢慢将 20 mL 氯磺酸滴入三口烧瓶中（约每秒 1 滴），可以看到有大量 HCl 气体产生，待滴加完毕，乙酰苯胺溶解完全后[1]，水浴加热（80℃左右）15～20 min。然后打开安全阀，连通大气，依次用冷水浴及冰水浴冷却三口烧瓶。

将冷却后的反应液转移到原滴液漏斗中，在三口烧瓶中加入约 100 g 碎冰块，再按图 4-25 安装好装置，三口烧瓶外部用冰水冷却，开启水泵，将反应液滴入三口烧瓶中[2]（约需 15 min），滴料完毕后生成大量的沉淀。

图 4-25 氯磺化反应装置图

抽滤、压干，即得对乙酰氨基苯磺酰氯固体[3]，立即进行下一步反应。

3. 对乙酰氨基磺酰氯的氨解

将上述抽干的固体转移至 100 mL 小烧杯中，在搅拌下加入 15 mL 浓氨水（若固体量较少，可适当减少氨水用量），反应时大量放热，当固体溶解又重新生成后，继续搅拌 10 min。

4. 对乙酰氨基苯磺酰胺的水解

(1) 将上步所得反应物加入 15 mL 水，冷却，加入浓盐酸调节 pH 为 1～2，再将其转移至烧瓶中。

(2) 回流。向烧瓶中加入 2 粒沸石，装上冷凝管，在石棉网上小火加热回流 25 min。此时固体应溶解，冷却后得到几乎澄清的溶液，如有固体析出，应继续加热回流使反应完全。

(3) 脱色。于稍冷后的回流液中加入一药匙（约 0.5 g）活性炭，继续回流 5 min。

(4) 过滤。回流液趁热用玻璃漏斗过滤，用一干净的 100 mL 烧杯收集滤液。

(5) 中和与沉淀。滤液在搅拌下慢慢加入固体 Na_2CO_3 至弱碱性[4]（pH≈8），此时应有大量白色固体析出，将烧杯置于冰水浴中冷却。

(6) 抽滤。固体用少量冰水洗涤 2 次，即得粗产品磺胺。

5. 磺胺的纯化——重结晶

将制得的粗磺胺固体转入 100 mL 洁净烧杯中，加水约 25 mL（约为粗产品质量的 8 倍）。在石棉网上小火加热使其全部溶解（若溶液有颜色，可加活性炭脱色），趁热过滤，滤液用洁净的小烧杯收集，室温放置任其自然冷却，即可得到纯净的无色透明（或白色）的针状磺胺晶体。纯磺胺熔点为 161～162℃。

【附注】

[1] 如果乙酰苯胺溶解不完全，可适当增加一些氯磺酸。

[2] 反应液加入冰内的速度必须缓慢，以免局部过热而使对乙酰氨基苯磺酰氯水解。

[3] 纯的对乙酰氨基苯磺酰氯很稳定，但粗产物却不稳定，在温热的情况下或放置过久时会分解，固体中夹杂吸附的盐酸时，产物很快水解。因此，固体应尽量洗净、压干，且在 1～2 h 即进行下一步反应，转变为磺胺类化合物。

[4] 用 Na_2CO_3 中和滤液中的盐酸时，有 CO_2 气体产生，故应控制加入速度。磺胺是两性化合物，在强碱性溶液中，易变成盐类而溶解，因此 Na_2CO_3 固体不可过量太多。

【思考题】

(1) 为什么苯胺要乙酰化后再氯磺化？直接氯磺化可以吗？

(2) 乙酰苯胺氯磺化时，为什么开始用冰冷却，后来又要用水浴加热？

(3) 水解时为什么一定要在回流装置中进行？回流时间过长或加热火焰太大对产物有什么影响？

【安全提示】

氯磺酸对皮肤和衣服等均有强烈的腐蚀作用。氯磺酸暴露在空气中会冒出大量的 HCl 气体，遇水更会发生猛烈的放热反应，甚至爆炸，故取用氯磺酸须十分小心！反应中所用仪器及药品均需十分干燥，量取氯磺酸的量筒不可立即用水冲洗或直接量取其他试剂。若氯磺酸不慎溅在皮肤上，应立即用大量水冲洗，然后以 3%～5% 的 $NaHCO_3$ 溶液处理，最后再用水冲洗，擦干后涂上烫伤油膏。

本实验应尽量避开湿度大的天气。

【产物谱图】

磺胺的红外光谱图和核磁共振波谱图如图 4-26 和图 4-27 所示。

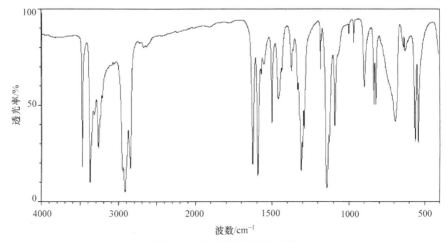

图 4-26　磺胺的红外光谱图

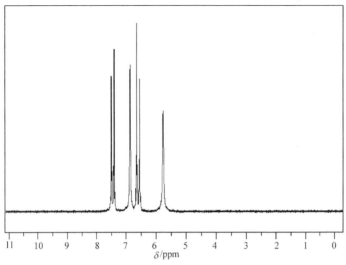

图 4-27　磺胺的核磁共振波谱图(¹H NMR)

实验三十　甲基橙的制备

【实验目的】

(1)学习并掌握重氮化反应和重氮盐偶联反应的原理和实验方法。

(2)进一步熟练固体有机化合物的过滤、洗涤和重结晶等基本操作。

【实验原理】

甲基橙是重要的酸碱指示剂之一，它可通过对氨基苯磺酸的重氮化反应以及重氮盐与 N,N-二甲基苯胺的乙酸盐在弱酸性介质中进行偶联来合成。由于对氨基苯磺酸不溶于酸，因此先将对氨基苯磺酸与碱作用，得到溶解度较大的钠盐。重氮化时，由于溶液的酸化(亚硝酸钠加盐酸生成亚硝酸)，当对氨基苯磺酸从溶液中以很细的微粒析出时，立即与亚硝酸发生重氮化反应，生成重氮盐微粒。后者与 N,N-二甲基苯胺的乙酸盐发生偶联反应。偶联反应首先得到的是亮红色的酸式甲基橙，称为酸性黄，在碱性条件下，酸性黄转变成橙黄色的钠盐，即甲基橙。其化学反应过程如下：

$$H_2N\!-\!\!\!\bigcirc\!\!\!-SO_3H + NaOH \longrightarrow H_2N\!-\!\!\!\bigcirc\!\!\!-SO_3Na + H_2O$$

$$H_2N\!-\!\!\!\bigcirc\!\!\!-SO_3Na \xrightarrow[\text{HCl}]{NaNO_2} [HO_3S\!-\!\!\!\bigcirc\!\!\!-N\!\!\equiv\!\!N]Cl^-$$

$$\xrightarrow[\text{HOAc}]{C_6H_5N(CH_3)_2} \left[HO_3S\!-\!\!\!\bigcirc\!\!\!-N\!\!=\!\!N\!-\!\!\!\bigcirc\!\!\!-\!\!\!\underset{\underset{H}{|}}{N}(CH_3)_2\right]^+ OAc^-$$

$$\xrightarrow{NaOH} NaO_3S\!-\!\!\!\bigcirc\!\!\!-N\!\!=\!\!N\!-\!\!\!\bigcirc\!\!\!-N(CH_3)_2 + NaOAc + H_2O$$

甲基橙

【器材和药品】

1. 器材

烧杯，试管，温度计，布氏漏斗，抽滤瓶，循环水真空泵，水浴锅(可以用 500 mL 大烧杯或者 90 mm 结晶皿代替)，淀粉-碘化钾试纸，冰盐浴。

2. 药品

对氨基苯磺酸晶体(HO₃S——〈〉——NH₂·2H₂O)，亚硝酸钠，N,N-二甲基苯胺，浓盐酸，稀盐酸，稀氢氧化钠溶液，氢氧化钠溶液(5%)，乙醇，乙醚，冰醋酸。

【实验步骤】

1. 重氮盐的制备

在烧杯中放置 2.1 g 磨细的对氨基苯磺酸[1]和 10 mL 5%的氢氧化钠溶液，在冰盐浴中冷却至 0℃左右；然后加入 0.8 g 磨细的亚硝酸钠，不断搅拌，直到对氨基苯磺酸全溶为止。在不断搅拌下，将 3 mL 浓盐酸与 10 mL 水配成的溶液缓缓滴加到上述混合溶液中，并控制温度在 5℃以下。滴加完后用淀粉-碘化钾试纸检验[2]。然后在冰盐浴中放置 15 min 以保证反应完全[3]。

2. 偶联反应

在试管内混合 1.2 g N,N-二甲基苯胺和 1 mL 冰醋酸，在不断搅拌下，将此溶液慢慢加到上述冷却的重氮盐溶液中。加完后，继续搅拌 10 min，然后慢慢加入 25 mL 5%的氢氧化钠溶液，直至反应物变为橙色，这时反应液呈碱性，粗制的甲基橙呈细粒状沉淀析出[4]。将反应物在沸水浴上加热 5 min，冷至室温后，再在冰水浴中冷却，促使甲基橙晶体析出完全。抽滤收集结晶，依次用少量水、乙醇、乙醚洗涤，压干。

若要得到较纯的产品，可用溶有少量氢氧化钠(0.1～0.2 g)的沸水(每克粗产物约需 25 mL)进行重结晶。待结晶析出完全后，抽滤收集，沉淀依次用少量乙醇、乙醚洗涤[5]，得到橙色的小叶片状甲基橙结晶。

溶解少许甲基橙于水中，加几滴稀盐酸溶液，接着用稀的氢氧化钠溶液中和，观察颜色变化。

【附注】

[1] 对氨基苯磺酸是两性化合物，酸性比碱性强，以酸性内盐存在，所以它能与碱作用成盐而不能与酸作用成盐。

[2] 若试纸不显蓝色，则需补充亚硝酸钠。

[3] 此时往往析出对氨基苯磺酸的重氮盐，这是因为重氮盐在水中可以解离，形成中性内盐(SO_3-Ph-N_2)，在低温时难溶于水而形成细小晶体析出。

[4] 若反应物中含有未作用的 N,N-二甲基苯胺乙酸盐，加入氢氧化钠后，就会有难溶于水的 N,N-二甲基苯胺析出，影响产物的纯度。湿的甲基橙在空气中受光的照射后，

颜色很快变深，所以一般得紫红色粗产物。

[5] 重结晶操作应迅速，否则由于产物呈碱性，在温度高时易使产物变质，颜色变深。用乙醇、乙醚洗涤的目的是使其迅速干燥。

【思考题】

(1) 什么是偶联反应？试结合本实验讨论偶联反应的条件。

(2) 试解释甲基橙在酸碱介质中的变色原因，并用反应式表示。

【安全提示】

亚硝酸钠具有致癌性，使用时须小心！

【产物谱图】

甲基橙的红外光谱图和核磁共振波谱图如图 4-28 和图 4-29 所示。

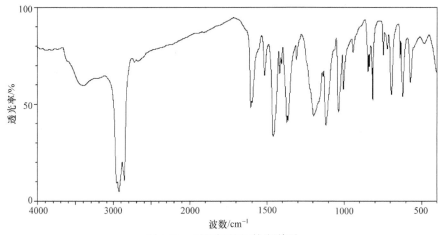

图 4-28　甲基橙的红外光谱图

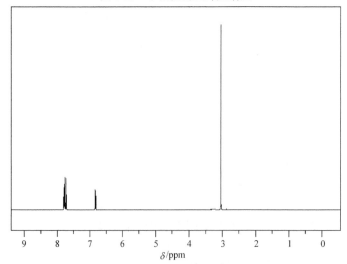

图 4-29　甲基橙的核磁共振波谱图（^{1}H NMR）

实验三十一　苯甲酸的制备

【实验目的】

(1)学习并掌握苯甲酸的合成方法。

(2)进一步熟练掌握有机合成中的洗涤和重结晶等操作技术。

【实验原理】

制备芳香族羧酸的一个简便方法是将烷基芳族化合物氧化。在本实验中，是用碱性 $KMnO_4$ 将甲苯氧化成苯甲酸。

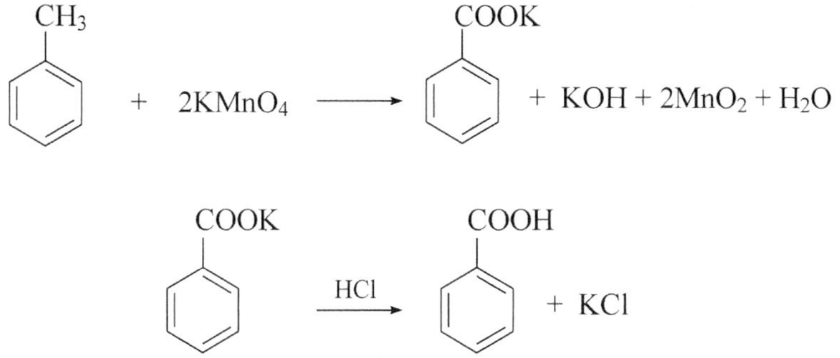

【器材和药品】

1. 器材

圆底烧瓶(250 mL)，冷凝管，控温磁力搅拌器，搅拌子，布氏漏斗，抽滤瓶，刚果红试纸，循环水真空泵，水浴锅(可以用 500 mL 大烧杯或者 90 mm 结晶皿代替)。

2. 药品

甲苯，高锰酸钾，浓盐酸。

【实验步骤】

在 250 mL 圆底烧瓶中加入 2.7 mL 甲苯和 100 mL 水，放入搅拌子，装上回流冷凝管，在控温磁力搅拌器上加热至沸腾。从冷凝管上口分批加入 8.5 g 高锰酸钾，黏附在冷凝管内壁的高锰酸钾最后用 25 mL 水冲洗入瓶内。继续加热煮沸并间歇搅拌，直到甲苯层几乎近于消失，回流液不再出现油珠(需 4～5 h)为止。

将反应混合物趁热减压过滤，用少量的热水(苯甲酸溶于热水，难溶于冷水)洗涤滤渣二氧化锰。合并滤液和洗涤液[1]，冰水浴冷却，然后用浓盐酸酸化至刚果红试纸变蓝，苯甲酸晶体析出。

待溶液彻底冷却后，减压过滤出苯甲酸，用少量冷水洗涤，彻底抽干后，即得粗产品[2]，干燥后的实际产量约 1.7 g。粗产品可在水中重结晶进行提纯。

苯甲酸的熔点为 122.4℃，$n_D^{20} = 1.53974$。

【附注】

[1] 滤液如果呈紫色，可加入少量亚硫酸氢钠使紫色褪去，重新减压过滤。

$$KMnO_4 + NaHSO_3 \longrightarrow MnO_2 + Na_2SO_4 + K_2SO_4 + H_2O$$

[2] 若苯甲酸的颜色不纯，可在适量的热水中重结晶，并用活性炭脱色。苯甲酸在 100 g 水中的溶解度为：4℃，0.18 g；18℃，0.27 g；75℃，2.2 g。

【思考题】

(1)还可以用什么方法来制备苯甲酸?

(2)反应完毕后，若滤液呈紫色，加亚硫酸氢钠处理有什么作用?

【产物谱图】

苯甲酸的红外光谱图和核磁共振波谱图如图 4-30 和图 4-31 所示。

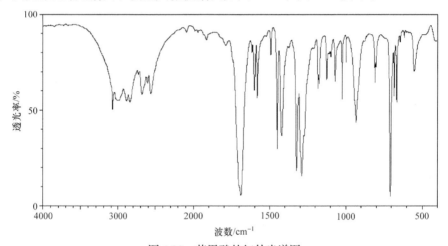

图 4-30　苯甲酸的红外光谱图

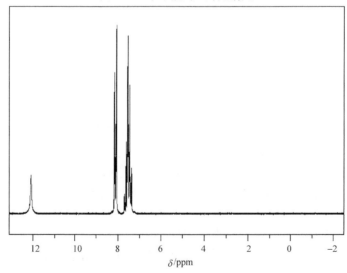

图 4-31　苯甲酸的核磁共振波谱图(^{1}H NMR)

实验三十二　季戊四醇的制备

【实验目的】

(1)学习季戊四醇的制备方法。

(2)学习并掌握康尼查罗反应的基本原理。

【实验原理】

乙醛和甲醛在 $Ca(OH)_2$ 存在下发生羟醛缩合反应，生成 β-羟基丙醛。由于 β-羟基丙醛的 α-碳原子在碱性条件下可与甲醛继续反应生成三羟甲基乙醛，后者可与甲醛再进一步发生交叉康尼查罗(Cannizzaro)反应，最终得到季戊四醇。

主反应：

$$3HCHO + CH_3CHO \xrightarrow[\text{缩合}]{\text{碱性}} C(CH_2OH)_3CHO$$

$$\text{五碳赤丝藻糖}$$

$$C(CH_2OH)_3CHO + HCHO \xrightarrow[\text{康尼查罗反应}]{} C(CH_2OH)_4 + HCOOH$$

副反应：

$$5C(CH_2OH)_4 \longrightarrow C(CH_2OH)_3CH_2OCH_2C(CH_2OH)_3 +$$

$$C(CH_2OH)_3CH_2OCH_2(CH_2OH)_2CCH_2OCH_2C(CH_2OH)_3 + 3H_2O$$

【器材和药品】

1. 器材

三口烧瓶，单口烧瓶，Y 形管，烧杯，直形冷凝管，接收瓶，接引管，滴液漏斗，具塞温度计，电动搅拌器，减压蒸馏设备，布氏漏斗，抽滤瓶，电热套，pH 试纸，表面皿，水浴锅(可以用 500 mL 大烧杯或者 90 mm 结晶皿代替)。

2. 药品

甲醛(36.5%)，乙醛(15%～20%)，石灰乳，硫酸溶液(70%)，草酸溶液(20%)。

【实验步骤】

反应装置如图 4-32 所示，向三口烧瓶中加入 11.1 g 36.5%甲醛溶液与 25 mL 水，启动电动搅拌器搅拌。在搅拌下，向 Y 形管的一个侧口加入 5.2 g 石灰乳，然后由滴液漏斗滴加 8.4 mL 乙醛，20 min 左右加完。在电热套上加热，控制温度在 60℃左右[1]，反应 160 min。当反应混合物颜色由乳白色变成淡黄色，可视为反应已达终点[2]。

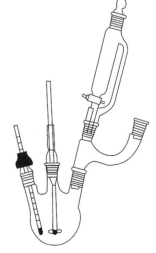

图 4-32　制备季戊四醇的反应装置

当反应混合物的温度开始下降并降至 45℃左右时，可逐滴加入 70%硫酸溶液，溶液颜色经淡黄色转变为白色，调节 pH 为 2～2.5[3]。继续搅拌，若 pH 保持不变，酸化已经完全。

将上述溶液进行减压过滤，滤去沉淀[4]。在滤液中加入 1 mL 20%草酸溶液，充分搅拌，并静置 30 min。再次进行减压过滤，滤去沉淀物[5]，将滤液进行减压蒸馏浓缩[6]，直至蒸馏瓶中出现大量结晶为止。撤去热源，将浓缩液自然冷却至室温，析出季戊四醇晶体。减压过滤，将得到的季戊四醇产物移入已称量的表面皿上晾晒，烘干后称量，计算产率。季戊四醇的熔点为 262℃，$n_D^{20} = 1.5480$。

【附注】

[1] 该反应是放热反应，当反应体系升温至 40℃时，应控制加热速度，必要时暂时撤去热源，否则瓶内温度难以控制在 60℃以下。如发现反应现象仍不明显，则仍需缓慢升温，以加速反应的进行。

[2] 反应体系的 pH 保持在 9.0～9.5。

[3] 酸化时，酸的投料量根据个人调节反应体系 pH 所需的用量有所不同。

[4] 滤去硫酸钙沉淀物。

[5] 减压过滤除去草酸钙沉淀。

[6] 减压蒸馏浓缩时，将滤液置于单口烧瓶中，并于 70℃左右水浴温度中蒸馏。

【思考题】

(1)氢氧化钙起什么作用?

(2)能否把甲醛与石灰乳滴加到乙醛中进行反应? 为什么?

(3)缩合反应完成时，为什么要进行酸化?

(4)酸化后的溶液，为什么还要加草酸溶液?

(5)在本实验中，一共排放了多少废水与废渣? 你有什么治理方案?

【产物谱图】

季戊四醇的红外光谱图和质谱图如图 4-33 和图 4-34 所示。

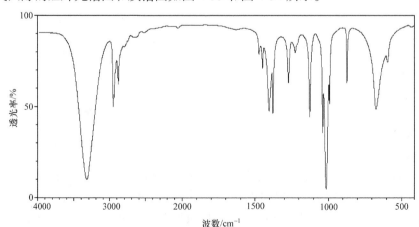

图 4-33　季戊四醇的红外光谱图

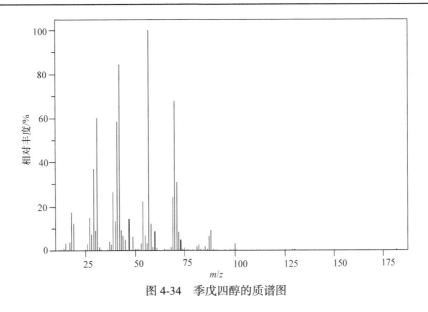

图 4-34　季戊四醇的质谱图

实验三十三　油脂的提取和油脂的性质

【实验目的】

(1)学习油脂提取的原理和方法,了解油脂的一般性质。

(2)掌握索氏提取器的操作方法。

【实验原理】

油脂是动植物细胞的重要组成成分,其含量高低是油料作物品质的重要指标。

油脂是高级脂肪酸甘油酯的混合物,其种类繁多,均可溶于乙醚、苯、石油醚、二硫化碳等脂溶性有机溶剂。

本实验以石油醚为溶剂,在索氏提取器中提取油脂。在提取过程中,除油脂外,一些脂溶性的色素、游离脂肪酸、磷脂、高级醇及蜡等也一并被浸出,所以提取物为粗油脂。

油脂在酸或碱的存在下,或受酶的作用,易被水解成甘油与高级脂肪酸。例如:

$$
\begin{array}{c}
\text{H}_2\text{C}-\text{O}-\overset{\displaystyle\text{O}}{\overset{\|}{\text{C}}}-\text{R} \\[2mm]
\text{HC}-\text{O}-\overset{\displaystyle\text{O}}{\overset{\|}{\text{C}}}-\text{R}' \;+\; 3\text{NaOH} \xrightarrow{\triangle} \\[2mm]
\text{H}_2\text{C}-\text{O}-\overset{\displaystyle\text{O}}{\overset{\|}{\text{C}}}-\text{R}''
\end{array}
\qquad
\begin{array}{c}
\text{H}_2\text{C}-\text{OH} \quad \text{RCOONa} \\[2mm]
\text{HC}-\text{OH} \;+\; \text{R}'\text{COONa} \\[2mm]
\text{H}_2\text{C}-\text{OH} \quad \text{R}''\text{COONa}
\end{array}
$$

高级脂肪酸的钠盐即为常用的肥皂。当加入饱和食盐水后,由于肥皂不溶于盐水而被盐析,浮于上层,甘油则溶于盐水,如此可将甘油和肥皂分离。甘油与硫酸铜的氢氧化钠溶液反应生成蓝色溶液，借此可鉴定甘油。肥皂与无机酸作用则游离出难溶于水的高级脂肪酸。例如：

$$R-COONa + HCl \longrightarrow R-COOH + NaCl$$

常用的肥皂（钠皂）溶液遇到 Ca^{2+}、Mg^{2+} 后，因生成不溶于水的高级脂肪酸钙盐（钙皂）、镁盐（镁皂）而失效。

组成油脂的高级脂肪酸，除硬脂酸、软脂酸等饱和脂肪酸外，还有油酸、亚油酸等不饱和脂肪酸。不同油脂的不饱和度也不相同，其不饱和度可通过油脂与溴或碘的加成反应来定量测定。

【器材和药品】

1. 器材

索氏提取器，蒸馏烧瓶，蒸馏头，具塞温度计，冷凝管，接引管，锥形瓶，抽滤瓶，布氏漏斗，循环水真空泵，滤纸筒，百分之一电子天平，试管，沸石，小烧杯，恒温加热板，水浴锅（可以用 500 mL 大烧杯或者 90 mm 结晶皿代替）。

2. 药品

花生米[1]，花生油，氢氧化钠（7.5 mol·L^{-1}），硫酸铜（5%），氯化钙（10%），硫酸镁（10%），盐酸（10%），溴的四氯化碳溶液，花生油的四氯化碳溶液（10%），猪油的四氯化碳溶液（10%），饱和食盐水，石油醚（60～90℃）。

【实验步骤】

1. 油脂的提取

准确称取 5 g 花生米，置于烘干的滤纸筒（或滤纸包）内，上面盖一层滤纸，以防样品溢出。将洁净的蒸馏烧瓶烘干冷却后，加入石油醚至其容积的 1/2～2/3 处，把盛有样品的滤纸筒（或滤纸包）放在抽出筒内（注意：滤纸筒的上缘必须略高于抽出筒的虹吸管），安装好索氏提取器装置后（图 2-23），在水浴上加热回流 1 h 左右（注意：切勿用明火！），提取完毕，撤去水浴，待石油醚冷却后，卸下提取器，取出滤纸筒，残渣在红外灯下烘干。改成蒸馏装置（图 2-27），在水浴上加热提取液，回收石油醚，待温度计读数下降，即停止蒸馏，蒸馏烧瓶中所剩浓缩物即为粗油脂。称量残渣质量，并计算粗油脂含量。

2. 油脂的化学性质

1）皂化

取 1 mL 花生油[2]于一大试管中，加入 1.5 mL 95%乙醇[3]及 1 mL 7.5 mol·L^{-1} 氢氧化钠溶液，投入 2～3 粒沸石，振荡后，水浴加热（并时常取出振荡）约 30 min（最后检查皂化是否完全[4]），即得花生油皂化的乙醇溶液——肥皂溶液，留做以下实验。

2）盐析

将皂化液倒入一盛有 10 mL 饱和食盐水的小烧杯中，边加边搅拌，至溶液表面出现一层肥皂为止。冷却后减压抽滤，滤渣即为肥皂，滤液留作鉴别甘油之用。

3）肥皂的性质

将所制肥皂置于小烧杯中，加入 15 mL 蒸馏水，于沸水浴中稍稍加热，并不断搅拌，使其溶解为均匀的肥皂溶液。

（1）取一支试管，加入 1 mL 肥皂溶液，在不断搅拌下缓慢滴加 5～10 滴 10%盐酸溶液。观察有什么现象，并说明原因。

（2）取两支试管，各加入 1 mL 肥皂水溶液，再分别加入 5～10 滴 10%氯化钙和 10%硫酸镁（或氯化镁）溶液。有什么现象发生？说明原因。

（3）取一支试管，加入 2 mL 蒸馏水和 1～2 滴花生油，充分振荡，观察乳浊液的形成。另取一支试管，加入肥皂水 2 mL，也加 1～2 滴花生油，充分振荡，并观察现象。将两支试管静置数分钟后，比较二者稳定程度有什么不同，为什么？

4）油脂中甘油的检查

取两支干净试管，一支加入 1 mL 上述盐析实验所得的滤液，另一支加入 1 mL 蒸馏水做空白实验。然后在两支试管中各加入 1 滴 7.5 mol·L^{-1}氢氧化钠溶液及 3 滴 5%硫酸铜溶液。试比较二者颜色的区别，说明原因。

5）油脂的不饱和性

在两支干燥试管中，分别加入 10 滴 10%花生油的四氯化碳溶液和 10 滴 10%猪油的四氯化碳溶液。然后分别逐滴加入溴的四氯化碳溶液，并随时加以振荡，直到溴的颜色不褪为止。记录二者所需溴的四氯化碳溶液的量，并比较它们的不饱和程度。

【附注】

[1] 先将花生米放在 100～105℃烘箱中烘烤 3～4 h（有硬壳的样品，需将硬壳除去再烘干）。冷却至室温，粉碎（颗粒可过 50 目筛），备用。

[2] 也可用豆油、棉籽油、猪油、牛油或本实验的粗脂肪浓缩液。

[3] 由于油脂不溶于碱的水溶液，故作用很慢。加入乙醇后将增加油脂的溶解度，使油脂与碱形成均相体系，从而加速皂化的进行。

[4] 检查皂化是否完全的方法：取出几滴皂化液置于试管中，加入 5～6 mL 蒸馏水，加热振荡，如无油滴分出，则表示皂化完全。

【思考题】

（1）如何检验油脂的皂化作用是否完全？

（2）在油脂皂化反应中，氢氧化钠起什么作用？乙醇又起什么作用？

（3）为什么肥皂能稳定油/水型乳浊液？

实验三十四　从茶叶中提取咖啡因

【实验目的】

(1)学会用索氏提取器连续提取植物有效成分的操作方法。

(2)掌握利用升华法对某些有机化合物进行精制的操作。

【实验原理】

咖啡因(或称咖啡碱,$C_8H_{10}N_4O_2$)具有刺激心脏、兴奋大脑神经和利尿等作用(主要用作中枢神经兴奋药)。咖啡因也是复方阿司匹林(如 APC)等药物的组分之一。制药工业中多使用合成方法制得咖啡因。

咖啡因是嘌呤的衍生物,其结构如下:

咖啡因易溶于氯仿(12.5%)、水(2%)、乙醇(2%)及热苯(5%)等有机溶剂,在乙醚中微溶。含结晶水的咖啡因是白色针状结晶,味苦,在 100℃时失去结晶水后开始升华,120℃时升华相当显著,178℃以上升华加快。无水咖啡因的熔点为 238℃。

咖啡因是一种生物碱,它可被生物碱试剂(如碘-碘化钾试剂等)沉淀,也能被许多氧化剂(如双氧水等)氧化。茶叶中含有多种生物碱,其中咖啡因含量为 1%～5%(质量分数,下同),其他成分包括鞣酸 11%～12%、蛋白质 0.6%等。

从茶叶中提取咖啡因是采用有机溶剂在索氏提取器(图 2-23)中连续加热抽提,然后浓缩得到粗咖啡因(其中含有其他生物碱和杂质),再利用咖啡因易升华的性质进行升华提纯。

本实验选用 95%医用乙醇作为溶剂,提取茶叶中的咖啡因。

【器材和药品】

1. 器材

圆底烧瓶(100 mL,250 mL),具塞温度计(150℃),玻璃漏斗,量筒(100 mL),烧杯(50 mL,250 mL),滤纸筒,索氏提取器,冷凝管,百分之一电子天平,滤纸,试管,棉花,蒸发皿(100 mL),砂浴锅,加热套或恒温加热板,水浴锅(可以用 500 mL 大烧杯或者 90 mm 结晶皿代替)。

2. 药品

茶叶,医用乙醇(95%),生石灰(CaO)粉,固体咖啡因,饱和咖啡因水溶液,鞣酸(10%),

碘化汞钾试剂，浓氨水，H₂O₂(30%)，Na₂CO₃(5%)，HCl(5%)，KMnO₄(0.5%)，细砂。

【实验步骤】

1. 咖啡因的提取

1) 抽提

准确称取茶叶 8 g，装入索氏提取器的滤纸筒内[1]，在烧瓶中加入几粒沸石，装好索氏提取器，从提取器的上端慢慢倒入 80 mL 95%的医用乙醇，注意观察液面高度刚好高过虹吸管顶部时发生的现象，即提取器内的溶液全部迅速地沿着虹吸管虹吸回烧瓶内，然后固定好提取器，接通冷凝水，加热，连续抽提 1～1.5 h(提取液颜色很淡时即可停止抽提)。待冷凝液刚刚虹吸完，即刻停止加热，冷却。

2) 回收乙醇

安装蒸馏装置(图 2-27)，加热蒸馏，待回收大部分乙醇后，将圆底烧瓶中的少量残留液迅速倒入蒸发皿中，用极少量乙醇洗涤圆底烧瓶，将洗涤液合并于蒸发皿中，然后利用电热套的余热在空气中使蒸发皿中的乙醇自然挥发得到膏状的混合物。

3) 升华提纯

在膏状混合物的蒸发皿中加入 4 g 生石灰(CaO)粉[2]，搅拌磨细，得到干燥均匀的固体混合物[3]。然后在蒸发皿上罩上插有许多均匀小孔的滤纸，滤纸上罩上塞有棉花的玻璃漏斗，放在砂浴上用恒温加热板小火烘焙(火焰不能太大，以防咖啡因二次升华)、升华[4](图 2-20)。当滤纸上出现白色针状结晶时，适当控制火焰(尽可能使升华速度放慢，以提高结晶的纯度)，当发现漏斗内部有棕色烟雾释放时，应停止加热。冷却(约 5 min)后小心地揭开漏斗和滤纸，仔细地把附在滤纸上及器皿周围的咖啡因晶体(白色、针状)用小刀刮入干燥、洁净、已称量的 50 mL 的烧杯中，残渣经拌和后，用较大火焰再继续加热升华 1～2 次。合并各次升华收集的咖啡因结晶，称量。产量通常在 80 mg 左右。

2. 咖啡因的性质实验

(1) 在蒸发皿中加入咖啡因约 0.05 g，加 8～10 滴 30% H₂O₂，再加 5%稀盐酸 4～5 滴，置水浴上加热蒸干，残渣显美丽的玫瑰红色。在残渣上滴加 1 滴浓氨水，颜色有什么变化?

(2) 取一支试管，加 8 滴饱和咖啡因水溶液，滴加 1 滴 0.5% KMnO₄ 溶液和 3 滴 5%Na₂CO₃ 溶液。摇动试管，放入沸水浴中加热，观察溶液的变化[5]。

(3) 取一支试管，加 5 滴咖啡因的饱和水溶液和 3 滴 10%鞣酸溶液，观察实验现象。

(4) 取一支试管，加 1 mL 5%盐酸溶液和少许咖啡因固体，用力振摇，使其溶解为澄清溶液(如实在不溶，可取澄清液做实验)，滴加 12 滴碘化汞钾试剂[6]，摇动试管注意观察溶液的变化。

用本次实验提取的咖啡因，重复上述实验并进行比较。

【附注】

[1] 滤纸筒既要紧贴器壁，又能方便取放。被提取物高度不能超过虹吸管，否则被提取物不能被溶剂充分浸泡，影响提取效果。被提取物也不能漏出滤纸筒，以免堵塞虹吸管。提取溶剂的高度应高过虹吸管顶部 20～30 mL。

[2] 生石灰(CaO)粉起吸水和中和作用，以除去杂质。升华前生石灰处理后一定要磨细均匀干燥，尽可能在蒸发皿底部均匀铺开。

[3] 如留有水分，将会在下一步升华开始时带来一些烟雾，污染器皿，影响产品纯度。

[4] 在提取回流充分的情况下，升华操作是实验成败的关键。在升华过程中始终都要严格控制加热温度，温度太高，会使被烘焙物炭化，把一些有色物带出，使产品不纯。进行再升华时，加热温度也要严格控制，否则被烘物大量冒烟，导致产物不纯和损失。

[5] 咖啡因被氧化分解，反应式如下：

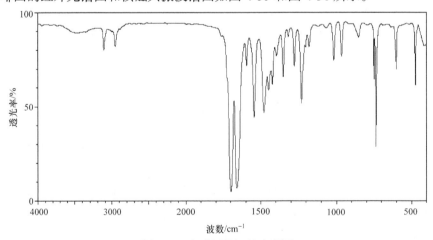

[6] 碘化汞钾试剂与生物碱(如咖啡因等)反应，生成分子复合物，反应式如下：

$$B + HgI_2 \cdot KI \xrightarrow{H^+} B \cdot HgI_2 \cdot KI \text{ (B代表生物碱)}$$

【思考题】

(1) 用索氏提取器提取比普通加热回流提取有哪些优越性？

(2) 升华操作时应注意什么问题？

【产物谱图】

咖啡因的红外光谱图和核磁共振波谱图如图 4-35 和图 4-36 所示。

图 4-35　咖啡因的红外光谱图

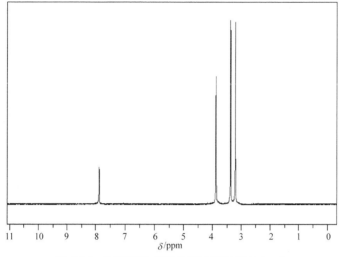

图 4-36　咖啡因的核磁共振波谱图（¹H NMR）

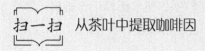扫一扫　从茶叶中提取咖啡因

实验三十五　从槐花米中提取芦丁

【实验目的】

(1)学习用碱法提取芦丁的方法。

(2)熟悉黄酮类化合物的结构特点与芦丁的化学性质。

【实验原理】

芦丁（$C_{27}H_{30}O_{16}$）又称芸香苷，有调节毛细管壁的渗透性作用，临床上作为高血压症的辅助治疗药物。

芦丁存在于槐花米和荞麦中，槐花米是槐系豆科槐属植物的花蕾，含芦丁量高达 12%～16%，荞麦叶中含 8%芦丁。芦丁属于黄酮类化合物，黄酮类化合物的基本结构如下：

黄酮类化合物结构中常连接有一个以上羟基，还可能有甲氧基、甲基、异戊烯基等其他取代基。3、5、7、3′、4′位上有羟基或甲氧基的机会较多，6、8、2′、6′等位置上有取代基的情况比较少见。虽然黄酮类化合物结构中所含羟基较多，但大多数情况下黄酮类化合物以一元苷的形式存在，少数黄酮类化合物也可形成二元苷。芦丁（槲皮素-3-O-葡萄糖-O-鼠李糖）是黄酮一元苷，其结构如下：

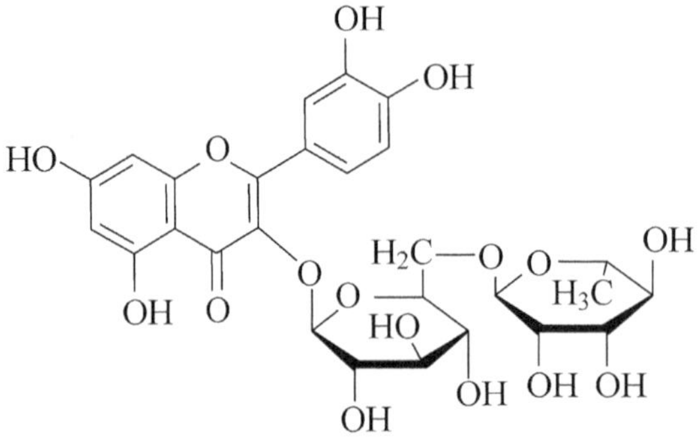

芦丁是淡黄色小针状结晶，可溶于甲醇、乙醇，在热的甲醇或乙醇中溶解度较大，微溶于热水，难溶于乙酸乙酯、丙酮和冷水中，不溶于苯、氯仿、乙醚和石油醚等。芦丁结构中有四个酚羟基，易溶于碱液（呈黄色），酸化后又析出芦丁沉淀。芦丁结构中有 2 个苷键结构（缩醛结构），因此溶于浓硫酸和浓盐酸（呈棕黄色），加水稀释后再析出。含有 3 分子结晶水的芦丁，其熔点为 174～178℃，无水芦丁的熔点则为 188℃。

【器材和药品】

1. 器材

烧杯（250 mL，2 个），量筒（100 mL），百分之一电子天平，抽滤装置，剪刀，镊子，纱布，棉花，pH 试纸，玻璃棒，滴管，点滴板，试管，洗瓶，表面皿，石棉网，红外灯，电热套或恒温加热板，水浴锅（可以用 500 mL 大烧杯或者 90 mm 结晶皿代替），粉碎机。

2. 药品

槐花米粉末，饱和石灰水溶液，盐酸溶液（15%），浓盐酸，Na_2CO_3（10%），费林 I 试剂和费林 II 试剂，镁粉，饱和芦丁水溶液，饱和芦丁乙醇溶液。

【实验步骤】

1. 芦丁的提取

称取 16 g 槐花米粉末，置于 250 mL 烧杯中，加入 100 mL 饱和石灰水溶液[1]，在石棉网上加热至沸，不断搅拌，煮沸 15 min 后用纱布和布氏漏斗过滤，注意煮沸过程适当补充蒸发掉的水分以维持溶液的 pH。滤渣再用 100 mL 饱和石灰水溶液煮沸 10 min，纱布和布氏漏斗过滤，合并二次滤液，用 15%盐酸溶液调节滤液 pH 为 3～4[2]，放置 1～2 h，使沉淀完全。使用棉花进行抽滤[3]，沉淀用水洗涤 2～3 次，得到芦丁粗产物。

2. 芦丁的纯化

将制得的粗芦丁置于 250 mL 的烧杯中，加水 100 mL，于石棉网上加热至沸，不断搅拌并慢慢加入饱和石灰水溶液，使沉淀溶解为 pH 8～9 的溶液，趁热用棉花抽滤。滤液置于 250 mL 的烧杯中冷却，用 15%盐酸溶液调节滤液的 pH 为 4~5，静置 30 min，芦丁以浅黄色结晶析出，用棉花抽滤。产品用水洗涤 1~2 次，红外灯烘干后约 1.0 g，测熔点。

3. 芦丁的性质

1) 水解反应

取一支试管，加入 1 mL 饱和芦丁水溶液及 5 滴 3 mol·L^{-1} 硫酸，将此试管放在沸水浴中煮沸 15~20 min。冷却后，加入 10% Na$_2$CO$_3$ 溶液中和至碱性(用 pH 试纸检验)。

取两支试管，分别加入费林 I 试剂和费林 II 试剂各 0.5 mL，混合均匀后于水浴中微热。分别加入 1 mL 上述水解液、饱和芦丁水溶液，振荡后于沸水浴加热 3~4 min。观察结果。

2) 还原显色反应[4]

取一支试管，加入 1 mL 饱和芦丁乙醇溶液，然后添加少量镁粉，振摇，滴加几滴浓盐酸。观察结果。

【附注】

[1] 加入饱和石灰水溶液既可以起碱溶解提取芦丁的作用，又可以除去槐花米中大量多糖黏液质。也可直接加入 150 mL 水和 1 g Ca(OH)$_2$ 粉末，而不必配成饱和溶液，第二次溶解只需加 100 mL 水。

[2] pH 过低会使芦丁形成鎓盐而增加其水溶性，降低芦丁产率。

[3] 抽滤可用棉花代替滤纸。

[4] 芦丁能被镁粉-盐酸或锌粉-盐酸还原而显红色，反应过程如下：

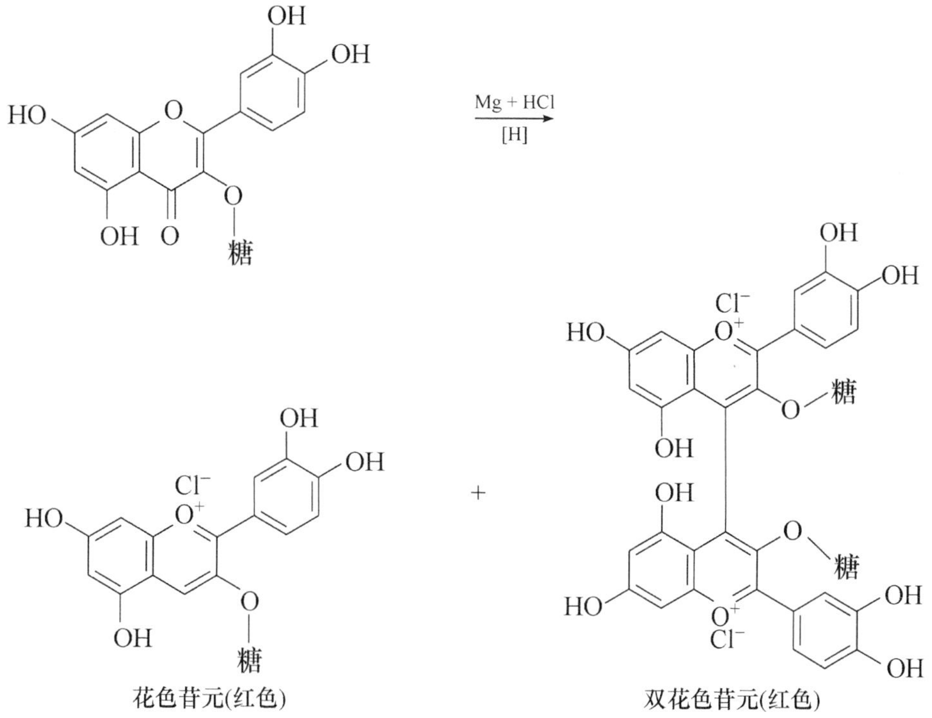

花色苷元(红色)   双花色苷元(红色)

若将反应产物 pH 调至碱性，则产物颜色从红色转变为绿色。

【思考题】

(1) 为什么可以采用碱法从槐花米中提取芦丁？

(2) 怎样鉴别芦丁？

(3) 查阅相关文献找出其他提取芦丁的方法，并与本法进行对比，找出异同点，判断方法的可行性、实用性和有效性。

【产物谱图】

芦丁和槲皮素的红外光谱图分别如图 4-37 和图 4-38 所示。

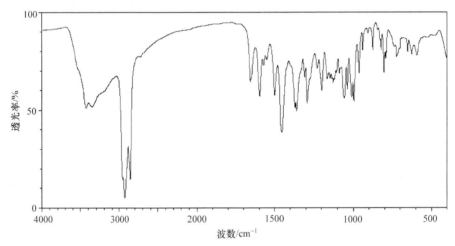

图 4-37　芦丁的红外光谱图

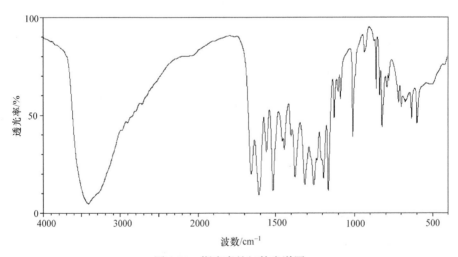

图 4-38　槲皮素的红外光谱图

实验三十六　从黄连中提取黄连素

【实验目的】

(1)学习从黄连中提取黄连素的原理和方法。

(2)熟悉黄连素的化学结构。

【实验原理】

黄连为我国名产药材之一，抗菌力很强，对急性结膜炎、口疮、急性细菌性痢疾、急性肠胃炎等均有很好的疗效。黄连中含有多种生物碱，除黄连素(俗称盐酸小檗碱，$C_{20}H_{18}ClNO_4$)外，尚有黄连碱、甲基黄连碱、棕榈碱和非洲防己碱等。随野生、栽培或产地不同，黄连中黄连素的含量一般为 4%～10%。含黄连素的植物很多，如黄柏、三颗针、伏牛花、白屈菜、南天竹等。它们均可作为提取黄连素的原料，尤以黄连和黄柏中黄连素含量为高。

小檗碱分子结构中存在下列三种互变异构体：

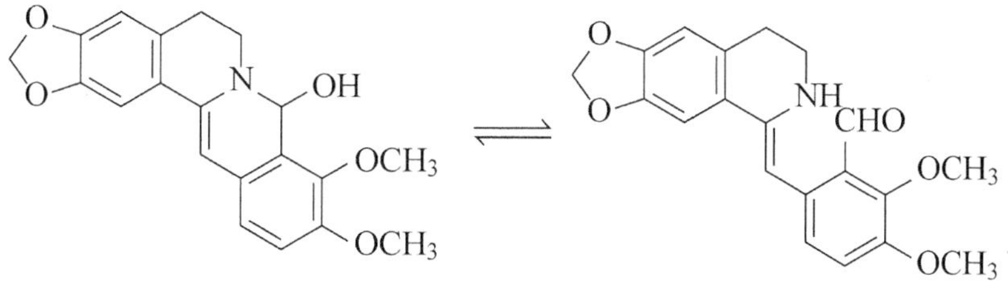

醇式　　　　　　　　　　　　　　　　醛式

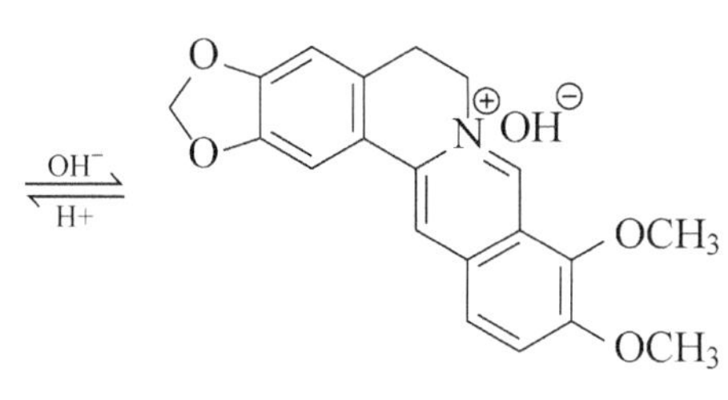

季铵碱式

自然界存在的黄连素多以季铵碱式存在。

小檗碱是黄色的针状结晶，微溶于冷水和乙醇，较易溶于热水和热乙醇中，几乎不溶于乙醚。盐酸小檗碱难溶于冷水，但易溶于热水；而小檗碱的硫酸盐则易溶于水。本实验利用这些性质来提取黄连素。

【器材和药品】

1. 器材

烧杯(250 mL)，电热套或恒温加热板，水浴锅(可以用 500 mL 大烧杯或者 90 mm 结晶皿代替)，抽滤装置，量筒(100 mL)，滤纸筒，索氏提取器，百分之一电子天平，滤纸，试管，研钵，圆底烧瓶，蒸馏头，直形冷凝管，具塞温度计(100℃，150℃)，pH 试纸。

2. 药品

黄连(粉末状)，乙醇(95%)，浓盐酸，乙酸(1%)，冰块，丙酮。

【实验步骤】

1. 抽提

称取 10 g 已磨细的黄连粉末，装入索氏提取器的滤纸筒内[1]，在烧瓶中加入 80 mL 95%的乙醇和几粒沸石，安装好索氏提取器装置(图 2-23)。接通冷凝水，加热，连续抽提 1～1.5 h，待冷凝液刚刚虹吸完，即刻停止加热[2]，冷却。

2. 回收乙醇

安装蒸馏装置(图 2-27)，加热蒸馏，回收大部分乙醇(沸点 78.5℃)，直到残留物呈棕红色糖浆状。

3. 析出黄连素盐酸盐

向残留物中加入 1%乙酸 30 mL，加热溶解，趁热过滤(除去不溶物)[3]。再向溶液中滴加浓盐酸，至溶液浑浊为止(约需 10 mL)，放置冷却(最好用冰水浴冷却)，即有黄色针状的黄连素盐酸盐析出。抽滤，结晶用冰水洗涤两次，再用丙酮洗涤一次，即得黄连素盐酸盐粗品[4]。

【附注】

[1] 滤纸筒既要紧贴器壁，又能方便取放。被提取物高度不能超过虹吸管，否则被提取物不能被溶剂充分浸泡，影响提取效果。被提取物也不能外漏出滤纸筒，以免堵塞虹吸管。

[2] 黄连素的提取回流要充分。

[3] 滴加浓盐酸前，不溶物要去除干净，否则影响产品的纯度。

[4] 如果晶形不好，可以水为溶剂再次重结晶提纯。

【思考题】

(1)从黄连中提取黄连素的原理是什么?

(2)黄连素属于哪种类型的生物碱?

(3)结合黄连素的性质，你认为还可采用什么方法提取黄连素?

【产物谱图】

黄连素的红外光谱图和核磁共振波谱图如图 4-39 和图 4-40 所示。

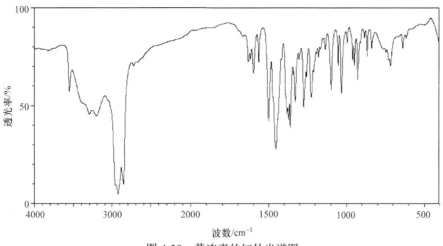

图 4-39　黄连素的红外光谱图

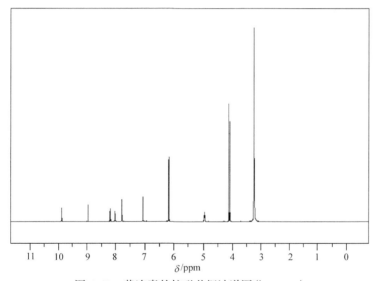

图 4-40　黄连素的核磁共振波谱图(^{1}H NMR)

实验三十七　番茄中番茄红素和β-胡萝卜素的薄层层析法

【实验目的】

(1)理解薄层层析法的分析原理。

(2)学习从番茄中提取番茄红素和β-胡萝卜素的方法。

(3)掌握薄层层析法基本操作。

(4)学会用薄层层析法鉴定番茄中的番茄红素和β-胡萝卜素。

【实验原理】

番茄红素主要来源于番茄(西红柿)、南瓜、西瓜、柿子、桃、芒果、葡萄、草莓、柑橘等果实，茶的叶片及胡萝卜、甘蓝等根部也含有番茄红素。由于番茄红素具有抗氧化、抑制突变、降低核酸损伤、减少心血管疾病及预防癌症等多种功能，因此番茄红素日益受到营养界的关注。

β 胡萝卜素存在于黄、红色蔬菜中，以胡萝卜中含量尤为丰富，番茄中也含一些β 胡萝卜素。它是维生素 A 的前体，人体缺乏维生素 A 可引起夜盲症，而且会影响正常的生长发育。

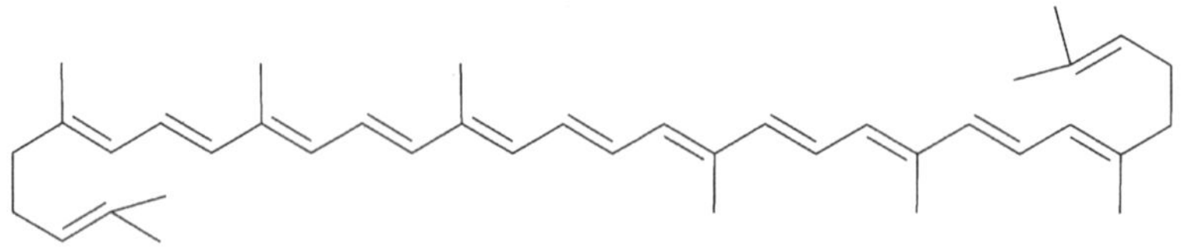

番茄红素

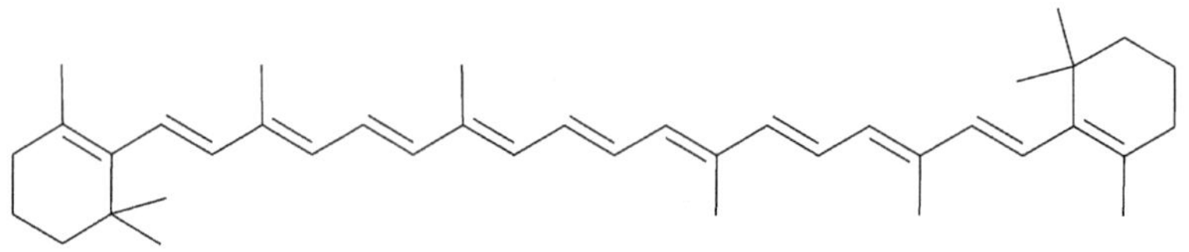

β-胡萝卜素

番茄红素和β -胡萝卜素都是类胡萝卜素。本实验先用乙醇将番茄脱水，然后用环己烷提取番茄中的番茄红素与β胡萝卜素[1]，再用薄层层析(TLC)法分离并鉴定二者的存在。

【器材和药品】

1. 器材

漏斗，纸巾(5 cm×5 cm)，玻璃板(2.5 cm×7.5 cm，或选用市售 2.5 cm×7.5 cm 的硅胶 G板，不需制板)，研钵，试管(10 mL)，烘箱，干燥器，铅笔，毛细管，具塞广口瓶(100 mL)。

2. 药品

一个小番茄(约 4 g)，95%乙醇，环己烷，无水硫酸钠，硅胶 G[2]，0.5%羧甲基纤维素钠(CMC)，番茄红素，β-胡萝卜素。

【实验步骤】

1. 番茄中番茄红素和β胡萝卜素的提取

1)除去水分

取一个质量约 4 g 的小番茄于研钵中，捣烂，压出水分并弃之；将残渣移至垫有一张约 5 cm×5 cm 大小纸巾的漏斗中，待水分滤去，用纸巾包裹残渣并尽量挤干残余水分，将残渣连同纸巾一起移至研钵中，加 3 mL 95%乙醇充分搅拌，压出乙醇液并弃之，再加 3 mL 95%乙醇重复此操作。

2)提取番茄红素和β-胡萝卜素

在上述残渣中加 2 mL 环己烷，充分搅拌，将红色提取液移至 10 mL 试管中，加少量无水硫酸钠充分振摇，置暗处干燥备用。

2. 薄层层析

1)TLC 板的制备

取 2.5 cm × 7.5 cm 的玻璃板两块，洗净。

在 50 mL 锥形瓶中，放置 2 g 硅胶 G，5 mL 0.5%羧甲基纤维素钠(CMC)水溶液，塞上塞子，剧烈振摇 40 s[3]，调成均匀的糊状，迅速地倾倒在玻璃片上，然后轻敲玻璃板，使表面平坦光滑，水平放置，在室温中晾干后，放入烘箱中，缓慢升温至 105～110℃，恒温活化 30 min，取出，稍冷后置于干燥器中备用。

2)点样

从干燥器中取出 TLC 板，拿取时只许触及其边缘，切勿触及其表面；用铅笔(勿用钢笔)在板上离其底部 1 cm 处轻轻地画一直线；从距板边 0.5 cm 处开始，轻轻标出间隔为 0.8 cm 的 3 个标记(图 4-41)；从左到右，依次用点样管点上番茄红素、番茄提取液、β-胡萝卜素，待这些样点完全风干后，再重复点样 1～2 次，其中，番茄提取液视浓度高低，需要重复点 4 次左右，确保展开后的溶质点颜色清晰可见[4]。展开之前各点应完全干燥。

3)展开

在环己烷中展开 TLC 板。将点好样品的 TLC 板小心地放入 100 mL 装有适量环己烷的广口瓶展开缸中(瓶底垫有一张滤纸，瓶内液面高度低于点样线)，盖上广口瓶盖任其展开，当溶剂上升到距板顶约 0.2 cm 时，将 TLC 板从展开缸中取出，立即用铅笔标出溶剂前沿的位置并圈出溶质斑点[5]。把薄层层析板斑点描在实验报告中，算出各组分的 R_f 值，通过与番茄红素和β-胡萝卜素标准样品的 R_f 进行比较，鉴定番茄中分离的两种产物为番茄红素和β-胡萝卜素。

图 4-41　TLC 板点样示意图

【附注】

[1] 二氯甲烷是萃取类脂化合物的有效溶剂，但其挥发性较大，所以本实验采用挥发性较小的环己烷作提取剂，以减少对环境的污染。由于二者都不与水混溶，故只有除去水后才能有效地从组织中萃取出类胡萝卜素。

[2] 若不需自己铺板，则不需要硅胶 G 及 0.5%羧甲基纤维素钠(CMC)。

[3] 制板时要求薄层平滑均匀，为此，宜将吸附剂调得稀稠均匀。

[4] 点样时斑点要点得越小越好，点好的斑点直径应小于 2 mm，并且不能过量，否则会造成展开后的斑点严重拖尾或相互覆盖。若提取液的溶剂已挥发，可加几滴环己烷，振

摇混合物，使样品重新溶解。样品可能会由于部分类胡萝卜素被空气氧化而不能完全溶解，点样时取足量的有色上层液。另外，溶液不用时应避光保存，以防番茄红素和 β-胡萝卜素（均为高度不饱和的烃）发生光化学氧化反应而变质。

[5] 取出后应立即在展开剂前沿画上记号，否则等展开剂挥发后，就无法确定展开剂上升的高度，同时尽快圈出溶质斑点。因为高度不饱和的类胡萝卜素在没有溶剂蒸气保护时，更容易发生光化学氧化反应而变成无色物质，斑点将会很快消失。如果斑点消失，可在碘蒸气室中显色。

【思考题】

(1) 为什么番茄红素是红色的，而 β-胡萝卜素是黄色的?

(2) 展开剂的高度若超过了点样线，对薄层色谱有什么影响?

扫一扫　番茄中番茄红素和胡萝卜素的薄层层析法

第 5 章　医用分析化学实验

Ⅰ　验证性实验

实验三十八　草酸中 $H_2C_2O_4$ 含量的测定

【实验目的】

(1) 学习 NaOH 标准溶液的配制、标定及有关仪器的使用。

(2) 学习碱式滴定管的使用，掌握滴定分析基本操作。

【实验原理】

$H_2C_2O_4$ 为有机弱酸，其 $K_{a1}^{\ominus} = 5.9 \times 10^{-2}$，$K_{a2}^{\ominus} = 6.4 \times 10^{-5}$。常量组分分析时 $cK_{a1}^{\ominus} > 10^{-8}$，$cK_{a2}^{\ominus} > 10^{-8}$，$K_{a1}^{\ominus} / K_{a2}^{\ominus} < 10^5$，可在水溶液中一次性滴定其两步解离的 H^+：

$$H_2C_2O_4 + 2NaOH = Na_2C_2O_4 + 2H_2O$$

此反应的化学计量点为 pH = 8.4 左右，可用酚酞作指示剂。

NaOH 标准溶液采用间接配制法配制，以邻苯二甲酸氢钾标定：

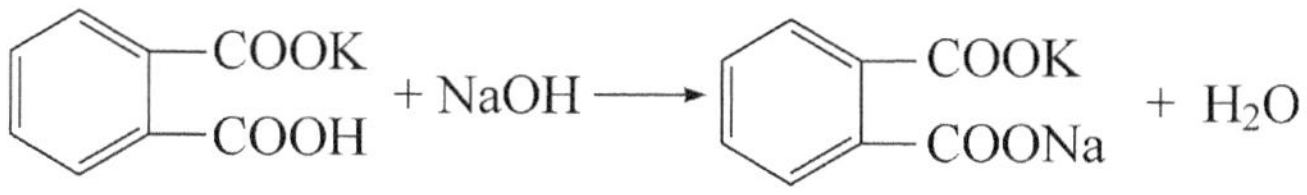

此反应的化学计量点为 pH = 9.1 左右，同样可用酚酞作指示剂。

【器材和药品】

1. 器材

万分之一电子天平，量筒(50 mL)，烧杯(100 mL)，试剂瓶(500 mL)，碱式滴定管 (50 mL)，移液管(25 mL)，容量瓶(100 mL)，锥形瓶(250 mL，3 个)，玻璃棒，胶头滴管，滴定台等。

2. 药品

NaOH(A. R.)，邻苯二甲酸氢钾($KHC_8H_4O_4$，基准试剂)，$H_2C_2O_4 \cdot 2H_2O$(A. R.或 C. P.，样品)，酚酞指示剂(0.2%乙醇溶液)等。

【实验步骤】

1. NaOH 标准溶液的配制与标定

1）NaOH 标准溶液的配制（约 0.1 mol · L^{-1}）

用电子天平称取 NaOH 1.0 g 于 100 mL 烧杯中，加 50 mL 蒸馏水，搅拌使其溶解。移入 500 mL 试剂瓶中，再加 200 mL 蒸馏水，用橡胶塞塞好，摇匀。

2）NaOH 标准溶液的标定

使用万分之一电子天平精密称取 0.4～0.5 g 邻苯二甲酸氢钾三份，分别置于 250 mL 锥形瓶中，加 20～30 mL 蒸馏水溶解，再加 1～2 滴酚酞指示剂，用 NaOH 标准溶液滴定至溶液呈微红色，半分钟不褪色即为终点，分别计算 NaOH 的准确浓度。

NaOH 标准溶液浓度计算式为 $c_{NaOH} = \dfrac{m_{KHC_8H_4O_4}}{M_{KHC_8H_4O_4}V_{NaOH}}$，取三次测定浓度的平均值。

2. H$_2$C$_2$O$_4$ 含量测定

精密称取 0.5 g 左右草酸试样，置于小烧杯中，加 20 mL 蒸馏水溶解，然后定量转入 100 mL 容量瓶中，用蒸馏水稀释至刻度，摇匀。

用 25 mL 移液管移取试样溶液于 250 mL 锥形瓶中，加酚酞指示剂 1～2 滴，用 NaOH 标准溶液滴定至溶液呈微红色，半分钟不褪色即为终点。平行滴定三次，分别计算 H$_2$C$_2$O$_4$ 的含量。

H$_2$C$_2$O$_4$ 含量计算式为 $w_{H_2C_2O_4} = \dfrac{(cV)_{NaOH} \times 90.04}{2m_{样} \times 25.00 / 100.00}$，取三次测定含量的平均值。

【思考题】

（1）NaOH 标准溶液能否用直接法配制？为什么？

（2）在滴定分析中，滴定管、移液管需要用操作溶液润洗几次？锥形瓶呢？为什么？

（3）溶解邻苯二甲酸氢钾所用水的体积需要很准确吗？为什么？

（4）滴定管读数的正确操作是怎样的？有几种读数方法？

（5）以酚酞为指示剂，若终点微红色半分钟以后褪去，是否说明还没滴定到终点？为什么？

Ⅱ　综合性实验

实验三十九　中和滴定和乙酸解离常数的测定

【实验目的】

（1）熟练掌握滴定操作方法。

（2）掌握移液管、滴定管、容量瓶等的洗涤和使用方法。

(3)了解测定乙酸解离常数和解离度的方法。

(4)熟悉 pH 计的操作方法。

【实验原理】

HAc 是一种弱酸，在溶液中存在着下列平衡：

$$HAc \rightleftharpoons H^+ + Ac^-$$

则

$$K_a^\ominus = \frac{[H^+][Ac^-]}{[HAc]}$$

式中，$[H^+]$、$[Ac^-]$皆为平衡时浓度；$K_a^\ominus$为解离平衡常数，它在一定温度下为一常数。

根据 $\alpha = \dfrac{[H^+]}{c}$ 和 $K_a^\ominus = c\alpha^2$，可以分别求得解离度 α 和平衡常数 $K_a^\ominus$（c 为 HAc 的总浓度，可通过滴定测出；$[H^+]$可通过测定溶液 pH 获得）。

本实验利用已知浓度的 NaOH 溶液测定 HAc 溶液的总浓度，用 pH 计测定 HAc 溶液的 pH。

一般的酸碱常因含有杂质或本身不稳定（如 HCl 易挥发，NaOH 易吸水和 CO_2），不能直接配成准确浓度的溶液。因此，需先配制近似浓度的酸或碱溶液，再用基准物质对其进行标定。本实验采用邻苯二甲酸氢钾作为基准物质，标定 NaOH 溶液浓度。反应式为

【器材和药品】

1. 器材

万分之一电子天平，百分之一电子天平，称量瓶，锥形瓶(250 mL)，碱式滴定管，滴定台，容量瓶(50 mL，4 个)，烧杯(50 mL)，移液管(25 mL 或 20 mL)，吸量管(5 mL，10 mL)，洗瓶，pH 计。

2. 药品

邻苯二甲酸氢钾基准物，NaOH 标准溶液($0.1 \, mol \cdot L^{-1}$)，HAc 溶液($0.1 \, mol \cdot L^{-1}$)，NaAc 溶液($0.1 \, mol \cdot L^{-1}$)，1%酚酞溶液，邻苯二甲酸氢钾($0.05 \, mol \cdot L^{-1}$，标准缓冲溶液，pH＝4.01)。

【实验步骤】

1. NaOH 标准溶液的标定

准确称取邻苯二甲酸氢钾 0.40～0.45 g 三份，分别置于锥形瓶中，加水溶解，再加酚

酞溶液 2 滴,用待标定的 NaOH 标准溶液滴至微红色即为终点。

记下所用 NaOH 溶液的体积,并分别计算 NaOH 标准溶液的浓度(取四位有效数字),求出三次测定浓度的平均值并计算滴定的相对平均偏差(表 5-1)。

表 5-1　NaOH 标准溶液标定实验记录与结果计算

实验编号		1	2	3	备注
$m_{KHC_8H_4O_4}$/g	始读数				
	终读数				
	结果				
V_{NaOH}/mL	始读数				
	终读数				
	结果				
c_{NaOH}/(mol·L^{-1})					$c_{NaOH}=\dfrac{m_{KHC_8H_4O_4}}{M_{KHC_8H_4O_4}V_{NaOH}}$
$\bar{c}_{NaOH}$/(mol·L^{-1})					
相对平均偏差					

2. 用 NaOH 标准溶液测定 HAc 溶液的浓度

用移液管吸取未知浓度的 HAc 溶液 25.00 mL(或 20.00 mL),置于锥形瓶中,加入酚酞 2 滴,用 NaOH 标准溶液滴至终点。计算 HAc 溶液浓度(取四位有效数字)。

平行滴定三次,分别计算 HAc 溶液的浓度,求出 HAc 溶液测定浓度的平均值和相对平均偏差(表 5-2)。

表 5-2　测定 HAc 溶液浓度实验记录与结果计算

实验编号		1	2	3	备注
V_{HAc}/mL					
V_{NaOH}/mL	始读数				
	终读数				
	结果				
c_{HAc}/(mol·L^{-1})					
$\bar{c}_{HAc}$/(mol·L^{-1})					
相对平均偏差					

3. 配制不同浓度的 HAc 溶液

分别吸取 25.00 mL、5.00 mL 和 2.50 mL 已测出准确浓度的 HAc 溶液,置于三个 50 mL 容量瓶中,用蒸馏水稀释至刻度,摇匀,制得浓度约 0.05 mol·L^{-1}、0.01 mol·L^{-1} 和 0.005 mol·L^{-1} 的 HAc 溶液。

4. pH 计的校准

新用或久置不用的玻璃电极需在蒸馏水中活化 24 h 后备用，采用两点校准法对 pH 计进行校准。

5. 测定 pH

用 4 个烧杯，分别取一定量的上述 4 种浓度($0.1\ mol \cdot L^{-1}$、$0.05\ mol \cdot L^{-1}$、$0.01\ mol \cdot L^{-1}$ 和 $0.005\ mol \cdot L^{-1}$)的 HAc 溶液，由稀到浓采用 pH 计分别测定它们的 pH，并记录温度（室温）。将测得数据及计算结果列于表 5-3。

表 5-3　测定 pH 实验记录与结果计算

HAc 溶液	c	pH	$[H^+]$	α	$K_a^\ominus$
1					
2					
3					
4					
5					

6. 同离子效应

吸取 25.00 mL $0.1\ mol \cdot L^{-1}$ HAc 溶液置于 50 mL 容量瓶中，加入 $0.1\ mol \cdot L^{-1}$ NaAc 溶液 5.00 mL，稀释至刻度，为 5 号溶液。按上述实验方法测其 pH 并计算 HAc 的解离常数和解离度，将实验结果填入表 5-3，与 2 号溶液比较，解释实验结果。

【思考题】

(1)本实验为什么选用酚酞作指示剂？

(2)滴定过程中，向锥形瓶加入水对滴定结果有无影响？

(3)本实验盛放邻苯二甲酸氢钾的锥形瓶，使用前是否需要洗涤？是否需要干燥？

(4)在公式 $\alpha = \dfrac{[H^+]}{c}$ 和 $K_a^\ominus = \dfrac{[H^+][Ac^-]}{[HAc]}$ 中，c 与 $[HAc]$ 的意义是否相同？在本实验具体计算中，是否要采用相同的数值？为什么？

扫一扫　酸碱中和滴定

实验四十　分光光度法测定水中铁的含量

【实验目的】

(1)掌握分光光度法的基本原理和使用方法。

(2)学会使用 722 型、752 型分光光度计。

【实验原理】

本实验用磺基水杨酸作显色剂测定 Fe^{3+}。磺基水杨酸是一种有机弱酸，在溶液中存在如下平衡：

$$HO_3S-\!\!\!\!\diagdown\!\!\!\!\diagup\!\!\!\!-\begin{smallmatrix}OH\\COOH\end{smallmatrix} \rightleftharpoons \ ^-O_3S-\!\!\!\!\diagdown\!\!\!\!\diagup\!\!\!\!-\begin{smallmatrix}OH\\COO^-\end{smallmatrix}\ (Sal^{2-}) + 2H^+$$

酸根离子 Sal^{2-} 可与 Fe^{3+} 生成有色配合物，配位数随 Sal^{2-} 的浓度增大而增加。

显然，$[Sal^{2-}]$ 与 $[H^+]$ 有关，因而在不同的 pH 下，配合物配位数不同。

pH = 1.8~2.5	$Fe^{3+} + Sal^{2-} = Fe(Sal)^+$	红褐色
pH = 4~8	$Fe^{3+} + 2Sal^{2-} = Fe(Sal)_2^-$	橙褐色
pH = 8~11	$Fe^{3+} + 3Sal^{2-} = Fe(Sal)_3^{3-}$	黄色
pH > 12	$Fe^{3+} + 3OH^- = Fe(OH)_3$	

因此，控制溶液的 pH 对本实验有重大意义。此外，大量 Al^{3+}、Cu^{2+} 均干扰测定（但自来水中这些离子一般含量不高，可不必考虑），而 Mg^{2+}、Ca^{2+} 干扰不大。

本实验用 HAc-NaAc 缓冲溶液控制溶液的 pH 为 5，即选用橙褐色的 $Fe(Sal)_2^-$ 进行定量分析。

【器材和药品】

1. 器材

722 型或 752 型分光光度计，容量瓶（50 mL，6 个），吸量管（10 mL，1 支；2 mL，2 支）。

2. 药品

磺基水杨酸溶液（10%），HAc-NaAc 缓冲溶液（pH = 5），Fe^{3+} 标准溶液（25 μg·mL^{-1}）。

【实验步骤】

1. 溶液配制

(1)参比溶液与标准溶液的配制：用吸量管吸取 25 μg·mL^{-1} 的 Fe^{3+} 标准溶液 0.00 mL、2.00 mL、4.00 mL、8.00 mL、16.00 mL，分别移入 50 mL 容量瓶中（分别编号 I ~ V），加入磺基水杨酸和缓冲溶液各 2 mL，稀释至刻度，摇匀后显色约 15 min。

(2)待测溶液的配制：精密移取水样 25.00 mL 于 50 mL 容量瓶中（编号 VI），加显色剂和缓冲溶液各 2 mL，再稀释至刻度，摇匀后显色约 15 min。

2. 吸收曲线的绘制

在分光光度计(参见附录 1.3)上,用 1 cm 比色皿,以试剂(Ⅰ号溶液)为空白,以Ⅲ号溶液为标准样,在 430~530 nm,每隔 10 nm 测一次吸光度。以波长为横坐标,吸光度为纵坐标,绘制吸收曲线[1],选择最大吸收处的波长为 Fe^{3+} 溶液吸光度的测定波长。

3. 标准工作曲线的绘制

在选定的最大吸收波长处,用 1 cm 比色皿,以试剂(Ⅰ号溶液)为空白对照,依次测定标准系列溶液(Ⅰ~Ⅴ号)的吸光度[2]。以浓度($\mu g \cdot mL^{-1}$)为横坐标,吸光度为纵坐标,绘制标准工作曲线[3]。

4. 水中 Fe^{3+} 的测定

在选定的最大吸收波长处,用 1 cm 比色皿,以试剂(Ⅰ号溶液)为空白对照,测定待测水样(Ⅵ号)的吸光度。根据标准工作曲线,计算此吸光度值所对应的 Fe^{3+} 浓度,再换算为原始水样中 Fe^{3+} 的浓度。

计算方法:
$$c_{Fe^{3+},水样}(\mu g \cdot mL^{-1}) = \frac{50 \times G}{25}$$

式中, G 为根据标准工作曲线计算出的 Fe^{3+} 的浓度($\mu g \cdot mL^{-1}$)。

【附注】

[1] 曲线应光滑均匀,细而清晰。曲线不必通过所有各点,但各点在曲线两旁应均匀分布。

描点时,最常用 + 号,也可用 ×、⊙、△、○等;用"点"来描点是不妥当的,因为一是不易看清,二是容易被线遮盖。

[2] 磺基水杨酸铁的颜色强度随溶液的 pH、显色时间、溶液浓度等条件的改变而改变,因此操作必须在平行的条件下进行。

[3] 标准工作曲线应为一条直线。做线性拟合时,应使尽可能多的数据点在拟合曲线上,如果数据点比较分散,则应使所有的数据点均匀分布在拟合曲线的两侧。

待测溶液Ⅵ号样品液的吸光度值应位于标准工作曲线的中间部分,如果不在中间区域,应重新配制待测水样,以满足上述条件。

【思考题】

(1)为什么以试剂作空白而不以蒸馏水作空白?

(2)工作曲线法和标准对比法分别适用于哪种情况?从本实验结果看,能否用标准对比法?

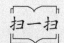 扫一扫　722 型分光光度计的使用

实验四十一　维生素 B_{12} 注射液含量的测定

【实验目的】

(1)掌握 722 型或 752 型分光光度计的一般操作方法。

(2)掌握利用吸收系数进行含量测定的计算方法。

【实验原理】

维生素 B_{12} 是含 Co 的有机化合物,其注射液为红色的水溶液。维生素 B_{12} 在 278 nm、361 nm 和 550 nm 的波长处有最大吸收。在测定维生素 B_{12} 注射液的含量时,常采用在 361 nm 波长处测定其吸光度,然后按维生素 B_{12} 在 361 nm 处的吸收系数 $E_{1cm}^{1\%}$ 为 207 计算,即可求出注射液中含维生素 B_{12} 的量。此方法是直接以纯品的 $E_{1cm}^{1\%}$ 计算含量,因而对仪器的性能要求很高,并且测定条件与测定纯品 $E_{1cm}^{1\%}$ 时的条件一致。

【器材和药品】

1. 器材

722 型或 752 型分光光度计,容量瓶(50 mL、100 mL),吸量管。

2. 药品

维生素 B_{12} 注射液。

【实验步骤】

1. 含量测定

精密量取维生素 B_{12} 注射液适量,加水稀释成每 1 mL 含维生素 B_{12} 25 μg 的溶液,置于 1 cm 石英比色皿中,以蒸馏水作空白,用 722 型或 752 型分光光度计在 (361 ± 1) nm 波长处测定其吸光度,然后按维生素 B_{12} 在 361 nm 处的吸收系数 $E_{1cm}^{1\%}$ 为 207 计算其含量。

2. 计算

根据朗伯-比尔(Lambert-Beer)定律 $A = E_{1cm}^{1\%} cl$ 计算维生素 B_{12} 的浓度:

$$c = \frac{A}{E_{1cm}^{1\%} \times l}(\text{g} \cdot 100 \text{ mL}^{-1}) = \frac{A}{207 \times 1} \times \frac{10^6}{10^2}(\mu\text{g} \cdot \text{mL}^{-1}) = A \times 48.31(\mu\text{g} \cdot \text{mL}^{-1})$$

【思考题】

本实验是否可以采用玻璃比色皿?请说明原因。

实验四十二　水的总硬度的测定

【实验目的】

(1)了解配位滴定法基本原理和方法。

(2)了解水的硬度的概念及其表示方法。

【实验原理】

含有钙、镁离子的水称为硬水。测定水的总硬度就是测定水中钙、镁离子的总含量，可用 EDTA 配位滴定法测定：

以 M 代表金属离子，EBT 代表指示剂铬黑 T，Y 代表 EDTA，滴定原理为

滴定前：$\qquad\qquad$ M + EBT $\Longleftrightarrow$ M-EBT (红色)

主反应：$\qquad\qquad$ M + Y $\Longleftrightarrow$ MY

终点时：$\qquad\qquad$ M-EBT(红色) + Y $\Longleftrightarrow$ MY + EBT(蓝色)

滴定至溶液由红色变为蓝色时，即为终点。

滴定时，Fe^{3+}、Al^{3+}等干扰离子可用三乙醇胺予以掩蔽；Cu^{2+}、Pb^{2+}、Zn^{2+}等重金属离子，可用 KCN、Na_2S 或巯基乙酸予以掩蔽。

水的硬度有多种表示方法，本实验要求以每升水中所含 Ca^{2+}、Mg^{2+} 总量(折算成 CaO 的质量)表示，单位 $mg \cdot L^{-1}$。

【器材和药品】

1. 器材

百分之一电子天平，万分之一电子天平，容量瓶(100 mL)，移液管(20 mL)，酸式滴定管(50 mL)，锥形瓶(250 mL)等。

2. 药品

HCl(体积比 1∶1)，EDTA($Na_2H_2Y \cdot 2H_2O$，A.R.)，碱式碳酸镁[$Mg(OH)_2 \cdot 4MgCO_3 \cdot 6H_2O$，基准试剂]，$NH_3$-$NH_4Cl$ 缓冲溶液(pH = 10.0)，三乙醇胺溶液(体积比 1∶1)，铬黑 T 指示剂(0.2% 氨性乙醇溶液)。

【实验步骤】

1.Mg^{2+}标准溶液的配制(约 0.02 $mol \cdot L^{-1}$)

准确称取碱式碳酸镁基准试剂 0.2～0.25 g，分别置于 100 mL 烧杯中，用少量水润

湿，盖上表面皿，慢慢滴加 HCl(体积比 1∶1)使其溶解(需 3～4 mL)。加少量水将它稀释，定量地转移至 100 mL 容量瓶中，用水稀释至刻度，摇匀，计算 Mg^{2+} 标准溶液的浓度，其浓度计算式：$c_{Mg^{2+}} = \dfrac{m_{Mg(OH)_2 \cdot 4MgCO_3 \cdot 6H_2O} \times 5}{503.82 \times 0.1}$。

2. EDTA 标准溶液的配制与标定

1) EDTA 标准溶液的配制(约 $0.02\ mol \cdot L^{-1}$)

称取 2.0 g EDTA 溶于 250 mL 蒸馏水中，转入聚乙烯塑料瓶中保存。

2) EDTA 标准溶液的标定

用 20.00 mL 移液管移取 Mg^{2+} 标准溶液于 250 mL 锥形瓶中，加入 10 mL NH_3-NH_4Cl 缓冲溶液和 3～4 滴铬黑 T 指示剂，用 $0.02\ mol \cdot L^{-1}$ EDTA 标准溶液滴定，至溶液由紫红色变为蓝色即为终点。平行标定 3 次。

EDTA 浓度计算式为：$c_{EDTA} = \dfrac{(cV)_{Mg^{2+}}}{V_{EDTA}}$，分别计算 EDTA 的浓度，取三次测定浓度的平均值和相对标准偏差。

3. 水的总硬度测定

用 20.00 mL 移液管移取水样于 250 mL 锥形瓶中，加 NH_3-NH_4Cl 缓冲溶液 6 mL，三乙醇胺溶液(体积比 1∶1)3 mL，铬黑指示剂 3～4 滴，用 EDTA 标准溶液滴定，至溶液由紫红色变为蓝色即为终点。平行测定 3 次。

水的总硬度计算式为：$\rho_{CaO}(mg \cdot L^{-1}) = \dfrac{(cV)_{EDTA} \times 56.08}{V_{水样}}$，分别计算水的总硬度，取三次测定总硬度的平均值。

【思考题】

(1) 用 EDTA 滴定 Ca^{2+}、Mg^{2+} 时，为什么要加 NH_3-NH_4Cl 缓冲溶液？

(2) 测定水的总硬度时，加入三乙醇胺的目的是什么？

(3) 用 HCl 分解碱式碳酸镁基准试剂时，不先加水润湿或 HCl 过浓，会对标定结果产生什么影响？

(4) 水样中钙含量高而镁含量低时，常在溶液中先加入少量 MgY，这样做的目的是什么？为什么？

实验四十三　过氧化氢含量测定

【实验目的】

(1) 掌握高锰酸钾法测定过氧化氢含量的原理和方法。

(2) 了解高锰酸钾标准溶液的配制和标定方法。

【实验原理】

室温条件下，过氧化氢在稀硫酸溶液中，能定量地被 $KMnO_4$ 氧化，因此可用高锰酸钾法准确测定过氧化氢的含量。利用 MnO_4^- 自身的颜色（能被肉眼观察到的最低浓度约为 $2 \times 10^{-6}\ mol \cdot L^{-1}$）指示终点，其反应式为

$$2MnO_4^- + 5H_2O_2 + 6H^+ === 2Mn^{2+} + 5O_2 \uparrow + 8H_2O$$

反应刚开始时速度较慢，滴入第一滴滴定剂，溶液不易快速褪色，随着滴定反应的进行，待 Mn^{2+} 生成之后，由于 Mn^{2+} 的自催化作用，加快了反应速度，能顺利地滴定到终点。因此，本反应刚开始时应慢滴快摇，以加速反应进程。

市售的 $KMnO_4$ 常含有少量杂质，需用间接法配制准确浓度的溶液，且应定期进行标定。本实验以 $Na_2C_2O_4$ 基准试剂标定（反应温度 75～85℃，自身指示剂），反应式为

$$2MnO_4^- + 5C_2O_4^{2-} + 16H^+ === 2Mn^{2+} + 10CO_2 \uparrow + 8H_2O$$

【器材和药品】

1. 器材

玻璃砂芯漏斗，恒温加热板，容量瓶（250 mL），吸量管/（刻度吸管）（1 mL），移液管（25 mL），酸式滴定管（50 mL），表面皿，带塞棕色瓶，锥形瓶（250 mL）等。

2. 药品

$KMnO_4$（A.R.），$Na_2C_2O_4$（基准试剂），H_2SO_4（$3\ mol \cdot L^{-1}$），$MnSO_4$（$1\ mol \cdot L^{-1}$），双氧水样品（约 30% H_2O_2 水溶液）等。

【实验步骤】

1. $KMnO_4$ 标准溶液的配制与标定

1）$KMnO_4$ 标准溶液的配制（约 $0.02\ mol \cdot L^{-1}$）

称取 0.8 g $KMnO_4$ 溶于 250 mL 蒸馏水中，盖上表面皿，加热煮沸并保持微沸状态 1 h，冷却后，用玻璃砂芯漏斗过滤，滤液存储于清洁带塞的棕色瓶中备用。

2）$KMnO_4$ 标准溶液的标定

精密称取 0.13～0.15 g $Na_2C_2O_4$ 基准试剂三份，分别置于 250 mL 锥形瓶中，加 40 mL 水使其溶解。加入 10 mL $3\ mol \cdot L^{-1}$ H_2SO_4 溶液，加热到 75～85℃（开始冒蒸气时的温度），趁热用待标定的 $KMnO_4$ 溶液进行滴定。开始滴定反应速度很慢，待第一滴红色消失再继续滴定。随后可稍快，但仍需逐滴加入（以红色能及时消退为准），滴定至溶液呈微红色，且 30 s 内不褪色时即为终点。滴定结束时溶液的温度一般不应低于 60℃。分别计算高锰酸钾溶液的准确浓度。

高锰酸钾标准溶液浓度的计算式为：$c_{KMnO_4} = \dfrac{m_{Na_2C_2O_4}}{134.00 V_{KMnO_4}} \times \dfrac{2}{5}$，取三次浓度的平均值。

2. 双氧水中 H_2O_2 含量的测定

用吸量管移取双氧水样品 1.00 mL，置于 250 mL 容量瓶中，加水稀释至刻度。充分摇匀后，用移液管移取 20.00 mL 置于 250 mL 锥形瓶中，加 5 mL 3 mol·L^{-1} H_2SO_4 及 2～3 滴 1 mol·L^{-1} $MnSO_4$ 溶液，用 $KMnO_4$ 标准溶液滴定至呈微红色，30 s 内不褪色即为终点。平行测定三次，分别计算 H_2O_2 的含量。

过氧化氢含量计算式为：$\rho_{H_2O_2}(\text{g}\cdot100\text{ mL}^{-1}) = \dfrac{(cV)_{KMnO_4}\times5\times34.02\times100}{2\times1.00\times20.00/250.00}$，取三次含量的平均值。

【思考题】

(1)配制 $KMnO_4$ 溶液时，为什么要煮沸并过滤？过滤时能否用滤纸？配制好的 $KMnO_4$ 标准溶液为什么要保存在棕色瓶中？

(2)能否用碱式滴定管盛装 $KMnO_4$ 标准溶液？为什么？

(3)滴定管中盛装 $KMnO_4$ 等颜色很深的溶液时，怎样读数？

(4)高锰酸钾法中，能否用 HNO_3 或 HCl 来控制溶液的酸度？

(5)用 $Na_2C_2O_4$ 标定 $KMnO_4$ 时，若温度过高，会对结果产生什么影响？

实验四十四　混合碱的分析

【实验目的】

(1)掌握双指示剂法测定混合碱中各组分含量的原理和方法。

(2)学习 HCl 标准溶液的配制与浓度标定方法。

(3)学习酸碱滴定管的使用，练习滴定分析基本操作。

【实验原理】

混合碱是指 Na_2CO_3 与 NaOH 或 Na_2CO_3 与 $NaHCO_3$ 的混合物。当混合碱中没有其他酸碱性物质时，可用酸碱"双指示剂法"判断其组成并测定各组分的含量(图 5-1)。

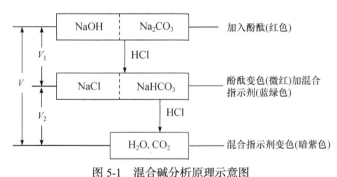

图 5-1　混合碱分析原理示意图

从图 5-1 可以看出，当 $V_1 > V_2$ 时，混合碱是 Na_2CO_3 与 NaOH 的混合物，V_1 包含

了 NaOH 消耗 HCl 的体积和 Na_2CO_3 变成 $NaHCO_3$ 所消耗的 HCl 的体积之和，V_2 是生成的 $NaHCO_3$ 继续反应到第二滴定终点所消耗的体积。若 $V_2 > V$，则混合碱是 Na_2CO_3 与 $NaHCO_3$ 的混合物。V_1 是 Na_2CO_3 反应至 $NaHCO_3$ 所消耗的 HCl 的体积，V_2 是原有的 $NaHCO_3$ 和生成的 $NaHCO_3$ 共同消耗的 HCl 的体积。因此，可根据两个滴定终点时分别消耗的 HCl 体积，判断混合碱的组成并计算其含量。

HCl 标准溶液用 Na_2CO_3 基准试剂进行标定：

$$Na_2CO_3 + 2HCl == 2NaCl + CO_2\uparrow + H_2O$$

【器材和药品】

1. 器材

万分之一电子天平，酸式滴定管(50 mL)，移液管(20 mL)，锥形瓶(250 mL)，试剂瓶(500 mL)，量筒。

2. 药品

浓 HCl(A.R.)，Na_2CO_3(基准试剂)，混合碱试样(配好)，酚酞指示剂(0.2%乙醇溶液)，甲基红-溴甲酚绿混合指示剂(0.1%的溴甲酚绿+0.2%的甲基红的乙醇溶液)。

【实验步骤】

1. HCl 标准溶液的配制与标定

1) HCl 标准溶液的配制

用量筒量取浓 HCl 4～4.5 mL，倒入 500 mL 试剂瓶中，加水至 500 mL，盖上瓶盖，摇匀。

2) HCl 标准溶液的标定

使用万分之一电子天平精密称取 0.10～0.12 g 基准试剂 Na_2CO_3 三份，分别置于 250 mL 锥形瓶中，加 20～30 mL 水溶解，再加 1～2 滴甲基红-溴甲酚绿混合指示剂，用 HCl 标准溶液滴定至溶液由蓝绿色变为暗紫色，即为终点[1]。分别计算 HCl 标准溶液的浓度。

HCl 标准溶液的浓度计算式：$c_{HCl} = \dfrac{m_{Na_2CO_3} \times 2}{M_{Na_2CO_3} V_{HCl}}$，取三次测定浓度的平均值。

2. 混合碱各组分含量测定

用 20 mL 移液管移取混合碱试样于锥形瓶中，加酚酞指示剂 2～3 滴[2]，用 HCl 标准溶液滴定至溶液刚由红色变为微红色(用 $NaHCO_3$ 的酚酞溶液作对照)，记录消耗 HCl 的体积 V_1。在锥形瓶中加入 1～2 滴甲基红-溴甲酚绿混合指示剂，继续用 HCl 标准溶液滴定，至溶液由蓝绿色变为暗紫色，记录滴定管的读数 V，第二次消耗 HCl 的体积 $V_2 = V - V_1$。平行滴定三次。

混合碱组成判断：根据 V_1、V_2 的大小判断。

混合碱中各组分含量计算：

混合碱是 Na_2CO_3 与 NaOH 的混合物时：

$$\rho_{NaOH}(g \cdot L^{-1}) = \frac{[c(V_1 - V_2)]_{HCl} \times 40.00}{20.00}$$

$$\rho_{Na_2CO_3}(g \cdot L^{-1}) = \frac{(cV_2)_{HCl} \times 105.99}{20.00}$$

取三次测定浓度的平均值。

混合碱是 Na_2CO_3 与 $NaHCO_3$ 的混合物时：

$$\rho_{Na_2CO_3}(g \cdot L^{-1}) = \frac{(cV_1)_{HCl} \times 105.99}{20.00}$$

$$\rho_{NaHCO_3}(g \cdot L^{-1}) = \frac{[c(V_2 - V_1)]_{HCl} \times 84.01}{20.00}$$

取三次测定浓度的平均值。

注：此时公式中的 c 应该用第一步所标定的 HCl 溶液的准确浓度，而不是 $0.1\ mol \cdot L^{-1}$。

【附注】

[1] 近终点时，滴定剂的滴入应很慢并充分振荡，以及时赶走生成的 CO_2，否则指示剂变色不敏锐，必要时可加热煮沸驱赶 CO_2。

[2] 混合碱是 NaOH 和 Na_2CO_3 时，指示剂用量稍多一些，结果比较准确。

【思考题】

(1) 第一指示剂终点为什么是微红色而不是无色？对照溶液怎样配制？

(2) 采用双指示剂法测定混合碱，试判断下列五种情况下，混合碱的组成：

① $V_1 = 0$，$V_2 > 0$　　　　② $V_1 > 0$，$V_2 = 0$　　　　③ $V_1 > V_2$

④ $V_1 < V_2$　　　　　　⑤ $V_1 = V_2$

(3) 滴定过程中 HCl 加得过快，对结果会有什么影响？

(4) 酸式滴定管在使用前应做哪些准备工作？

第6章　医用物理化学实验

Ⅰ　验证性实验

实验四十五　氧化还原反应和电化学

【实验目的】

(1) 了解电极电势与氧化还原反应的关系。

(2) 验证介质酸碱性、沉淀剂、配位剂等对电极电势和氧化还原反应的影响。

(3) 了解原电池和电解池的构造和作用原理。

【实验原理】

氧化还原反应就是氧化剂得到电子、还原剂失去电子的电子转移过程。氧化剂或还原剂的相对强弱，可用相应电对的电极电势的相对高低来衡量。若以还原电势为准，则一个氧化还原电对的电极电势 φ 的代数值越大，其氧化态越易得到电子，即氧化态氧化能力越强，而还原态的还原能力越弱；若一个氧化还原电对的电极电势 φ 的代数值越小，其还原态越易给出电子，即还原态还原能力越强，而氧化态的氧化能力越弱。

根据电极电势的大小，不但可以判断氧化剂、还原剂的相对强弱，还可以判断氧化还原反应进行的方向：电极电势大的电对的氧化态为氧化剂、电极电势小的电对的还原态为还原剂的氧化还原反应可自发进行。

影响电极电势的因素可用能斯特(Nernst)方程式表示：

$$\varphi = \varphi^{\ominus} + \frac{RT}{nF} \ln \frac{a(\text{氧化态})}{a(\text{还原态})}$$

介质酸碱性、生成沉淀、生成配合物等都会影响电对的电极电势，从而影响物质的氧化、还原能力和氧化还原反应。

利用自发的氧化还原反应将化学能转变为电能而产生电流的装置，称为原电池。原电池的负极发生失电子的氧化反应，而正极进行得电子的还原反应。

电解池是将电能转变为化学能的装置。电解池中，阳极(与电源正极相连)发生氧化反应，阴极(与电源负极相连)发生还原反应。电解时的两极产物主要取决于离子的性质和浓度以及电极材料等因素。

【器材和药品】

1. 器材

烧杯(50 mL)，试管，盐桥，导线，电极(锌片，铜片)，酒精灯，表面皿，滤纸。

2. 药品

Na_2SO_3(固体)，H_2SO_4(3 mol·L^{-1})，HAc(6 mol·L^{-1})，KI(0.1 mol·L^{-1})，KBr(0.1 mol·L^{-1})，$FeCl_3$(0.1 mol·L^{-1})，$FeSO_4$(0.1 mol·L^{-1})，$K_2Cr_2O_7$(0.1 mol·L^{-1})，$KMnO_4$(0.01 mol·L^{-1})，$KClO_3$(0.1 mol·L^{-1})，$SnCl_2$(0.1 mol·L^{-1})，$K_3[Fe(CN)_6]$(0.1 mol·L^{-1})，$ZnSO_4$(0.1 mol·L^{-1}、1 mol·L^{-1})，$CuSO_4$(1 mol·L^{-1}、0.1 mol·L^{-1})，NaCl(1 mol·L^{-1})，HCl(浓，1 mol·L^{-1})，MnO_2(s)，氯水，溴水，碘水，CCl_4，淀粉溶液(0.2%)，酚酞指示剂(0.2%乙醇溶液)。

【实验步骤】

1. 电极电势高低与氧化、还原能力强弱的关系

(1)根据实验室准备的药品：H_2SO_4，CCl_4，$FeCl_3$，KBr，KI，$K_2Cr_2O_7$，$KMnO_4$等(不一定全用)，试设计方案证明：I^-的还原能力 > Br^-的还原能力。

(2)根据实验室准备的药品：溴水，碘水，CCl_4，$FeSO_4$，$SnCl_2$(不一定全用)等，试设计方案证明：Br_2的氧化能力 > I_2的氧化能力。

(3)查出下列电对的标准电极电势：

$$SO_4^{2-} + 2H^+ + 2e^- \rightleftharpoons SO_3^{2-} + H_2O$$

$$H_2SO_3 + 4H^+ + 4e^- \rightleftharpoons S + 3H_2O$$

$$I_2 + 2e^- \rightleftharpoons 2I^-$$

$$2IO_3^- + 12H^+ + 10e^- \rightleftharpoons I_2 + 6H_2O$$

$$Cl_2 + 2e^- \rightleftharpoons 2Cl^-$$

根据标准电极电势，解释下面实验所发生的现象。

在试管中加入 2 滴 0.1 mol·L^{-1} KI 溶液、2mL 水和 2 滴 0.2%淀粉溶液，再加入 1 滴氯水，并振荡之。

把上述溶液分为两份，一份继续加入氯水，直至颜色发生变化为止；另一份加入少量固体 Na_2SO_3。

2. 介质酸碱性对氧化还原反应的影响

(1)在两支试管中各加入 0.5 mL 0.1 mol·L^{-1} KBr 溶液，向一支试管中加入约 0.5 mL 3 mol·L^{-1} H_2SO_4，向另一支试管中加入约 0.5 mL 6 mol·L^{-1} HAc，然后各加入 2 滴 0.01 mol·L^{-1} $KMnO_4$溶液，观察并比较两支试管中紫色消失的快慢。

(2)向试管中加入约 1 mL 0.1 mol·L^{-1} $KClO_3$溶液、2~3 滴 0.1 mol·L^{-1} KI 溶液，微热，观察有无变化。然后趁热再加数滴 3 mol·L^{-1} H_2SO_4并摇匀，观察现象。

3. 浓度对氧化还原反应的影响

观察 MnO_2(s)分别与浓 HCl 和 1 mol·L^{-1} HCl 的反应现象，并检验所产生的气体，

写出反应方程式，并从浓度对电极电势的影响的角度解释。

4. 生成配合物和沉淀对氧化还原反应的影响

(1)向试管中加入 0.5 mL 0.1 mol·L⁻¹ FeCl₃ 溶液和 5 滴 0.1 mol·L⁻¹ KI 溶液，混匀后，再加入 0.5 mL CCl₄，充分振荡，观察 CCl₄ 层的颜色。

以 0.1 mol·L⁻¹ K₃[Fe(CN)₆] 溶液代替 0.1 mol·L⁻¹ FeCl₃ 溶液，做同样的实验，观察 CCl₄ 层的颜色。

(2)向试管中加入 5 滴 0.1 mol·L⁻¹ CuSO₄ 溶液和 20 滴 0.1 mol·L⁻¹ KI 溶液，静置后倾出清液，观察沉淀和溶液的颜色。

5. 原电池与电解

取两只 50 mL 小烧杯。一只中加入约 30 mL 1 mol·L⁻¹ ZnSO₄ 溶液，插入连有导线的锌片；一只中加入约 30 mL 1 mol·L⁻¹ CuSO₄ 溶液，插入连有导线的铜片。用盐桥连通两烧杯的溶液。

取一张滤纸放于表面皿上，以 1 mol·L⁻¹ NaCl 溶液润湿滤纸，再滴上两滴酚酞指示剂。将上述装置中锌片和铜片的引出导线端隔开 2～3 cm 与滤纸接触。数分钟后观察滤纸上导线接触点附近颜色的变化，解释发生的现象。

【思考题】

(1)本实验设计方案证明 I⁻ 的还原能力 > Br⁻ 的还原能力或 Br₂ 的氧化能力 > I₂ 的氧化能力所依据的原理是什么？

(2)电极电势差值越大，氧化还原反应是否就进行得越快？

(3)已知 $\varphi^{\ominus}_{Cu^{2+}/Cu^{+}} = 0.16 \text{ V}$，$\varphi^{\ominus}_{I_2/I^-} = 0.54 \text{ V}$，为什么 Cu^{2+} 能氧化 I⁻？

(4)怎样判断电解时两极的产物？

实验四十六 液体的折光率及旋光化合物的旋光度测定

【实验目的】

(1)了解阿贝折光仪的测定原理，学会测定液体化合物折光率的方法。

(2)了解自动旋光仪的测定原理，学会使用自动旋光仪。

【实验原理】

1. 折光率的测定

根据折射定律，折光率为光线入射角正弦和折射角正弦的比值。当光线入射角为 90°时，测出临界角的大小就能够得到折光率。

折光率是有机化合物重要的物理常数之一，它能精确而方便地被测定出来，作为液体物质纯度的标准比沸点更为可靠。利用折光率可鉴定未知化合物。

化合物的折光率不仅与其结构有关，还与温度、压力及光线的波长等因素有关。一般当温度增高 1℃时，折光率减小 $3.5 \times 10^{-4} \sim 5.5 \times 10^{-4}$。某些有机物，一般采用 4.0×10^{-4} 为其温度变化系数。在不同的温度时测得不同的折光率（n_D^t），通常换算为 20℃时的数值，其换算公式为

$$n_D^{20} = n_D^t - 4.0 \times 10^{-4}(t - 20)$$

式中，t 为测量时的温度（为准确起见，应在恒温条件下测定）。

折光率常用 n_D^t 表示。D 表示以钠光灯的 D 线（589.44 nm）作光源；t 是测定折光率时的温度。例如，$n_D^{20} = 1.3320$ 表示 20℃时，该物质对钠光灯 D 线的折光率为 1.3320。

一些物质的折光率可从附表 3-5 中查得。

2. 旋光度的测定

手性化合物使平面偏振光旋转的性质称为旋光性。能够使偏振光的振动平面发生旋转的物质称为旋光性物质，如葡萄糖、果糖等；对偏振光不产生影响的物质为非旋光性物质，如乙醇、水等。使偏振光振动平面旋转的角度称为旋光度，用 α 表示。旋光性物质能使偏振面右旋称为右旋体，用(+)表示；其对映体使偏振面左旋相同角度，称为左旋体，用(–)表示。

旋光度与溶液浓度、溶剂、光源波长、旋光管长度及测定时的温度都有关系，所以 α 并非特征物理常数。为了比较不同物质的旋光性，通常用比旋光度 $[\alpha]_D^t$ 来表示物质的旋光性，$[\alpha]_D^t$ 是物质特有的物理常数。根据旋光性物质的 $[\alpha]_D^t$ 和测定的 α，可以计算出其浓度，其公式为

$$c = \frac{\alpha \times 100}{l \times [\alpha]_D^t}$$

式中，c 为每 100 mL 溶液中所含糖的克数；l 为旋光仪测定管的长度，dm；α 为由旋光仪测得的旋光度；$[\alpha]_D^t$ 为被测定糖的比旋光度；t 为测定时的温度；D 为所用钠光灯的 D线，本书用仪器的光源为发光二极管 LED + 滤色片，$\lambda = 589.44$ nm。溶剂不同也会对物质旋光度数值有影响，因此不用水作溶剂时，需要注明溶剂名称。

本实验选用 WZZ-2B 型自动旋光仪（参见附录 1.4）测定糖溶液的旋光度。仪器显示屏上显示的数值为糖溶液的旋光度。若要测定一物质的旋光性，可通过测定该物质在不同管长（l）或浓度（c）下该物质的旋光度，再利用公式 $\alpha = [\alpha]_D^t \cdot l \cdot c/100$ 进行判断。简明地来说，当 l 增大时，α 增大的是右旋物质，并且 $l_1/l_2 = \alpha_1/\alpha_2$，反之是左旋物质，并且 $l_1/l_2 = (180 - \alpha_1)/(180 - \alpha_2)$。同理，也可通过改变 c 来判断。

【器材和药品】

1. 器材

阿贝折光仪，自动旋光仪，恒温水槽，长滴管，镜头纸，电子秤，容量瓶（100 mL）。

2. 药品

无水乙醇，5%葡萄糖，5%果糖，未知浓度葡萄糖溶液。

【实验步骤】

1. 乙醇折光率的测定

(1)用标准玻璃校正。
(2)平行测定三次无水乙醇的折光率。

2. 旋光度的测定及变旋现象

1)旋光度的测定

按 WZZ-2B 自动旋光仪的使用方法(附录 1.4)，测定 5%葡萄糖、5%果糖及未知葡萄糖的旋光度，将数据及计算结果填入表 6-1。

表 6-1　旋光度测定数据

试样	l/dm	仪器直接读数			校正$\alpha = \bar{\alpha} - \alpha$	随l增大α变化	所成比例关系	旋光性	$[\alpha]_D^t$
		左	右	平均					
空管(或纯水)					0				
5%葡萄糖	1								
	2								
5%果糖	1								
	2								
未知浓度葡萄糖 $c/\%$									

2)变旋现象

准确称取 10 g 葡萄糖，在 100 mL 容量瓶中配成溶液[1]，立即测定其旋光度，计算其比旋光度，这是什么结构的比旋光度？半小时以后再测一次旋光度，有什么变化？为什么？

【附注】

[1] 样品溶液必须澄清，不应浑浊，否则应过滤。样品溶液中还不能含有有机酸、蛋白质、核酸、生物碱等其他光学性杂质。

【思考题】

(1) 折光率随哪些因素改变? 测定折光率时应注意什么?

(2) 某物质在 15℃时测得其折光率 $n_D^{15}=1.4660$, 此物质在标准温度 20℃时的折光率是多少?

(3) 为什么糖类化合物有旋光性? 是否有旋光性的物质都是糖类化合物或糖的衍生物? 举例说明。

Ⅱ　综合性实验

实验四十七　化学反应速率、反应级数和活化能的测定

【实验目的】

(1) 了解浓度、温度和催化剂对反应速率的影响。

(2) 测定过二硫酸铵与碘化钾反应的平均反应速率、反应级数、速率常数和活化能。

【实验原理】

在水溶液中, 过二硫酸铵与碘化钾发生如下反应:

$$(NH_4)_2S_2O_8 + 3KI = (NH_4)_2SO_4 + K_2SO_4 + KI_3$$

反应的离子方程式为

$$S_2O_8^{2-} + 3I^- = 2SO_4^{2-} + I_3^- \tag{6-1}$$

本实验 Δt 时间内反应物浓度变化很小, 用平均速率代替起始速率, 得到如下关系式:

$$v = \frac{-\Delta c(S_2O_8^{2-})}{\Delta t} = kc^m(S_2O_8^{2-}) \cdot c^n(I^-)$$

式中, $\Delta c(S_2O_8^{2-})$ 为 $S_2O_8^{2-}$ 在 Δt 时间内物质的量浓度的改变值; $c(S_2O_8^{2-})$、$c(I^-)$ 分别为两种离子初始浓度 $(mol \cdot L^{-1})$; k 为反应速率常数; m 和 n 为反应级数。

为了能够测定 $\Delta c(S_2O_8^{2-})$, 在混合 $(NH_4)_2S_2O_8$ 和 KI 溶液时, 同时加入一定体积的已知浓度的 $Na_2S_2O_3$ 溶液和作为指示剂的淀粉溶液, 这样在反应(6-1)进行的同时, 也进行着如下反应:

$$2S_2O_3^{2-} + I_3^- = S_4O_6^{2-} + 3I^- \tag{6-2}$$

反应(6-2)进行得非常快, 几乎瞬间完成, 而反应(6-1)却慢得多, 由反应(6-1)生成的 I_3^- 立刻与 $S_2O_3^{2-}$ 作用生成无色的 $S_4O_6^{2-}$ 和 I^-, 因此, 在反应开始阶段, 看不到碘与淀粉作用而显示出来的特有蓝色。但是一旦 $Na_2S_2O_3$ 耗尽, 反应(6-1)继续生成的微量 I_3^-, 立即使淀粉溶液显蓝色, 所以蓝色的出现就标志着反应(6-2)的完成。

从反应方程式式 (6-1) 和式 (6-2) 的计量关系可以看出，$S_2O_8^{2-}$ 浓度减少的量等于 $S_2O_3^{2-}$ 减少量的一半，即 $\Delta c(S_2O_8^{2-}) = \dfrac{\Delta c(S_2O_3^{2-})}{2}$。

由于 $S_2O_3^{2-}$ 在溶液显示蓝色时已全部耗尽，所以 $\Delta c(S_2O_3^{2-})$ 实际上就是反应开始时 $Na_2S_2O_3$ 的初始浓度 $c(S_2O_3^{2-})$。因此，只要记下从反应开始到溶液出现蓝色所需要的时间 Δt，就可求算反应 (6-1) 的平均反应速率：$-\dfrac{\Delta c(S_2O_8^{2-})}{\Delta t} = \dfrac{\Delta c(S_2O_3^{2-})}{2\Delta t}$。

在固定 $c(S_2O_3^{2-})$，改变 $c(S_2O_8^{2-})$、$c(I^-)$ 的条件下进行一系列实验，测得不同条件下的反应速率，就能根据 $v = kc^m(S_2O_8^{2-}) \cdot c^n(I^-)$ 的关系推出反应级数。

再由下式可进一步求出反应速率常数 k：

$$k = \frac{v}{c^m(S_2O_8^{2-}) \cdot c^n(I^-)}$$

然后，根据阿伦尼乌斯 (Arrhenius) 公式，反应速率常数 k 与反应温度有如下关系：

$$\lg k = \frac{-E_a}{2.303RT} + \lg A$$

式中，E_a 为反应的活化能；R 为摩尔气体常量；T 为热力学温度。因此，只要测得不同温度时的 k 值，以 $\lg k$ 对 $1/T$ 作图可得一直线，由直线的斜率可求得反应的活化能 E_a，即

$$斜率 = \frac{-E_a}{2.303R}。$$

【器材和药品】

1. 器材

烧杯 (150 mL)，吸量管 (10 mL，20 mL，公用)，量筒 (10 mL，公用)，玻璃棒，秒表，恒温水浴槽，温度计 (273～373 K)。

2. 药品

KI $(0.20\,mol \cdot L^{-1})$，淀粉溶液 (0.2%)，$Na_2S_2O_3$ $(0.010\,mol \cdot L^{-1})$，$KNO_3$ $(0.20\,mol \cdot L^{-1})$，$(NH_4)_2SO_4$ $(0.20\,mol \cdot L^{-1})$，$(NH_4)_2S_2O_8$ $(0.20\,mol \cdot L^{-1})$，$Cu(NO_3)_2$ $(0.020\,mol \cdot L^{-1})$。

【实验步骤】

1. 浓度对反应速率的影响

室温下按表 6-2 编号 1 的用量分别量取 KI、淀粉、$Na_2S_2O_3$ 溶液于 150 mL 烧杯中，用玻璃棒搅拌均匀。再量取 $(NH_4)_2S_2O_8$ 溶液，迅速加到烧杯中，同时按动秒表，立刻用玻璃棒将溶液搅拌均匀。观察溶液，刚一出现蓝色，立即停止计时。记录反应时间。

用同样方法进行编号 2～5 的实验。为了使溶液的离子强度和总体积保持不变，在实验编号 2～5 中所减少的 KI 或 $(NH_4)_2S_2O_8$ 的量分别用 KNO_3 和 $(NH_4)_2SO_4$ 溶液补充。

表 6-2 反应速率测定的溶液配比

	实验编号	1	2	3	4	5
试剂用量/mL	KI($0.20\ mol \cdot L^{-1}$)	20	20	20	10	5.0
	淀粉溶液(0.2%)	4.0	4.0	4.0	4.0	4.0
	$Na_2S_2O_3$($0.010\ mol \cdot L^{-1}$)	8.0	8.0	8.0	8.0	8.0
	KNO_3($0.20\ mol \cdot L^{-1}$)	—	—	—	10	15
	$(NH_4)_2SO_4$($0.20\ mol \cdot L^{-1}$)	—	0	15	—	—
	$(NH_4)_2S_2O_8$($0.20\ mol \cdot L^{-1}$)	20	10	5.0	20	20

2. 温度对反应速率的影响

按表 6-2 实验编号 4 的用量分别加入 KI、淀粉、$Na_2S_2O_3$ 和 KNO_3 溶液于 150 mL 烧杯中，搅拌均匀。在另一个烧杯中加入 $(NH_4)_2S_2O_8$ 溶液，将两个烧杯中的溶液在恒温水浴中恒温至 283 K，再将两个烧杯溶液迅速混合，搅拌，记录反应时间和温度。

分别在 293 K、303 K 和 313 K 的条件下重复上述实验，记录反应时间和温度。

3. 催化剂对反应速率的影响

按表 6-2 实验编号 4 的用量分别加入 KI、淀粉、$Na_2S_2O_3$ 溶液于 150 mL 烧杯中，再加入 2 滴 $0.020\ mol \cdot L^{-1}$ $Cu(NO_3)_2$ 溶液，搅拌均匀，迅速加入 $(NH_4)_2S_2O_8$ 溶液，搅拌，记录反应时间。

4. 记录和结果

(1)列表记录实验数据。

(2)分别计算编号 1~5 各个实验的平均反应速率，然后求反应级数 m 和 n 以及速率常数 k。

(3)分别计算四个不同温度实验平均反应速率以及速率常数 k，然后以 $\lg k$ 为纵坐标，$1/T$ 为横坐标作图，求活化能。

(4)根据实验结果讨论浓度、温度、催化剂对反应速率及速率常数的影响。

【思考题】

(1)在向 KI、淀粉和 $Na_2S_2O_3$ 混合溶液中加入 $(NH_4)_2S_2O_8$ 时，为什么必须越快越好？

(2)在加入 $(NH_4)_2S_2O_8$ 时，先计时后搅拌或者先搅拌后计时对实验结果各有什么影响？

实验四十八 $I_3^- \rightleftharpoons I_2 + I^-$ 体系平衡常数的测定

【实验目的】

(1)测定 $I_3^- \rightleftharpoons I_2 + I^-$ 体系的平衡常数，加深对化学平衡和平衡常数的理解。

(2)巩固滴定操作。

【实验原理】

碘溶解于碘化钾溶液，主要生成 I_3^-。在一定温度下，它们建立如下平衡：

$$I_3^- \rightleftharpoons I_2 + I^-$$

其平衡常数是

$$K^{\ominus} = \frac{a_{I_2} \cdot a_{I^-}}{a_{I_3^-}} = \frac{[I_2][I^-]}{[I_3^-]} \cdot \frac{\gamma_{I_2} \cdot \gamma_{I^-}}{\gamma_{I_3^-}}$$

式中，a、[ ]、γ 分别表示各物质的活度、平衡体系内各成分的物质的量浓度以及活度系数。$K^{\ominus}$ 越大，表示 I_3^- 越不稳定，故 $K^{\ominus}$ 又称为 I_3^- 的不稳定常数。

在离子强度不大的溶液中，由于 $\frac{\gamma_{I_2} \cdot \gamma_{I^-}}{\gamma_{I_3^-}} \approx 1$，故

$$K^{\ominus} \approx \frac{[I_2][I^-]}{[I_3^-]} \tag{6-3}$$

为了测定上述平衡体系中各组分的浓度，可将已知浓度 c 的 KI 溶液与过量的固体碘一起振荡，达到平衡后用 $Na_2S_2O_3$ 标准溶液滴定，便可求得溶液中碘的总浓度 c'（$[I_3^-]_{平} +$ $[I_2]_{平}$）。其中的 $[I_2]_{平}$ 可用 I_2 在纯水中的饱和浓度代替。因此，将过量的碘与蒸馏水一起振荡，平衡后用 $Na_2S_2O_3$ 标准溶液滴定，就可以确定 I_2 的平衡浓度 $[I_2]_{平}$，同时也确定了 $[I_3^-]_{平}$：$[I_3^-]_{平} = c' - [I_2]_{平}$。

由于形成一个单位 I_3^- 要消耗一个单位 I^-，所以平衡时 I^- 的浓度为：$[I^-]_{平} = c - [I_3^-]_{平}$。

将 $[I_2]_{平}$、$[I_3^-]_{平}$、$[I^-]_{平}$ 代入式(6-3)，便可求出该温度下的平衡常数 $K^{\ominus}$。

【器材和药品】

1. 器材

百分之一电子天平，移液管(10 mL)，锥形瓶(250 mL)，碘量瓶(100 mL，500 mL)，酸碱两用滴定管(50 mL)，洗耳球。

2. 药品

$I_2(s)$，KI($0.100 \text{ mol} \cdot L^{-1}$、$0.200 \text{ mol} \cdot L^{-1}$、$0.300 \text{ mol} \cdot L^{-1}$)，标准 $Na_2S_2O_3$ 溶液($0.050 \text{ mol} \cdot L^{-1}$)(KI 和 $Na_2S_2O_3$ 溶液必须预先标定)，淀粉溶液(0.5%)。

【实验步骤】

(1)取三个 100 mL 干燥的碘量瓶和一个 500 mL 碘量瓶，按表 6-3 所列的量配好

溶液。

表 6-3　平衡常数测定的溶液配比

编号	1	2	3	4
$c_{KI}/(mol \cdot L^{-1})$	0.100	0.200	0.300	
V_{KI}/mL	50	50	50	
m_{I_2}/g	2.0	2.0	2.0	2.0
V_{H_2O}/mL				250

注：①由于碘容易挥发，吸取清液后应尽快滴定，不要放置太久，在滴定时不宜过于剧烈地摇动溶液；②本实验所有含碘废液都要回收。

(2)将上述配好的溶液在室温下强烈振荡 25 min，静置，待过量的固体 I_2 沉于瓶底后，取清液分析。

(3)在 1～3 号瓶中分别吸取上层清液 10.00 mL 于锥形瓶中，加入约 30 mL 蒸馏水，用 $Na_2S_2O_3$ 标准溶液滴定至淡黄色，然后加入 2 mL 淀粉溶液，继续滴定至蓝紫色刚好消失，记下 $Na_2S_2O_3$ 消耗的体积。于第 4 号瓶中，量取 100 mL 清液，以 $Na_2S_2O_3$ 标准溶液滴定，记录消耗的体积。

【记录和结果】

(1)列表记录有关数据，分别求出碘的总浓度 c' 和 $[I_2]_{平}$。

(2)分别求出三种编号溶液中的 $[I_3^-]_{平}$、$[I^-]_{平}$ 及平衡常数 $K^{\ominus}$。

【思考题】

(1)在固体碘和 KI 溶液反应时，如果碘的量不够，将有什么影响？碘的用量是否一定要准确称量？

(2)在实验过程中，如果出现以下情况：①吸取清液进行滴定时不小心吸进一些碘微粒；②饱和的碘水放置很久才进行滴定；③振荡的时间不够，对实验结果将产生什么影响？

实验四十九　凝固点降低法测定萘的相对分子质量

【实验目的】

(1)掌握用凝固点降低法测定物质相对分子质量的原理。

(2)了解用凝固点测定仪测定溶液凝固点的方法。

【实验原理】

凝固点降低是稀溶液的一种依数性，它与溶液质量摩尔浓度的关系为

$$\Delta T_f = K_f \cdot b_B \qquad (6\text{-}4)$$

式中，ΔT_f 为凝固点降低值；b_B 为溶液质量摩尔浓度；K_f 为凝固点降低常数，它与溶剂的特性有关，如水的 $K_f = 1.86$，环己烷的 $K_f = 20.2$。

式(6-4)可以写成

$$\Delta T_f = K_f \times \frac{m_1}{M} \times \frac{1}{m_2}$$

若已知溶剂的 K_f、溶质质量 $m_1(g)$、溶剂质量 $m_2(kg)$，并测得 ΔT_f，则可求得溶质的摩尔质量 M。

实验中，要测定溶剂和溶液的凝固点之差。测定凝固点通常采用过冷法。

理论上，纯溶剂的凝固点是其液相和固相共存的平衡温度，步冷曲线如图 6-1（Ⅰ）所示，水平段对应的温度为凝固点。但实际过程中，液体在开始凝固前常出现过冷现象，步冷曲线如图 6-1（Ⅱ）所示。若过冷太厉害或寒剂温度过低，就得不到正确的凝固点。其步冷曲线如图 6-1（Ⅲ）所示。

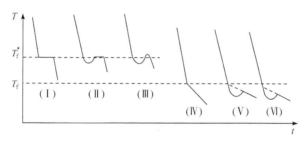

图 6-1 步冷曲线示意图

稀溶液的凝固点是液相混合物与溶剂的纯固相共存的平衡温度，其步冷曲线如图 6-1（Ⅳ）、（Ⅴ）、（Ⅵ）所示。随着固态纯溶剂从溶液中的不断析出，剩余溶液的浓度逐渐增大，剩余溶液与溶剂固相的平衡温度逐渐下降，在步冷曲线上得不到温度不变的水平段，只出现折点，如图 6-1（Ⅳ）所示，转折点对应的温度即为溶液的凝固点。实际溶液冷却过程中，若过冷现象不严重，步冷曲线如图 6-1（Ⅴ）所示，将温度回升的最高值外推至与液相段相交点温度作为溶液的凝固点。若过冷严重，如图 6-1（Ⅵ）所示，凝固点会偏低。

【器材和药品】

1. 器材

凝固点测定仪(SWC-LG$_A$)，温度计(−10～100℃)，万分之一电子天平，百分之一电子天平，压片机，烧杯(500 mL)，移液管(25 mL)。

2. 药品

环己烷，萘，碎冰。

【实验步骤】

1. 调节寒剂的温度和基温设定

凝固点测定仪如图 6-2 所示。调节冰水的量[1]，使寒剂温度在 3.5℃左右[2]。实验过程中适时补充碎冰以维持温度。仪器显示温度值相对恒定时，按下"采零"并迅速按下"锁定"键，此时的温度即为设定的基温[3]（$\Delta T = 0.000$）。

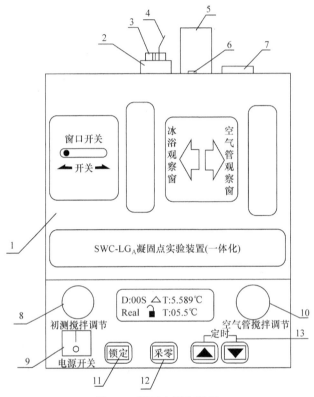

图 6-2　凝固点测定装置

1. 冰浴槽；2. 凝固点管端口；3. 凝固点管传感器插孔；4. 手动搅拌；5. 冰浴手动搅拌器；6. 冰浴传感器插孔；
7. 空气套管端口；8. 初测搅拌调节；9. 电源开关；10. 空气管搅拌调节；11. 锁定键；12. 采零键；13. 定时键

2. 溶剂（环己烷）凝固点的测定

1) 样品准备

用移液管移取 25 mL 环己烷置于洗净烘干的凝固点管（上粗下细的）中，注意不要使环己烷溅到管壁上。放入一粒搅拌磁子，传感器[4]回至室温后擦干净插入环己烷中（与管底有 1 cm 左右的距离），待温度读数恒定时记下该温度（t，密度计算时所用温度）。

2) 溶剂（环己烷）近似凝固点的测定

将装有环己烷的凝固点管插入凝固点管端口 2 中，调节初测搅拌调节 8 至适当位置开始搅拌，使溶剂逐步冷却，当有固体析出时，将凝固点管从寒剂中取出，迅速擦干管外的冰水，移入空气套管中，观察"ΔT"温差显示值，"ΔT"温差显示值相对稳定时读数，此数值即为溶剂的近似凝固点（相对值）。

3）溶剂（环己烷）凝固点的测定

取出凝固点管，用手握住盛试液部位，使晶体完全熔化，再将凝固点管插入凝固点管端口 2 中并搅拌，使溶剂快速冷却。当温差降至高于近似凝固点 0.7℃时，迅速取出凝固点管，擦干后插入空气套管中。调节空气管搅拌调节 10，先缓慢搅拌，使环己烷温度均匀下降，当温差值低于近似凝固点时，快速搅拌[5]，促使固体析出，温度开始回升，减慢搅拌，注意观察温差显示值，当温差值相对稳定时（持续 30 s），记下此稳定的温差值即为环己烷的凝固点（相对值）。重复本操作 3 次，取 3 次测定结果的平均值。

3. 溶液凝固点的测定

在百分之一电子天平上称取 0.15g 萘，用压片机压成片状（松紧适度）。然后用万分之一电子天平准确称量其质量。取出凝固点管，使管中环己烷熔化，加入萘片并搅拌使其完全溶解。然后按步骤 2 中第二步和第三步的方法，测定溶液的凝固点。重复测定 3 次，取其平均值。

4. 结果处理

计算萘的相对分子质量[6]并判断萘在环己烷中的存在形式。
计算测定的相对误差[7]。

【附注】

[1] 控制水量，以免溢出损坏仪器。

[2] 寒剂温度一般控制在不低于待测溶液凝固点 3℃为宜。

[3] 一般以低于待测溶液凝固点 2～3℃设置基温。

[4] 传感器和仪表必须配套使用（传感器探头编号与仪表的出厂编号应一致），以保证检测的准确度。

[5] 为防止过冷超过 0.5℃，当温度低于粗测凝固点温度时，必须及时调整调速旋钮，加快搅拌速度。

[6] 环己烷的密度可按下式计算：

$$d_t = 0.7971 - 8.879 \times 10^{-4} t$$

式中，d_t 为 t℃时环己烷的密度（$g \cdot cm^{-3}$）。从密度可算出环己烷的质量。

[7] 测定的相对误差 $= \dfrac{测定值 - 计算值}{计算值} \times 100\%$，计算值指按分子式计算所得的相对分子质量。

【思考题】

(1)若溶质在溶液中产生解离、缔合等现象时，对实验结果有什么影响？

(2)测凝固点时，纯溶剂温度回升后有一恒定阶段，而溶液则没有，为什么？

(3)溶液浓度太稀或太浓对实验结果有什么影响？为什么？

(4)冰浴温度调节在 $2\sim3$℃，过高或过低有什么不好？

(5)根据公式 $M = \dfrac{K_f m_1}{\Delta T_f m_2}$，试分析引起实验误差的最主要的原因是什么？

实验五十　电导率法测定乙酸的解离常数和解离度

【实验目的】

(1)学习用电导率法测定乙酸的解离常数。

(2)了解电导率仪的正确使用方法。

【实验原理】

电解质溶液导电能力的大小通常以电阻 R 或电导 G 表示，电导为电阻的倒数，电阻的单位为欧(Ω)，电导的单位为西门子(S)。

温度一定时，两电极间溶液的电导与电极之间的距离 l 成反比，与电极的面积 A 成正比。

$$G = \kappa \cdot \frac{A}{l}$$

式中，κ 称为电导率，即两电极距离为 1 cm，电极面积为 1 cm^2 时溶液的电导(单位 S·cm^{-1})。当两电极距离 l 和面积 A 一定时，l/A 为一常数，称为电极常数。

距离为 1 cm 的两平行电极间放置含有 1 mol 电解质的溶液，此溶液的电导率称为摩尔电导率 Λ_m(为了便于应用摩尔电导率比较电解质的导电能力，应取 1/n 电解质化学式为物质的基本单元)。摩尔电导率和电导率有如下关系：

$$\Lambda_m = \frac{1000\kappa}{nc}$$

式中，c 为电解质溶液的物质的量浓度(以电解质的化学式为基本单元)；n 为溶质中阳离子或阴离子的电荷总数。

溶液无限稀释时的摩尔电导率称为极限摩尔电导率 Λ_m^∞。

一定温度下，溶液的摩尔电导率和离子的真实浓度成正比。当溶液无限稀释时，弱电解质可看作全部解离，此时测得的电导率为极限摩尔电导率。对于某一弱电解质，在一定温度下它的极限摩尔电导率有一定值，表 6-4 是乙酸的极限摩尔电导率。对于某一弱电解质，其解离度 α 等于浓度为 c 的摩尔电导率 Λ_m 和溶液无限稀释时的极限摩尔电导率之比：

$$\alpha = \frac{\Lambda_m}{\Lambda_m^\infty}$$

表 6-4　乙酸的极限摩尔电导率

T/K	273	291	298	303
Λ_m^∞ /(S·cm^2·mol^{-1})	245	349	390.7	421.8

乙酸在溶液中解离达到平衡时有如下关系:

$$K_a^\ominus = \frac{c\alpha^2}{1-\alpha} \tag{6-5}$$

将 $\alpha = \dfrac{\varLambda_m}{\varLambda_m^\infty}$ 代入式(6-5)得

$$K_a^\ominus = \frac{c\varLambda_m^2}{\varLambda_m^\infty(\varLambda_m^\infty - \varLambda_m)} \tag{6-6}$$

将 $\varLambda_m = \dfrac{1000\kappa}{nc}$ 代入式(6-6)得

$$K_a^\ominus = \frac{\kappa^2 \times 10^6}{n\varLambda_m^\infty(nc\varLambda_m^\infty - \kappa \times 10^3)} \tag{6-7}$$

所以只要通过实验测得乙酸的浓度和该浓度的电导率,便可求得一定温度下乙酸的解离常数。

电导率仪的使用方法参见附录 1.5。

【器材和药品】

1. 器材

容量瓶(50 mL),移液管(25 mL,10 mL),酸碱两用滴定管(50 mL),锥形瓶(250 mL),SLDS-Ⅰ型数显电导率仪。

2. 药品

NaOH(0.2000 mol·L^{-1}),HAc(0.2 mol·L^{-1}),酚酞指示剂。

【实验步骤】

(1)用标准 NaOH 溶液滴定 HAc 溶液的浓度,用酚酞作指示剂(终点应呈现什么颜色?)。

(2)分别吸取 2.50 mL、5.00 mL 和 25.00 mL 上述 HAc 溶液于三个 50 mL 容量瓶中,用蒸馏水稀释至刻度,摇匀,分别计算出各溶液的准确浓度。

(3)用四个干燥的 50 mL 烧杯,分别取约 30 mL 上述三种浓度的 HAc 溶液及未经稀释的 HAc 溶液。

(4)由稀到浓测定溶液的电导率。

(5)实验数据以表格形式列出,并计算乙酸解离常数 $K_a^\ominus$ 和解离度 α。

【思考题】

(1)弱电解质的电导率与哪些因素有关?什么是极限摩尔电导率?

(2)使用电导率仪应注意哪些问题?

第7章　设计性实验

设计性实验是指给定实验目的和要求，由学生根据已有实验条件，自己设计实验方案，并具体实施的探索性实验。设计性实验旨在引导学生在掌握化学实验基本操作的基础上，利用化学课程中学习的基本理论，解决与相关学科及生活密切相关的一些实际问题；培养学生独立分析和解决问题、查阅文献及组织管理能力；提高学生综合素质和科研创新意识。在这部分实验中，要求学生真正告别"照方抓药"的被动实验模式，主动进行原理的分析、实验方案和路线的设计、实验内容的调整，鼓励学生通过不同的方法和途径实施实验。

为了完成好设计性实验，学生首先要弄清楚做什么(实验目的)，其次考虑运用什么理论和方法才能达到实验目的(实验原理)，随后决定怎么做(实验方案和实验内容)，在实验完成实施后还应对实验结果进行合理的分析解释。具体来说，为了设计出一个合理可行的实验，学生应该做的工作包括：

(1)查阅文献资料。资料的来源包括理论课本、各种专业书、数据库、网上资源等，查阅的目的首先是了解实验背景，明确通过什么原理、理论来达到实验目的，其次要熟悉实验涉及的各种化合物的物理、化学性质。

(2)在综合、消化文献资料的基础上，设计合理可行的实验方案、实验路线，包括实验药品的选择、仪器设备的使用等。设计性实验实施前需提交实验设计方案，包括实验名称、目的、实验小组成员，所需仪器、设备、药品，实验设计原理思路、实验步骤、数据处理方法等，经指导教师检查修改后方可进行实验。

(3)正确进行实验操作。熟悉各种基本操作和仪器设备的使用方法，仔细观察实验现象，认真记录实验数据。发现设计方案存在问题时，及时分析原因，并对方案进行调整改进。

(4)实验结果的分析。制备性实验需对产物的纯度进行检验，并计算产率；定量分析实验需计算分析实验数据，求算平均值、偏差等。

(5)实验结果的分析和讨论。对实验中观察到的现象、测得的数据进行分析讨论，包括对异常现象和数据的分析解释。

实验五十一　未知溶液中阴、阳离子的定性分析

【实验提示】

实验目的：了解阴、阳离子的鉴定方法，培养综合应用基础知识的能力。

实验要求：领取混合阴、阳离子未知液，自行设计实验方案，分析鉴定未知液中所含的阴、阳离子。

实验原理：阳离子的定性分析多采用系统分析法，即利用它们的某些共性，按照一定顺序加入若干种试剂，将离子一组一组地分批沉淀出来，分成若干组，然后在各组内根据它们的差异进一步分离和鉴定。阳离子系统分析法运用比较多的是硫化氢系统分析法和两酸两碱系统分析法。

阴离子的定性分析一般采用分别分析法，由于大多数情况下阴离子间的相互干扰较少，可不经过系统分离，直接检出离子。利用阴离子的分析特性先对试剂进行一系列初步实验，分析并初步确定可能存在的阴离子，然后根据阴离子性质的差异和特征反应进行分离鉴定。初步实验包括挥发性实验、沉淀实验、氧化还原实验等。

实验五十二　维生素 C 片中维生素 C 含量的测定

【实验提示】

维生素 C 是人体中一种重要的水溶性维生素，缺乏时会产生坏血病，故维生素 C 又称为抗坏血酸。

维生素 C 分子中的烯二醇基具有还原性，容易被 I_2 定量氧化成二酮基，生成脱氢抗坏血酸。

$$
\underset{\overset{|}{O}\ \ \overset{|}{OH}\ \overset{|}{OH}\ \overset{|}{H}\ \ \ \overset{|}{OH}\ \overset{|}{H}}{C-C=C-C-C-CH} + I_2 \longrightarrow \underset{\overset{|}{O}\ \ \overset{|}{O}\ \ \overset{|}{O}\ \ \overset{|}{H}\ \ \ \overset{|}{OH}\ \overset{|}{H}}{C-C-C-C-C-CH} + 2HI
$$

由于维生素 C 的还原性很强，碱性环境中容易被空气中的 O_2 氧化，因此建议滴定时加入适量乙酸溶液使滴定在酸性环境下进行，以减少维生素 C 被空气氧化带来的误差。

实验五十三　胃舒平药片中铝含量的测定

【实验提示】

胃舒平药片的主要成分为氢氧化铝、三硅酸镁及少量中药颠茄液浸膏，此外药片成型时还加入了糊精等辅料。药片中的铝含量可考虑用配位滴定法测定。

溶液的酸度对配合物的稳定性以及金属离子的水解效应影响显著，因此滴定过程中应综合考虑，控制滴定溶液的酸度；而为了使滴定指示剂有明显的颜色变化，也应控制合理的 pH。

实验五十四　分光光度法测定[Ti(H₂O)₆]³⁺的晶体场分裂能

【实验提示】

根据配合物的晶体场理论,中心原子处在带负电荷的配体形成的静电场中,外层 d 轨道发生能级分裂,如正八面体场分裂为两组,一组能量较高,为含两条等价轨道的 d_γ 轨道;一组能量较低,为含三条等价轨道的 d_ε 轨道。两组轨道间的能量差就称为八面体晶体场的分裂能。处于低能量 d_ε 轨道上的电子吸收一定波长的能量后,就可跃迁至能量较高的 d_γ 轨道,这种 d-d 跃迁所吸收的能量在数值上等于分裂能,可通过光谱实验测得。具体而言,可选用光谱中最大波长的吸收峰所对应的波长来计算配离子的晶体场分裂能。

实验五十五　鸡蛋壳中 Ca、Mg 含量的测定

【实验提示】

鸡蛋壳的主要成分为 $CaCO_3$,其次为 $MgCO_3$、蛋白质、色素及少量的 Fe、Al。

鸡蛋壳的预处理:将蛋壳洗净,加水煮沸 5～10 min,去除蛋壳内表层的蛋白薄膜,然后把蛋壳放于烧杯中用小火烤干,研成粉末,用盐酸溶解得待测溶液。

测定方法:根据钙离子、镁离子的性质,可采用多种滴定分析的方法。

(1)配位滴定法:根据钙离子、镁离子与配位剂(如 EDTA)形成配合物的稳定性以及氢氧化钙、氢氧化镁的不同溶解度,合理调整滴定溶液的 pH 以测定钙镁总含量,或者选用不同的指示剂单独测定钙的含量。

蛋壳中含有的少量 Fe^{3+}、Al^{3+} 可通过加入三乙醇胺掩蔽,以消除它们对 Ca^{2+}、Mg^{2+} 测量的干扰。

(2)酸碱滴定法:蛋壳中的碳酸盐能与 HCl 发生反应:

$$MCO_3 + 2HCl == MCl_2 + CO_2 + H_2O$$

(3)氧化还原滴定法:Ca^{2+} 可与草酸生成难溶草酸钙,沉淀可溶于 H_2SO_4,用高锰酸钾法测定生成的 $H_2C_2O_4$。

$$Ca^{2+} + C_2O_4^{2-} == CaC_2O_4\downarrow$$

$$CaC_2O_4 + H_2SO_4 == CaSO_4 + H_2C_2O_4$$

$$5C_2O_4^{2-} + 2MnO_4^- + 16H^+ == 2Mn^{2+} + 10CO_2\uparrow + 8H_2O$$

实验五十六　甘氨酰甘氨酸的合成

【实验提示】

甘氨酰甘氨酸是一种生化试剂,常用于医药生物研究,其合成过程是由甘氨酸在乙胺中加热进行缩合,生成 2,5-二羰基哌嗪,然后再水解得到。

实验五十七 苯巴比妥的合成

【实验提示】

苯巴比妥是巴比妥类药物，具有镇静催眠的作用。其合成过程以苯乙酸乙酯为原料，在乙醇钠的催化下与草酸二乙酯进行克莱森(Claisen)缩合，加热脱去一氧化碳，得到 2-苯基丙二酸二乙酯，再引入乙基，最后与尿素缩合制得苯巴比妥。

实验五十八 银杏叶中黄酮类有效成分的提取

【实验提示】

银杏叶是银杏科银杏属植物银杏的叶子。银杏叶的提取物对于治疗心脑血管和周边血管疾病、神经系统障碍、消除人体自由基、头晕、耳鸣、记忆损失等病症均有显著疗效。

银杏叶中的化学成分很多，主要成分有黄酮类、萜内酯类、聚戊烯醇类化合物，此外还有酚类、生物碱和多糖等。黄酮类化合物种类较多，包括黄酮类、黄酮醇类、二氢黄酮类等，该类化合物具有广泛的生理活性。

提取银杏叶中黄酮类化合物的主要方法有水蒸气蒸馏、有机溶剂萃取和超临界流体萃取法。常用的有机溶剂包括甲醇、乙醇、丙酮与石油醚等。干燥和粉碎过的银杏叶通过索氏提取器提取后，蒸去溶剂可得银杏浸膏粗提物。粗提物再经萃取、沉淀或柱色谱分离精制后，可得银杏精提物，其中黄酮类化合物含量为 20%~26%。

实验五十九 从橙皮中提取柠檬油

【实验提示】

柠檬、橙子与柑橘等水果的新鲜果皮中含有一种香精油，称为柠檬油，在果皮中含油量 0.35%。柠檬油为黄色液体，具有浓郁的柠檬香气。柠檬油的重要物理常数如下：ρ 0.857~0.862(15/4℃)；n_D^{20} 1.474~1.476；$[\alpha]_D^{20} + 57°\sim + 61°$。柠檬油的主要化学成分是柠檬烯，含量高达 80%~90%。柠檬烯是一种单环萜，分子中有一个手性中心，其 S-(−)-异构体存在于松针油与薄荷油中，R-(+)-异构体存在于柠檬油中，外消旋体存在于香茅油中。柠檬烯的结构式如下：

除柠檬烯外，柠檬油的香气成分还包括柠檬醛(3%～5.5%)、α-蒎烯、β-蒎烯等。柠檬油可用于配制饮料、香皂、化妆品及香精。

本实验以粉碎的橙皮为原料，利用水蒸气蒸馏法，将柠檬油与水蒸气一起馏出。然后以有机溶剂进行萃取，蒸去溶剂后，即可得到柠檬油。

实验六十　菠菜叶中天然色素的提取

【实验提示】

绿色植物的茎、叶中含有叶绿素(绿色)、胡萝卜素(橙色)和叶黄素(黄色)等多种天然色素。

叶绿素以两种相似的异构体形式存在：叶绿素 a($C_{55}H_{72}O_5N_4Mg$) 和叶绿素 b($C_{55}H_{70}O_6N_4Mg$)，它们都是吡咯衍生物与金属镁的配合物，为植物光合作用的催化剂。

胡萝卜素($C_{40}H_{56}$)是具有长链结构的共轭多烯，属于萜类化合物。胡萝卜素有三种异构体，分别是α-胡萝卜素、β-胡萝卜素和γ-胡萝卜素。其中β-胡萝卜素具有维生素 A 的生理活性，在人和动物的肝脏内受到催化可分解成维生素 A，所以β-胡萝卜素又称为维生素 A 元，用于治疗夜盲症，也常用作食品色素，已有工业规模生产。

叶黄素($C_{40}H_{56}O_2$)是胡萝卜素的羟基衍生物，在绿叶中的含量较高。因为分子中含有羟基，较易溶于醇，在石油醚中溶解度较小。胡萝卜素则由于分子中含有较大的烃基而易溶于醚和石油醚等非极性溶剂。

附　　录

附录 1　精密仪器的使用方法

附录 1.1　万分之一电子天平

1. 称量原理

与其他种类的天平不同, 万分之一电子天平(附图 1-1)应用了现代电子控制技术进行称量, 无论采用何种控制方式和电路结构, 称量依据都是电磁力平衡原理。其特点是称量准确可靠, 显示快速清晰, 并且具有自动检测系统、简便的自动校准和超载保护等装置。

万分之一电子天平的重要特点是在测量被测物体的质量时不用测量砝码的重力, 而是采用电磁力与被测物体的重力相平衡的原理来测量的, 一般能准确到 0.001 g(读数至为 0.0001 g)。秤盘通过支架连杆与线圈连接, 线圈置于磁场内。在称量范围内时, 被测重物的重力通过支架连杆作用于线圈上, 这时在磁场中若有电流通过, 线圈将产生一个方向向上的电磁力。电磁力和秤盘上被测物体重力大小相等、方向相反而达到平衡, 同时在弹性簧片的作用下秤盘支架回到原来的位置, 即处在磁场中的通电线圈, 流经其内部的电流与被测物体的质量成正比, 只要测出电流即可知道物体的质量。

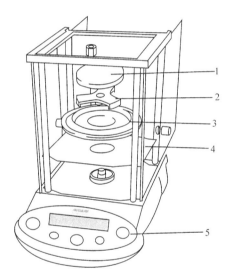

附图 1-1　万分之一电子天平结构图
1. 秤盘; 2. 秤盘支架; 3. 屏蔽环;
4. 屏蔽盘; 5. 控制面板

万分之一电子天平在使用过程中, 其传感器和电路在工作过程中受温度影响, 或传感器随工作时间变化而产生的某些参数的变化, 以及气流、振动、电磁干扰等环境因素的影响, 都会使万分之一电子天平产生漂移, 造成测量误差。其中, 气流、振动、电磁干扰等环境因素的影响可以通过对万分之一电子天平的使用条件加以约束, 将其影响程度减小到最低限度。而主要是来自环境温度的影响和天平内部的影响, 其形成的原因复杂, 产生的漂移大, 必须加以抑制。

2. 使用方法

(1)检查: 检查天平内部是否干净, 天平是否水平。如果不水平, 可调节螺旋脚, 使之达到水平。

(2)预热和自检：接通电源，待天平左下角出现"0"，表示天平处于待机状态。按"ON/OFF"键开启天平，进行自检。

(3)称量：按"ZERO"键清零，置被称容器于秤盘上，天平显示容器质量；按"ZERO"键去皮重，天平显示零，将被称物小心加入容器中直至达到所需质量，所显示的值即为被称物的净质量。

(4)关机：按"ON/OFF"键关闭显示器，清扫天平，罩好天平罩，切断电源，在记录本上记录仪器使用情况。

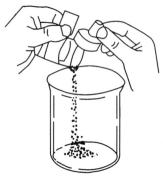

附图 1-2　称量瓶的使用

(5)称量瓶的使用：用天平称量时经常要用到称量瓶。使用称量瓶时应注意手不能直接接触称量瓶，可用纸条裹紧称量瓶进行操作。左手持称量瓶，右手持盖轻敲瓶口上部，使样品慢慢落入容器中(附图 1-2)。倒完后，慢慢将瓶竖起，用瓶盖轻敲瓶口，使粘在瓶口的试样落回瓶中，然后将瓶盖盖上，送回天平秤盘上称量。所需样品的量往往很难一次倒准，需要多次尝试，方能达到要求。如果倾出量太多，应将已倾出的样品倒掉，洗净容器，重新称量，不得将已倒出的样品重新倒回称量瓶中。

3. 注意事项

(1)称量过程中勿拔下天平电源插头。

(2)读数时应关好天平门。

(3)勿直接称量热的容器或样品。

(4)勿将药品撒落在天平内。

附录 1.2　酸　度　计

酸度计也称 pH 计，是一种通过测量化学电池电动势的方法来测定溶液 pH 的仪器。除可测量溶液 pH 外，还可测量电动势。酸度计型号很多，构造各异，但测定原理和使用方法相似。下面以 pHS-3E 型数显酸度计为例，介绍其构造及其使用方法。

1. 构造

仪器外形结构如附图 1-3 所示。由机箱、多功能电极架固定座、键盘、显示屏、多功能电极架、电极、测量电极插座、参比电极接口、温度电极插座、保险丝、电源开关和电源插座等组成。

2. 使用方法

1)开机前的准备

将活化好的 pH 复合电极夹在电极夹上，并将电极引线插入电极插孔。先将 pH 复合

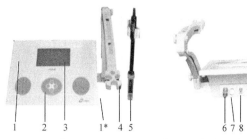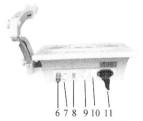

附图 1-3　pHS-3E 型数显酸度计结构图

1. 机箱；2. 键盘；3. 显示屏；1*. 多功能电极架固定座（已安装在机箱底部）；4. 多功能电极架；5. 电极；6. 测量电极插座；7. 参比电极接口；8. 温度电极插座；9. 保险丝；10. 电源开关；11. 电源插座（已接电源）

电极下端的电极保护套拔下，并且拉下电极上端的橡胶套使其露出上端小孔。

　　2）开机

　　先用蒸馏水清洗电极，再用标定标准溶液冲洗后，将电极插入标定标准溶液中，插上 220 V 电源，打开电源开关。

　　3）仪器的标定（手动标定）

　　仪器使用前首先要标定，一般仪器在连续使用时，每天要标定一次。本仪器采用两点标定法：定位标定和斜率标定。标定过程如下：

　　（1）按"模式"键一次，使仪器进入 pH 测量状态，在 pH 测量模式下，调节"△"键和"▽"键，使温度显示值和溶液温度一致，然后按"确认"键，确认所选温度值。

　　（2）定位标定：在 pH = 6.86（或 pH = 4.00，或 pH = 9.18）的标准缓冲溶液中，按"模式"键一次，仪器定位在 STD.1 标定状态，待读数稳定后按"确认"键，按"△"键和"▽"键，调节 pH 定位（STD.1）数值，使之达到要求的标称定位（STD.1）数值，再按"确认"键。

　　（3）斜率标定：取出插在 pH 6.86 的标准缓冲溶液中的电极，用蒸馏水清洗，再用 pH 9.18（或 pH = 4.00，或 pH = 6.86）的标准缓冲溶液冲洗后把电极插入该溶液中。按"模式"键两次（此时液晶显示器下方显示"斜率"STD.2），仪器定位在 STD.2 标定状态，待读数稳定后按"确认"键，调节"△"键和"▽"键使仪器所指 pH 与该缓冲溶液在此温度下的 pH 相同，然后按"确认"键，仪器完成斜率标定并回到 pH 测量状态。

　　4）测定

　　用蒸馏水清洗电极后，再用待测溶液冲洗一次，将电极插入该待测溶液中，轻晃溶液使之均匀，此时液晶显示屏所显示的数值即为被测溶液的 pH。

　　测量完毕后，用蒸馏水清洗电极，套上电极保护套，保护套内应放少量 3.3 mol·L^{-1} 氯化钾溶液，以保持电极球泡的湿润；将电极上端橡胶套塞回上端小孔中；关闭电源。

　　注：标定的缓冲溶液一般第一次用 pH = 6.86 的缓冲溶液，第二次用接近被测溶液 pH 的缓冲溶液，若待测溶液为酸性时，缓冲溶液应选 pH = 4.00；若待测溶液为碱性时，则选取 pH = 9.18 的缓冲溶液。一般情况下，在 24 h 内仪器无需再标定。

　　3. 注意事项

　　（1）取下电极保护套后，应避免电极的敏感玻璃泡与硬物接触，因为任何破损或擦毛都会使电极失效。

（2）复合电极的外参比补充液为 3.3 mol · L^{-1}氯化钾溶液，补充液可以从电极上端小孔加入，复合电极不使用时，拉上橡胶套，防止补充液干涸。

（3）测量结束后，及时将电极保护套套上，电极保护套内应放少量外参比补充液，以保持电极球泡湿润，切忌浸泡在蒸馏水、蛋白质溶液和酸性氟化物溶液中。

（4）电极避免与有机硅油接触。

酸度计的使用

附录 1.3　分光光度计

1.3.1　722 型分光光度计

1．整机结构

722 型分光光度计（附图 1-4）微机的中央控制中心为 CPU，并有程序存储器（ROM）和数据存储器（RAM）通过输入输出接口分别对显示器、卤钨灯（波长范围 330～1000 nm）稳压电路进行控制。

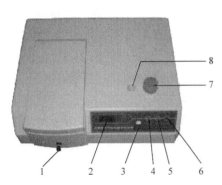

附图 1-4　722 型分光光度计

1. 试样架拉手；2. 数字显示器；3. 功能切换选择按钮；4. 调 100%T 按钮；5. 调 0%T 按钮；6. 确认/打印按钮；7. 波长旋钮；8. 波长显示窗

如结构原理方框图（附图 1-5）所示，由键盘输入测量方式（T、A、C、F）和测量参数后，由 CPU 根据 ROM 设定的程序和 RAM 存储的数据控制测量方式，并对仪器提供的测量讯号进行处理和控制，实现测量和相应的运算。

2．工作原理

开机通电后光源被点亮，这时光源灯发射出复合光进入单色器，经光栅色散至出射狭缝，射出一束单色光，经样品池后，被光电池接收并转换为电信号。通过放大器的放大和 A/D 变换后至 CPU，CPU 根据收到的讯号和调 0%T、调 100%T 按键指令，由软件自动控制，使讯号保持稳定的输出，并在数显屏上显示 100%T（或 0.000A），实现了自动调 0%T、调 100%T 的功能。

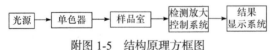

附图 1-5　结构原理方框图

光源 → 单色器 → 样品室 → 检测放大控制系统 → 结果显示系统

测量时通过波长旋钮设定测试波长，参比槽内放入参比样品，并置于光路中，按 100%T 键，CPU 根据接收到的指令，自动调整 100%T/0.000A。向外拉动试样架拉手，当样品槽内待测样品进入光路，单色光被待测样品吸收后透射出的单色光被光电池接收，转换成与待测样品透射光强度成一定比例的电讯号，在与参比样品相同水平的状态下，经放大器放大和 A/D 变换后，由 CPU 控制显示出待测样品的透射比或吸光度。

3. 仪器使用方法

1）吸光度的测定

（1）开机预热。接通电源，打开仪器电源，让仪器预热 30 min。

（2）选择波长。转动波长旋钮，并观察波长显示窗，调整至需要的测试波长。注意：调整为测试波长后，调节 100%T 透光后，以稳定 5 min 后进行测试为最佳。

（3）调零 T（0%T）。按动"功能键"，便可切换测试模式。相应的测试模式循环如附图 1-6 所示。在 T 模式时，将遮光体（黑体）置入样品架上，合上样品室盖，并拉动样品架拉杆使遮光体进入光路。然后按动"调 0%T"键，显示器上显示"00.0"或"–00.0"，便完成调零 T。

（4）调 100%T/0.000A。将参比样品置入样品架，并拉动样品架拉杆使其进入光路。然后按动"调 100%T"键，此时屏幕显示"BL"，延时数秒便显示"100.0"（在 T 模式时）或"–.000"、".000"（在 A 模式时），即自动完成调 100%T/0.000A。

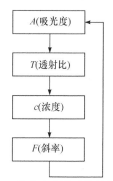

附图 1-6　分光光度计功能键切换模式

（5）测定待测样品吸光度。将待测样品置入样品架上，并拉动样品架拉杆使其进入光路。按动"功能键"，将测试模式切换为 A 模式。这时显示器上显示的数据，即为样品的吸光度值。

（6）关机。实验完毕，切断电源，将比色皿取出洗净，并将比色皿座架用软纸擦净。

2）浓度的测定

（1）～（4）步骤与吸光度的测定相同。

（5）放入标准浓度样品并使其进入光路。

（6）按动"功能键"切换到浓度测试模式。

（7）按动参数设置键（"▲"或"▼"），设置标准样品浓度，并按动"确认"键。

（8）放入待测样品，读取测试数据。

4. 注意事项

（1）比色皿的材质有光学玻璃和石英玻璃之分。光学玻璃比色皿只能用于可见光区的测量，石英玻璃比色皿可用于可见光区和紫外光区的测量。

（2）取拿比色皿时，手指只能捏住比色皿的毛玻璃面，而不能碰比色皿的光学表面。

（3）比色皿不能用碱溶液或氧化性强的洗涤液洗涤，也不能用毛刷清洗。比色皿外壁附着的水或溶液应用擦镜纸或细而软的吸水纸吸干，不要擦拭，以免损伤它的光学表面。

（4）比色皿装样品之前，要用待装样品润洗 3 次。

（5）测量读数时不要打开样品室盖、推拉样品架。

1.3.2　752 型分光光度计

1. 构造原理

752 型分光光度计(附图 1-7)在构造原理上与 722 型分光光度计非常相似,也是由光源室、单色器、试样室、电子系统及数字显示器等部件组成。光源除了钨卤素灯外,还有氢弧灯(或氖灯)。波长范围为 200~1000 nm。752 型分光光度计能在紫外和可见光谱区域内对样品物质做定性和定量分析,应用的范围比 722 型分光光度计更广。

2. 使用方法(附图 1-8)

(1)开机自检。接通电源,预热 20 min。仪器自动校正后,显示器显示"546.0 nm 0.000A"仪器自检完毕, 即可进行测试。

(2)选择测试方式。按"方式键"设置测试方式:根据需要选择透光率(T)、吸光度(A)或浓度(c)。

(3)选择测试波长。按键 6(设定键)屏幕上显示"WL=×××.× nm"字样,按键 1 或键 2 输入所要分析的波长,之后按键 7(确认键),显示器第一列右侧显示"×××.× nm BLANKING",仪器正在变换到所设置的波长及自动调出 0ABS/100%T,请稍等。待仪器显示出您需要的波长,并且已经把参比调成 0.000A 时, 即可测试。

(4)放置样品。将参比溶液和样品溶液分别倒入比色皿中,打开样品室盖,将盛有溶液的比色皿分别插入比色皿槽中(确保光学镜面置于光路中),盖上样品室盖。一般情况下,参比溶液放在第一个槽位中。

(5)调 100.0%T 或 0.000A。将参比样品推(拉)入光路中,按"0ABS/100%T"键调"0ABS/100%T"。此时显示器显示的"BLANKING",直至显示"100.0%T"或"0.000A"为止。

(6)当仪器显示出"100.0%T"或"0.000A"后,将盛有被测溶液的比色皿推(或拉)入光路,这时可以从显示器上得到被测样品的测试参数(A 或 T)。

3. 注意事项

与 722 型分光光度计的使用方法相同。

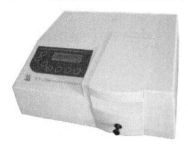

附图 1-7　752 型分光光度计

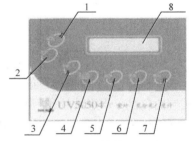

附图 1-8　752 控制显示面板

1、2. 参数设定键;3. T/A/C 显示方式键;
4. 0ABS/100%T 调节键;5. 取消参数设定键;
6. 设定键;7. 确认键;8. 显示窗

附录 1.4　旋　光　仪

1. 构造原理

旋光仪是测定物质旋光度的仪器。通过对物质旋光度的测定，可以分析确定物质的浓度、含量及纯度等。WZZ-2B 型自动旋光仪(附图 1-9)采用光电检测自动平衡原理，进行自动测量，测量结果由数字显示。其基本结构原理如附图 1-10 所示。

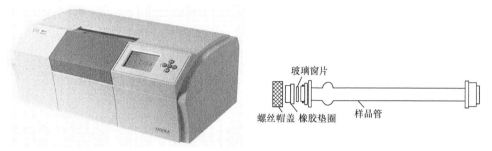

附图 1-9　WZZ-2B 型自动旋光仪、旋光管

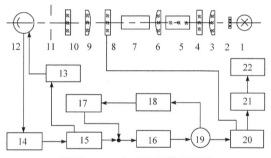

附图 1-10　自动旋光仪原理图

1. 光源；2. 聚光镜；3. 场镜；4. 起偏器；5. 法拉第调制器；6. 准直镜；7. 旋光管；8. 检偏器；9. 接收物镜；
10. 滤色片；11. 小孔光阑；12. 光电倍增管；13. 自动高压器；14. 前置放大器；15. 选频放大器；16. 功率放大器；
17. 非线性控制器；18. 测速反馈器；19. 伺服电机；20. 机械传动；21. 模数转换；22. 数字显示

不同生产厂家仪器的光源不同，年代早的仪器多采用 20 W 钠光灯作光源，本书选用的仪器光源为发光二极管 LED+ 滤色片，波长为 589.44 nm。光源发出波长为 589.44 nm 的单色光，依次通过聚光镜、小孔光阑、场镜、起偏器、法拉第调制器、准直镜，形成一束平面偏振光，经过装有待测溶液的旋光管后射入检偏器，再经过接收物镜、滤色片、小孔光阑进入光电倍增管，转变为电讯号后经前置放大器放大。

将计数器清零，装有待测溶液的旋光管放入试样室后，检偏器相对于入射的平面偏振光偏离正交位置 α 角，于是检偏器按照前述过程再次转动 α 角获得新的正交位置。模数转换器和计数电路将 α 角转换成数字显示，就测得了待测样品的旋光度。

2. 使用方法

(1)打开电源开关：将仪器电源插头插入 220 V 交流电源，打开电源开关，预热(以钠光灯为光源的仪器，要先打开电源开关，再打开光源开关）。

(2)清零：在已准备好的旋光管中注入蒸馏水或待测试样的溶剂放入仪器试样室的试样槽中，按下"清零"键，使显示数为零[一般情况下，本仪器在不放旋光管时显示数为零，放入无旋光性溶剂（如蒸馏水）显示数也是零]。

(3)测试：将待测样品注入旋光管，按相同的位置和方向放入试样槽内，盖上盖子。此时液晶屏显示的就是所测的旋光度值。此时液晶屏显示"1"。注意：旋光管内部应用少量待测试样冲洗3～5次。

(4)复测：按"复测"键一次，液晶屏显示"2"，表示仪器显示的是第二次测量结果。再次按"复测"，显示"3"，表示仪器显示的是第三次测量结果。按"123"键，可切换显示各次测量的结果。按"平均"键，显示平均值，液晶屏显示"平均"。

(5)复位：测量完毕，按"复位"键，仪器程序初始化，显示为零。

(6)仪器使用完毕后，关闭电源开关（有光源键的仪器，要先关闭光源开关，再关闭电源开关）。

3. 注意事项

(1)仪器应放在干燥通风处，防止潮气侵蚀，尽可能在20℃的工作环境中使用仪器，搬动仪器应小心轻放，避免震动。

(2)在调零或测量时，旋光管中不能有气泡，若有气泡，应先让气泡浮在凸颈处；如果通光面两端有雾状水滴，应用软布揩干。旋光管螺帽不宜旋得太紧，以免产生应力，影响读数。试管安放时应注意标记的位置和方向。

(3)钠灯在直流供电系统出现故障不能使用时，仪器也可在钠灯交流供电的情况下测试，但仪器的性能可能略有降低。

附录1.5　电 导 率 仪

1. 构造原理

电导率仪是实验室测量液体介质电导率的理想仪器。它的特点是测量范围广，操作简便。下面简单介绍电导率仪的工作原理及 SLDS-I 型数显电导率仪的构造及使用方法（附图 1-11 和附图 1-12）。

在电解质溶液中，带电的离子在电场的影响下产生移动而传递电子，其导电能力以电阻 R 的倒数电导 G 表示：$G = 1/R$，当温度一定时，电阻与电极距离 l 成正比，与电极截面积 A 成反比：

$$R = \rho \frac{l}{A} \qquad \kappa = \frac{1}{\rho}$$

式中，ρ 为电阻率（$\Omega \cdot cm$）；κ 为电导率（$S \cdot cm^{-1}$）。所以，电导率 $\kappa = l/(A \cdot R)$。

当电导池形状不变时，l/A 是个常数，称电极常数，以 J 表示，$J = l/A$，因此 $\kappa = J \cdot G(S \cdot cm)$。

因此，当采用常数为 1 的电极时，电导率和电导数值相等。单位 S 为西门子，$1\,S = 10^3\,mS = 10^6\,\mu S$，$mS$、$\mu S$ 分别为毫西门子与微西门子。

电导的测量实际上是通过测量浸入溶液的电极极板之间的电阻来实现的。

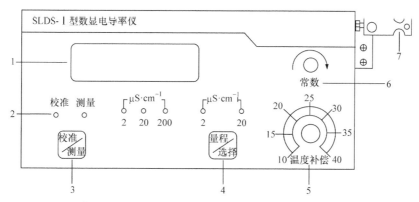

附图 1-11　SLDS-Ⅰ型数显电导率仪的前面板示意图

1. 显示窗口；2. 状态指示灯；3. 功能键：校准/测量转换；4. 量程转换：按此键量程从 20 mS·cm⁻¹ 至 2 μS·cm⁻¹ 循环切换量程；
5. "温度补偿"旋钮：手动温度补偿；6. 常数调节旋钮：调节显示相应数值；7. 电极支架

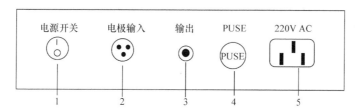

附图 1-12　SLDS-Ⅰ型数显电导率仪的后面板示意图

1. 电源开关；2. 电极输入；3. 讯号输出；4. 保险丝：0.5 A；5. 电源插座

2. 使用方法

（1）将电极插头插入电极插座（插头、插座上的定位销对准后，按下插头顶部即可），接通仪器电源，仪器处于校准状态，校准指示灯亮。让仪器预热 15 min。

（2）用温度计测出被测液的温度后，将"温度补偿"旋钮的标志线置于被测液的实际温度相应位置，当"温度补偿"旋钮置于 25℃ 位置时，则无补偿作用。

（3）调节"常数"旋钮，使仪器所显示值为所用电极的常数标称值。

例如，电极常数为 0.92，调"常数"旋钮使之显示 9200，若常数为 1.10，调"常数"旋钮使之显示 11000（忽略小数点）。

当使用常数为 10 时，若其常数为 9.6，调节"常数"旋钮使之显示 960，若常数为 10.7，调"常数"旋钮使之显示 1070。

当使用常数为 0.01 电极时，将"常数"旋钮调在显示 1000 的位置。当使用 0.1 的电极时，若常数为 0.11，调"常数"旋钮使之显示 1100，依此类推。

（4）按"校准/测量"键，使仪器处于测量状态（测量指示灯亮），待显示值稳定后，该显示数值即为被测液体在该温度下的电导率值。

测量中，若显示屏显示为"OUL"，表示被测值超出量程范围，应置于高一挡量程来测量，若读数很小，就置于低一挡量程，以提高精度。

(5)测量高电导率溶液，若被测溶液的电导率高于 20 mS·cm^{-1} 时，应选用 DJS-10 电极，此时量程范围可扩大到 200 mS·cm^{-1}(20 mS·cm^{-1} 挡可测至 200 mS，2 mS·cm^{-1} 挡可测至 20 mS·cm^{-1}，但显示数须乘 10)。

测量纯水或高纯水的电导率，宜选 0.01 常数的电极，被测值=显示数×0.01。也可用 DJS-0.1 电极，被测值=显示数×0.1。被测液的电导率低于 30 μS·cm^{-1}，宜选用 DJS-1 光亮电极。电导率高于 30 μS·cm^{-1}，应选用 DJS-1 铂黑电极。

因此，按被测介质电阻率(电导率)的高低，选用不同常数的电极，见附表 1-1。

附表 1-1　介质电阻率与电极常数的关系

介质电阻率	> 1 MΩ·cm	1~1000 kΩ·cm	<1000 Ω·cm
电极常数/cm^{-1}	0.01	1	10
测量方法	流动测量	任意	任意

(6)仪器可长时间连续使用，可用输出讯号(0~10 mV)外接记录仪进行连续监测，也可选配 RS232C 串口，由计算机显示监测。

3. 注意事项

(1)仪器设置的溶液温度系数为 2%，与此系数不符合的溶液使用温度补偿器将会产生一定的误差，为此可把"温度补偿"旋钮置于 25℃，所得读数为被测溶液在测量时温度下的电导率。

(2)测量纯水或高纯水要点：①应在流动状态下测量，确保密封状态，为此，用管道将电导池直接与纯水；设备连接，防止空气中 CO$_2$ 等气体溶入水中使电导率迅速增大。②流速不宜太高，以防止产生湍流，测量中可逐渐增大流速使指示值不随流速的增加而增大。③避免将电导池装在循环不良的死角。

(3)电极插头、插座不能受潮。盛放被测液的容器必须清洁。

(4)电极使用前、后都应清洗干净。

附录 2　常用试剂的配制

(1)2,4-二硝基苯肼溶液：在 15 mL 浓硫酸中，溶解 3 g 2,4-二硝基苯肼。另在 70 mL 95%乙醇中加 20 mL 水。然后把硫酸苯肼倒入稀乙醇溶液中，搅拌混合均匀即成橙红色溶液(若有沉淀应过滤)。

(2)饱和亚硫酸氢钠溶液：先配制 40%亚硫酸氢钠水溶液。然后在每 100 mL 的 40% 亚硫酸氢钠水溶液中，加不含醛的无水乙醇 25 mL，溶液呈透明清亮状。配制好后密封放置，但不可放置太久，最好是用时新配。

(3)席夫试剂：在 100 mL 热水中溶解 0.2 g 品红盐酸盐(也有称为碱性品红或盐基品红)。放置冷却后，加入 2 g 亚硫酸氢钠和 2 mL 浓盐酸，再用蒸馏水稀释至 200 mL。

(4)碘溶液：将 20 g 碘化钾和 10 g 碘溶于尽量少的蒸馏水中，待碘全溶后，再加水至 100 mL（此为 10%的碘液，主要用于碘仿反应。配制其他浓度时碘与碘化钾的比例不变）。

(5)费林试剂：费林试剂由费林Ⅰ试剂和费林Ⅱ试剂组成，使用时将两者等体积混合。其配法分别是：

费林Ⅰ试剂：将 3.5 g 含有五结晶水的硫酸铜溶于 100 mL 的水中即得淡蓝色的费林Ⅰ试剂。

费林Ⅱ试剂：将 17 g 五结晶水的酒石酸钾钠溶于 20 mL 热水中，然后加入含有 5 g 氢氧化钠的水溶液 20 mL，稀释至 100 mL 即得无色清亮的费林Ⅱ试剂。

(6)碘化汞钾溶液：把 5%碘化钾水溶液慢慢地加到 2%氯化汞（或硝酸汞）水溶液中，加到初生的红色沉淀又刚刚完全溶解为止（700 mL 5%碘化钾水溶液加到 500 mL 2%氯化汞水溶液中，搅拌即得）。

(7)乙酸铜-联苯胺试剂：由 A 和 B 组成，使用前临时将两者等体积混合。其配法分别是：

A 液：取 150 mg 联苯胺溶于 100 mL 水及 1 mL 乙酸中，储存在棕色瓶内。

B 液：取 286 mg 乙酸铜溶于 100 mL 水中，储存于棕色瓶内。

(8)卢卡斯试剂：向无水氯化锌中加入浓盐酸浸泡，密闭存储于棕色器皿中，以防氯化氢逸出，所得饱和液即为卢卡斯试剂。该试剂不宜放置太久。

(9)硝酸铈铵试剂：取 90 g 硝酸铈铵溶于 225 mL 2 mol·L^{-1} 温热的硝酸中即成。

(10)刚果红试纸：将滤纸浸入由 2 g 刚果红与 1 L 蒸馏水制成的溶液中，取出晾干。

(11)乙酸铅试纸：将滤纸浸入 3%乙酸铅水溶液中，取出后在无硫化氢的室内阴干。

(12)碘化钾淀粉试纸：3 g 淀粉、1 g 碘化钾、1 g 碳酸钠溶于 500 mL 水中，将滤纸浸入，取出后晾干。

(13)饱和溴水：将纯溴 8 mL 加到盛有 500 mL 水的磨口瓶中，不断振荡、放气（过量的溴应当留于瓶内不倒出，配制时注意通风和被溴烧伤）。

(14)特制药棉：取 1 g 乙酸铅溶于 10 mL 水中。将所得溶液加到 60 mL 1 mol·L^{-1} 的氢氧化钠溶液中，不停地加以搅拌，直到沉淀完全溶解为止。再取 5 g 五水硫代硫酸钠溶于 10 mL 水中，将所得溶液加到上述的乙酸铅溶液中，再加 1 mL 甘油，用水稀释到 100 mL，用这个溶液浸泡棉花，再将棉花取出拧干后即可应用。

(15)次溴酸钠水溶液：在 2 滴溴中，滴加 5%氢氧化钠溶液，直到溴全溶且溶液红色褪去呈淡蓝色为止。

(16)淀粉指示液：取可溶性淀粉 0.5 g，加水 5 mL 搅匀后，缓缓倾入 100 mL 沸水中，随加随搅拌，继续煮沸 2 min，放冷，倾取上层清液即得，现用现制。

(17)α-萘酚试剂：将 2 g α-萘酚溶于 20 mL 95%乙醇中，用 95%乙醇稀释至 100 mL，储于棕色瓶中，一般也是用前现配。

(18)苯肼试剂：2 g 苯肼盐酸盐和 3 g 无水乙酸钠混合，溶入 60 mL 水中。

(19)0.1%茚三酮乙醇溶液：将 0.1 g 茚三酮溶于 124.9 mL 95%乙醇中，用时新配。

(20)磺基水杨酸溶液：10 g 磺基水杨酸与 18 g 六次甲基四胺分别溶于水，混合加水至 100 mL。

(21)酚酞：0.1 g 指示剂溶于 100 mL 95%乙醇中(无色～紫红色，变色 pH 范围 8.0～9.6)。

(22)甲基红：0.1 g 指示剂溶于 100 mL 95%乙醇中(红色～黄色，变色 pH 范围 4.4～6.2)。

(23)甲基橙：$1 g \cdot L^{-1}$ 的水溶液(红色～黄色，变色 pH 范围 3.1～4.4)。

(24)溴甲酚绿:0.1 g 指示剂溶于 100 mL 20%乙醇中(黄色～蓝色,变色 pH 范围 3.8～5.4)。

(25)二甲酚橙：$2 g \cdot L^{-1}$ 的水溶液。

(26)溴酚蓝：1 g 指示剂溶于 100 mL 20%乙醇中。

(27)结晶紫：0.2 g 指示剂溶于 100 mL 冰醋酸中。

(28)二苯胺磺酸钠：$5 g \cdot L^{-1}$ 的水溶液。

(29)铬黑 T 指示剂：0.2 g 铬黑 T 加 2 g 盐酸羟胺，溶于 100 mL 20%乙醇中，制得 0.2%铬黑 T 指示剂。

(30)铬酸洗液：20 g 重铬酸钾溶于 40 mL 水中，加热溶解。冷却后，边搅边缓缓倒入 320 mL 浓硫酸(已还原成绿色的铬酸洗液，可以加入固体高锰酸钾再生，这样实际消耗的是高锰酸钾，可减少对环境的污染)。

(31)常用基准试剂的预处理：为减少滴定误差，必须对市售的试剂进行烘烤处理(附表 2-1)，放入干燥器中冷却后才能作为基准物。

附表 2-1　常用基准试剂烘烤温度及时间

名称	烘烤温度/℃	烘烤时间/h
邻苯二甲酸氢钾	105～110	2
碱式碳酸镁	105～110	2
重铬酸钾	110～120	2
氧化锌	750～800	3
草酸钠	105～110	2
氯化钠	500～550	3
碳酸钠	270～300	3

附录 3　常见物质的物理化学参数

附表 3-1　不同温度下水的饱和蒸气压和密度(101.325 kPa)

温度/K	饱和蒸气压/($\times 10^2$ Pa)	饱和蒸气压/mmHg	密度ρ/(g·cm^{-3})
273	6.105	4.579	0.9998395
274	6.567	4.926	0.9998985
275	7.058	5.294	0.9999399
276	7.579	5.685	0.9999642

温度/K	饱和蒸气压/(× 10² Pa)	饱和蒸气压/mmHg	密度ρ/(g · cm⁻³)
277	8.134	6.101	0.9999720
278	8.723	6.543	0.9999638
279	9.350	7.013	0.9999402
280	10.017	7.513	0.9999015
281	10.726	8.045	0.9998482
282	11.478	8.609	0.9997808
283	12.278	9.209	0.9996996
284	13.124	9.844	0.9996051
285	14.023	10.518	0.9994947
286	14.973	11.231	0.9993771
287	15.981	11.987	0.9992444
288	17.049	12.788	0.9990996
289	18.177	13.634	0.9989430
290	19.372	14.530	0.9987749
291	20.634	15.477	0.9985956
292	21.968	16.477	0.9984052
293	23.378	17.535	0.9982041
294	24.865	18.650	0.9979925
295	26.434	19.827	0.9977705
296	28.088	21.068	0.9975385
297	29.834	22.377	0.9972965
298	31.672	23.756	0.9970449
299	33.609	25.209	0.9967837
300	35.649	26.739	0.9965132
301	37.796	28.349	0.9962335
302	40.054	30.043	0.9959448
303	42.429	31.824	0.9956473
304	44.923	33.695	0.9953410
305	47.547	35.663	0.9950262
306	50.301	37.729	0.9947030
307	53.193	39.898	0.9943715
308	56.229	41.175	0.9940319
309	59.412	44.563	0.9936842
310	62.751	47.067	0.9933287
311	66.251	49.692	0.9929653
312	69.917	52.442	0.9925943

续表

温度/K	饱和蒸气压/(× 10² Pa)	饱和蒸气压/mmHg	密度ρ/(g · cm⁻³)
313	73.759	55.324	0.9922158
314	77.780	58.34	0.9918298
315	81.990	61.50	0.9914364
316	86.390	64.80	0.9910358
317	91.000	68.26	0.9906280
318	95.830	71.88	0.9902132
319	100.86	75.65	0.9897914
320	106.12	79.60	0.9893628
321	111.60	93.71	0.9889273
322	117.35	88.02	0.9884851
323	123.34	92.51	0.9880363
373	1013.25	760.00	0.9583637

数据来源：Weast R C. CRC Handbook of Chemistry and Physics. 66th ed. 1985-1986。

附表 3-2 常用酸碱溶液的密度和浓度

溶液名称	密度ρ/(g · cm⁻³)	质量分数/%	物质的量浓度/(mol · L⁻¹)
浓硫酸	1.84	95~96	18
稀硫酸	1.18	25	3
稀硫酸	1.06	9	1
浓盐酸	1.19	38	12
稀盐酸	1.10	20	6
稀盐酸	1.03	7	2
浓硝酸	1.40	65	14
稀硝酸	1.20	32	6
稀硝酸	1.07	12	2
稀高氯酸	1.12	19	2
浓氢氟酸	1.13	40	23
氢溴酸	1.38	40	7
氢碘酸	1.70	57	7.5
冰醋酸	1.05	99~100	17.5
稀乙酸	1.04	35	6
稀乙酸	1.02	12	2
浓氢氧化钠	1.36	33	11

续表

溶液名称	密度ρ/(g·cm^{-3})	质量分数/%	物质的量浓度/(mol·L^{-1})
稀氢氧化钠	1.09	8	2
浓氨水	0.88	35	18
浓氨水	0.91	25	13.5
稀氨水	0.96	11	6
稀氨水	0.99	3.5	2

数据来源：Weast R C. CRC Handbook of Chemistry and Physics. 66th ed. 1985-1986。

附表 3-3　一些弱电解质在水溶液中的解离常数

弱酸	温度/℃	$K_a^{\ominus}$	p$K_a^{\ominus}$
硼酸 H_3BO_3	20	7.3×10^{-10} ($K_{a1}^{\ominus}$)	9.14
氢氰酸 HCN	25	4.93×10^{-10}	9.31
碳酸 H_2CO_3	25	4.3×10^{-7} ($K_{a1}^{\ominus}$)	6.37
	25	5.61×10^{-11} ($K_{a2}^{\ominus}$)	10.25
次氯酸 HClO	18	2.95×10^{-8}	7.53
氢氟酸 HF	25	3.53×10^{-4}	3.45
亚硝酸 HNO_2	12.5	4.6×10^{-4}	3.34
磷酸 H_3PO_4	25	7.52×10^{-3} ($K_{a1}^{\ominus}$)	2.12
	25	6.23×10^{-8} ($K_{a2}^{\ominus}$)	7.21
	18	2.2×10^{-13} ($K_{a3}^{\ominus}$)	12.67
硫化氢 H_2S	18	9.1×10^{-8} ($K_{a1}^{\ominus}$)	7.04
	18	1.1×10^{-12} ($K_{a2}^{\ominus}$)	11.96
亚硫酸 H_2SO_3	18	1.54×10^{-12} ($K_{a1}^{\ominus}$)	1.81
	18	1.02×10^{-7} ($K_{a2}^{\ominus}$)	6.991
草酸 $H_2C_2O_4$	25	5.90×10^{-2} ($K_{a1}^{\ominus}$)	1.23
	25	6.40×10^{-5} ($K_{a2}^{\ominus}$)	4.19
乙酸 CH_3COOH	25	1.76×10^{-5}	4.75
弱碱	温度/℃	$K_b^{\ominus}$	p$K_b^{\ominus}$
氨水 $NH_3 \cdot H_2O$	25	1.77×10^{-5}	4.75

数据来源：Weast R C. CRC Handbook of Chemistry and Physics. 66th ed. 1985-1986。

附表 3-4　一些微溶电解质的溶度积(25℃)

微溶电解质	化学式	溶度积 K_{sp}
溴化银	AgBr	5.53×10^{-13}
氯化银	AgCl	1.77×10^{-10}
碘化银	AgI	8.51×10^{-16}
氢氧化银	AgOH	1.52×10^{-18}
硫化银	Ag_2S	1.20×10^{-49}
氢氧化铝	$Al(OH)_3$	1.30×10^{-33}
碳酸钡	$BaCO_3$	2.58×10^{-9}
硫酸钡	$BaSO_4$	1.07×10^{-10}
碳酸钙	$CaCO_3$	4.96×10^{-9}
氟化钙	CaF_2	1.46×10^{-10}
磷酸钙	$Ca_3(PO_4)_2$	2.07×10^{-33}
硫酸钙	$CaSO_4$	7.10×10^{-5}
氢氧化铜	$Cu(OH)_2$	2.20×10^{-20}
硫化铜	CuS	1.27×10^{-36}
氢氧化亚铁	$Fe(OH)_2$	4.87×10^{-17}
氢氧化铁	$Fe(OH)_3$	2.64×10^{-39}
硫化亚铁	FeS	1.59×10^{-19}
碳酸镁	$MgCO_3$	6.28×10^{-6}
氢氧化镁	$Mg(OH)_2$	5.61×10^{-12}
碳酸铅	$PbCO_3$	1.46×10^{-13}
氢氧化铅	$Pb(OH)_2$	1.42×10^{-20}
硫化铅	PbS	9.04×10^{-29}
硫酸铅	$PbSO_4$	1.82×10^{-8}
氢氧化亚锡	$Sn(OH)_2$	5.45×10^{-27}
硫化亚锡	SnS	3.25×10^{-28}
碳酸锌	$ZnCO_3$	1.19×10^{-10}
氢氧化锌	$Zn(OH)_2$	1.80×10^{-14}
硫化锌	ZnS	2.93×10^{-29}

数据来源：Weast R C. CRC Handbook of Chemistry and Physics. 66th ed. 1985-1986。

附表 3-5　常用有机化合物的物理常数

名称	相对分子质量	相对密度 d_4^{20}	熔点/℃	沸点/℃	折光率 n_D^{20}
乙醛	44.05	0.7834[1]	−121	20.8	1.3316
甲醛	30.5	0.815	−92	−21	
乙酸	60.05	1.0492	16.6	117.9	1.3716
乙酸酐	102.09	1.082	−73.1	140.0	1.39006
丙酮	58.08	0.7899	−95.35	56.2	1.3588
苯胺	93.13	1.02173	−6.3	184.13	1.5863
苯	78.12	0.87865	5.5	80.1	1.5011
氯仿	119.38	1.4832	−63.5	61.7	1.4459
溴乙烷	108.97	1.4604	−118.6	38.4	1.4239
乙醚	74.12	0.71378	−116.2	34.51	1.3526
乙二醇	62.07	1.1088	−11.5	198	1.4318
乙醇	46.07	0.7893	−117.3	78.5	1.3611
甲醇	32.04	0.7914	−93.9	65	1.3288
异丙醇	60.11	0.7855	−89.5	82.4	1.3776
正丁醇	74.12	0.8098	−89.5	117.2	1.3993
碘仿	393.73	4.008	123	218	
苯酚	94.11	1.0576	43	181.75	1.5509[2]
氯磺酸	116.52	1.787	−80	158	1.437[3]
四氢呋喃	72.12	0.8892		67	1.4050
吡啶	79.10	0.9819	−42	115.5	1.5095
乙酸乙酯	88.12	0.9003	−83.6	77.06	1.3723
乙酸丁酯	116.16	0.8825	−77.9	126.5	1.3941
甲苯	92.15	0.8669	−95	110.6	1.4961
邻二甲苯	106.17	0.8802	−25.2	144.4	1.5055
间二甲苯	106.17	0.8642	−47.9	139.1	1.4972[4]
对二甲苯	106.17	0.8611	13.3	138.3	1.4958
硝基苯	123.11	1.2037	5.7	210.8	1.5562

1) 0.7834 为 d_4^{18} 的值。

2) 1.5509 为 n_D^{21} 的值。

3) 1.437 为 n_D^4 的值。

4) 1.4972 为 n_D^{10} 的值。

数据来源：Weast R C. CRC Handbook of Chemistry and Physics. 66th ed. 1985-1986。